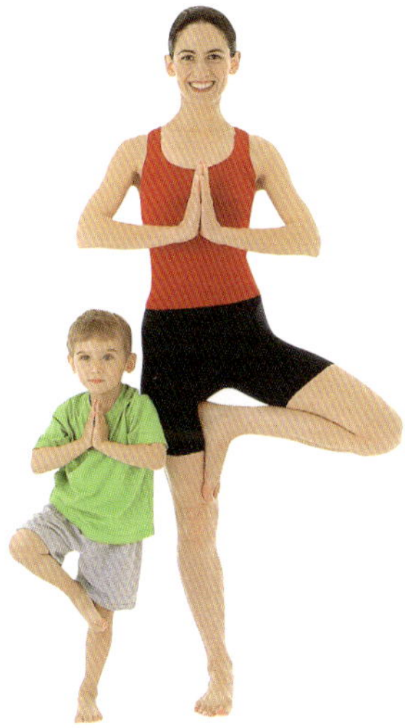

YOGA
mit Kindern

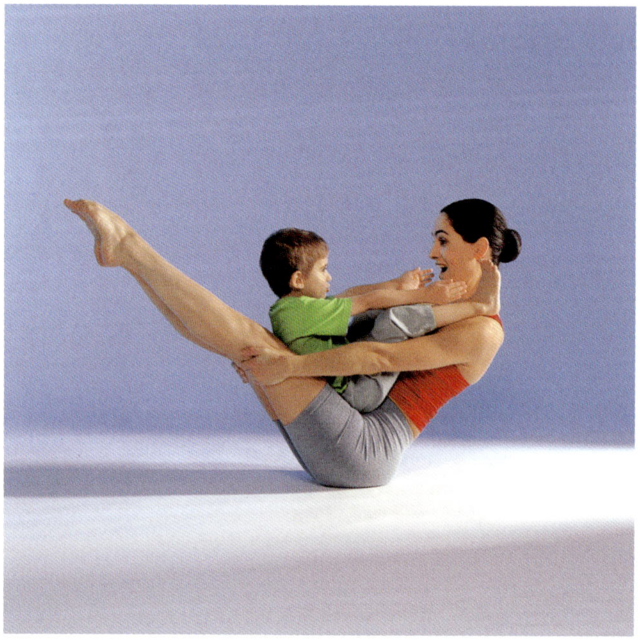

MARK SINGLETON

YOGA
mit Kindern

SPIELERISCHE FREUDE AN
GEMEINSAMEN ÜBUNGEN
MIT KOMPETENTER ANLEITUNG

STEP-BY-STEP

MIT EINEM VORWORT VON
TARA FRASER

AUS DEM ENGLISCHEN VON
BARBARA MAYA

nymphenburger

Die Originalausgabe erschien 2004 unter dem Titel
„Yoga for You and Your Child“ bei Duncan Baird Publishers, London

Für die Kinder des Alice-Projekts.

Besuchen Sie uns im Internet unter
www.nymphenburger-verlag.de

Produktion: Print Company Verlagsgesellschaft mbH, Wien
Printed in: Singapore

ISBN: 3-485-01001-4

Anmerkungen des Herausgebers:
Bevor Sie mit den Übungen beginnen, sollten Sie Ihren Arzt konsultieren, ob die Übungen auch für Sie geeignet sind. Der Verlag, der Autor und die Fotografen übernehmen keinerlei Haftung, falls es während der Durchführung der hier beschriebenen Übungen zu Verletzungen kommen sollte.

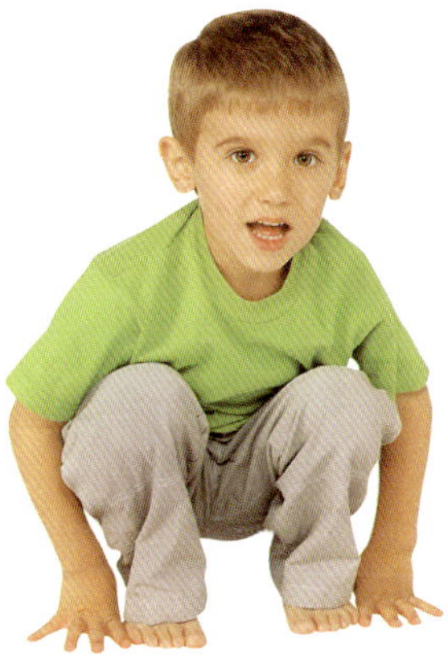

„Du bist der unendliche Ozean,
in dem alle Dinge der Welt
emporsteigen und hinabfallen
wie die Wellen.

O mein Kind,
es gibt nichts zu gewinnen
und nichts zu verlieren,
du bist bereits die reine Erkenntnis.“

Ashtavakra Gita, 15:11–12

Inhalt

Vorwort

Schon als kleines Kind nahm mich meine Mutter in den Yogakurs mit. Wir machten Rückbeugen und wackelige Handstände; wir brüllten wie Löwen, zischten wie Schlangen und summten wie Bienen! Es ging nicht um Leistung oder Wettkampf, nur der Spaß zählte. Mir war es damals noch nicht bewusst, aber ich lernte für das Jetzt offen zu sein, statt hinter einem Ziel herzujagen. Ich lernte mich nicht an anderen zu messen, sondern das zu tun, was mir Spaß machte.

Glücklicherweise waren meine frühen Erfahrungen mit Yoga positiv. Ich war nämlich eher unsportlich und schlechte Erfahrungen hätten dazu führen können, dass ich jegliche körperliche Betätigung ablehnte. Aber ich liebte Yoga – ich genoss mein Körperbewusstsein und schätzte die Kraft der mentalen Konzentration, ohne einem Leistungsdruck ausgesetzt zu sein. Die einfachen Übungen, die ich als Kind gelernt hatte, kamen mir auch im späteren Leben zugute.

Meinem Sohn Milo, gerade vier Jahre alt und schon sportlich veranlagt, macht Yoga auch großen Spaß. Wenn wir gemeinsam üben, „korrigiert" er mich gerne (s. S. 31) und er liebt die Tierfiguren. Obwohl ich eine Yogalehrerin bin, enden unsere Stunden oft damit, dass wir uns kichernd am Boden wälzen. Wir sind bestimmt keine Vorzeige-„Yogafamilie" wie aus der Werbung. Sie und Ihr Kind können genauso gute Yogis werden. Warum beginnen Sie nicht gleich in Ihrem Wohnzimmer? Räumen Sie einfach die Spielsachen zur Seite und legen Sie los!

Yoga verschafft Ihnen beiden ein besonderes Erlebnis – die Vorteile sind nicht einseitig. Kinder bringen uns dazu, wieder einfach zu spielen, ohne zu versuchen bewusst zu „lernen“ oder „Fortschritte zu machen“. Viele Eltern würden gerne mit ihrem Kind Yoga betreiben, fürchten sich aber davor, etwas „falsch“ zu machen. Hier haben Sie nun den besten Begleiter, den man sich vorstellen kann: Mark Singleton, ein außergewöhnlich versierter Yogi und ein geduldiger, intuitiver Lehrer. Das vorliegende Buch ist ein umfassender Leitfaden für sicheres und kreatives Yoga mit Kindern aller Altersstufen. Es enthält wichtige Hinweise darüber, was man tun und was man nicht tun sollte, aber auch traditionelle Positionen sowie jede Menge fantasievoller neuer Ideen, die die Lust am Experimentieren wecken. Bei jeder Übung macht sich Marks heitere und verspielte Art bemerkbar: Seine sanfte und wohlwollende Unterrichtsmethode ist aus seinen Zeilen deutlich herauszulesen.

Die Herausforderung besteht für einen Yogalehrer darin, die Philosophie des Yoga erfolgreich in die Übungen zu integrieren. Vielleicht liegt die größte Stärke dieses Buches in der nahtlosen Verschmelzung von Phi-losophie und körperlichem Training. Die Übungen, die hier gezeigt werden, können eine solide Basis für Ihr Kind bilden, um den Höhen und Tiefen des Lebens gegenüberzutreten. Auf jeden Fall werden Sie viele vergnügliche Stunden damit verbringen, wie ein Löwe zu brüllen, wie eine Schlange zu zischen und wie eine Biene zu summen!

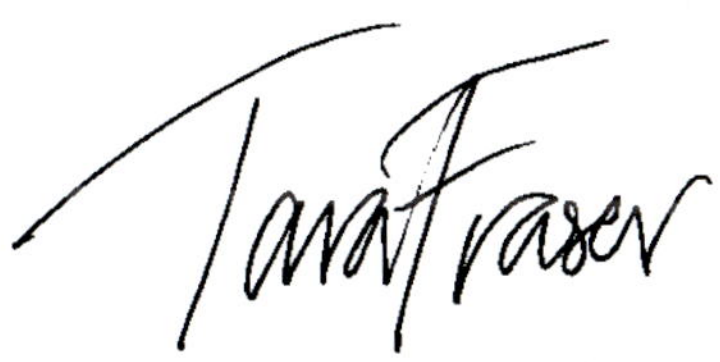

Einführung

Als Kind machte es mir Spaß, in der Lotusstellung zu sitzen, auf Knien durch die Wohnung zu robben, auf dem Kopf zu stehen, auf Händen zu gehen oder Brücken schlagend wie eine Krabbe verkehrt zu marschieren. Geblieben ist mir aus dieser Zeit das Vergnügen, das ich bei den ungewöhnlichen Dingen, die ich mit meinem Körper anstellen konnte, empfand. Damals verstand ich noch nicht, dass die meisten dieser Übungen meine Version klassischer Yogastellungen waren.

Bevor ich Yoga entdeckte, galt mein langjähriges Interesse der Erziehung und dem holistischen Lernen. Ich unterrichtete Literatur für Kinder in Frankreich und Großbritannien und studierte alternative Unterrichtsmethoden. Mir fiel auf, dass man in den Schulkindern meist nur Kopf, Schultern, Verstand und eine Hand zum Schreiben sah, der Rest wurde vernachlässigt. Yoga zeigte mir den Weg, Kindern dabei zu helfen, Körper, Herz und Verstand (und all ihre anderen Seiten) als eine Einheit zu sehen.

Wirklich bewusst wurden mir die Möglichkeiten, die Yoga Kindern bot, als ich für das Alice-Projekt unterrichtete, ein Schulprogramm in Nordindien, das auf den Prinzipien des Yoga beruhte. Ein Großteil der Kinder dort stammte aus höchst benachteiligten Verhältnissen; viele waren wegen asozialer Verhaltensmuster von anderen Schulen abgewiesen worden oder waren einfach zu arm, um die Einschreibgebühren zu bezahlen. Nach einigen Jahren im Alice-Projekt (und überwacht von den Schulpsychologen) verbesserten sich Selbstwertgefühl, emotionale Intelligenz, IQ, sozialer Umgang und schulische Leistung der meisten Kinder erheblich. Im Vergleich zu anderen Kindern aus benachbarten Schulen fand ich unsere Schüler außerordentlich freundlich, offen und aufgeweckt. Ich kann das nur auf die tief greifenden heilenden Einflüsse des Yoga zurückführen – die Kinder des Alice-Projekts führten täglich vor dem Unterricht Positions-, Atmungs- und Meditationsübungen durch, zusätzlich waren auch in jede Unterrichtsstunde traditionelle Yogaübungen eingebunden.

Als ich nach Großbritannien zurückkehrte, unterrichtete ich Yoga in Schulen und außerschulischen Yogaclubs. Und wieder konnte ich die Freude der Kinder beobachten, die das unendliche Potenzial ihrer Körper entdeckten. Immer wieder sah ich, wie Yogaübungen die Ausgeglichenheit in allen Aspekten im Leben eines Kindes förderten. Yoga mit Kindern zeigte mir, wie man mit wilden (und manchmal destruktiven) Energien umgeht und sie kreativ einsetzt. Yoga kann Kindern auch neue Lebenslust verschaffen, wenn sie niedergeschlagen sind.

Yoga gibt uns Werkzeuge, die uns helfen, in Harmonie mit uns und den anderen zu leben. Wenn wir Kindern beibringen, mit diesen Werkzeugen umzugehen, wird die Welt ein friedlicherer Ort werden. Ich wünsche Ihnen alles Gute für Ihre Yogareise und hoffe, dass die Übungen in diesem Buch Ihnen viel Freude und Harmonie bringen und dass Sie und Ihr Kind durch Yoga näher zueinander finden.

Namaste.

Mark Singleton

Zu diesem Buch

In diesem Buch finden Sie alles, was Sie brauchen, um gemeinsam mit Ihrem Kind mit Yoga zu beginnen. Die Übungen sind für Kinder zwischen drei und vierzehn Jahren geeignet (an einigen Stellen habe ich Varianten für Kinder unter drei Jahren hinzugefügt).

Kapitel 1 gibt Ihnen einen Überblick über Yoga und seinen Nutzen für Kinder. Anhand von Hinweisen und Anleitungen lernen Sie, Ihren Kindern Yoga auf sichere und unterhaltsame Weise beizubringen. Lesen Sie dieses Kapitel sorgfältig, bevor Sie mit den Übungen beginnen.

Kapitel 2, 3, 4 und 5 handeln von den *Asanas*, den Yogastellungen. Für Kinder sind diese Übungen nicht nur der wichtigste und nützlichste Teil des Yoga, sondern auch der, der am meisten Spaß macht. Konzentrieren Sie sich zu Beginn auf die Aufwärmübungen in Kapitel 2. Kapitel 3 vermittelt Ihnen das nötige Grundwissen für einige der klassischen Yogastellungen. Kapitel 4 und 5 beinhalten zahlreiche Tierfiguren, Aktivitäten, Reisen und Spiele – Ihr Kind wird begeistert sein!

Sind Sie einmal mit den Grundlagen des Yoga vertraut, so können Sie mit Hilfe der Kapitel 2, 3, 4 und 5 Ihre eigenen Yogastunden gestalten. Bei Übungsfolgen halten Sie sich am besten an die Vorgaben auf Seite 47. Im Kapitel 6 geht es um *Pranayama* (Atemübungen), Meditation und Tiefenentspannung. Es wird von Ihrem Kind abhängen, zu welchem Zeitpunkt Sie ihm diese Übungselemente vermitteln (s. S. 102 und 108). Kapitel 7 enthält vier Übungsreihen, bestehend aus Stellungen und Techniken, die Sie aus den anderen Kapiteln kennen. In Kapitel 8 wird erklärt, wie man Yoga für die Schule nutzen kann. Hier finden Sie Übungen, die auf Yogalernmethoden basieren, und Tipps, wie man besser mit stressigen Prüfungszeiten umgeht.

Zusätzlich zu diesem Buch empfehle ich Ihnen, mit Ihrem Kind so oft wie möglich an Yogakursen teilzunehmen. Sie werden dort nicht nur Dinge lernen, die Ihnen ein Buch nicht vermitteln kann, sondern auch neue Anregungen erhalten, die Sie in Ihre privaten Yogastunden einbringen können, um diese zu beleben.

Yoga mit Kindern richtet sich zwar an Erwachsene, kann aber auch von Kindern gelesen werden. Am besten lesen Sie das Buch gemeinsam, um schwierige Stellen zu erklären und Fragen zu beantworten. Die Anleitungen für die Stellungen und Übungen richten sich vor allem an das Kind, Sie werden aber machmal helfen müssen.

VERWENDETE SYMBOLE

- Allgemeine Hinweise und Informationen
- Fakten, Tipps und Vorschläge speziell für Kinder
- Visualisierungen, die helfen sollen, die Yogastellungen zu „erleben“
- Abänderungen oder Varianten einer Yogastellung

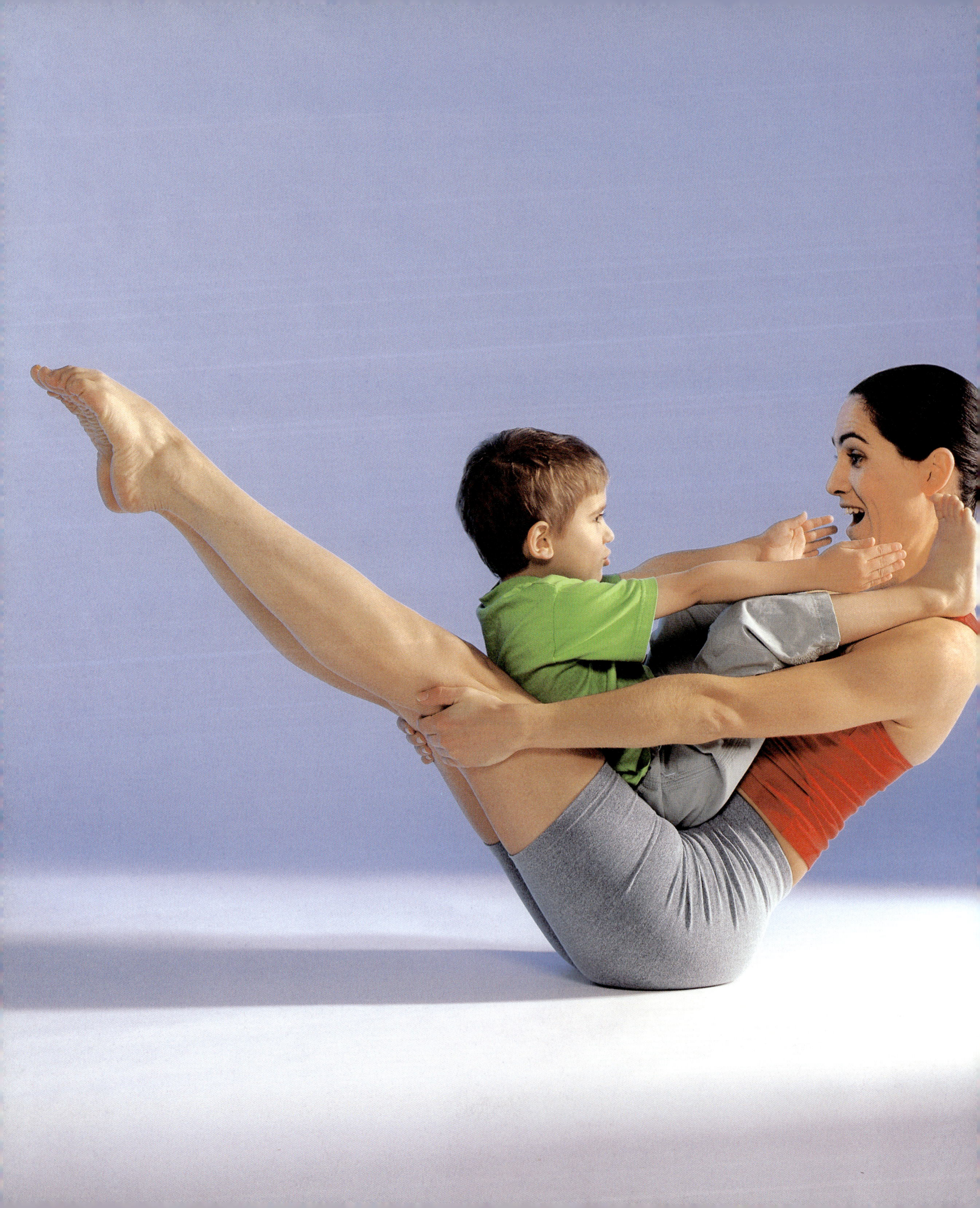

Jung, Offen, Aufgeweckt

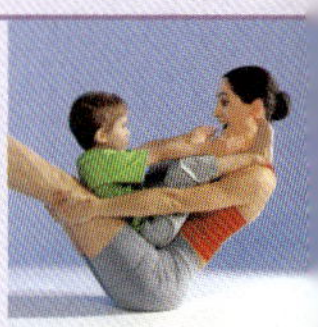

In Kapitel 1 werde ich kurz darauf eingehen, warum Yoga für Kinder so nützlich ist. Yoga wirkt sowohl auf den Körper als auch auf den Geist und verbessert damit Haltung, Gleichgewicht, Kraft und Beweglichkeit, wodurch wir aufmerksam und ausgeglichen werden. Durch korrekte Atmung und Haltung werden hyperaktive Kinder ruhig und konzentriert, während Lustlosigkeit und Trägheit in lebhafte Wachsamkeit umgewandelt werden.

Yoga erweitert unser Bewusstsein für uns selbst und unsere Umwelt, wodurch wir auf natürliche Weise zu unserer Spiritualität finden. Das ist der Zweck des Yoga – uns unserem höheren Wesen zu öffnen und das Göttliche in uns hochleben zu lassen.

Kinder sind geborene Yogis. Eine gute Haltung, die Fähigkeit tief zu atmen und eine offene Einstellung zum Leben sind Dinge, mit denen wir auf die Welt kommen. Yoga ist der beste Weg, um sicherzustellen, dass wir all dies nicht vergessen.

Fit und gesund aufwachsen

In den letzten Jahren gab es zahlreiche wissenschaftliche Untersuchungen, die sich mit den Auswirkungen von Yoga auf die Gesundheit von Kindern beschäftigt haben. Man hat festgestellt, dass regelmäßige Yogaübungen die Gesundheit der Kinder fördern, da das Immunsystem und die Funktion der Muskeln, Organe und Drüsen gestärkt werden. Durch Yoga entwickeln Kinder kräftige, gelenkige Körper, ein ausgeprägtes Gleichgewichts- und Koordinationsgefühl sowie Sicherheit und Anmut in ihren Bewegungen.

Regelmäßig Yoga zu praktizieren fördert das Allgemeinbefinden, da die Positionen und Atemtechniken den Fluss des *Prana* – die ursprüngliche Energie der Lebenskraft, die durch alle Lebewesen fließt – unterstützen und aufrecht erhalten. Wenn das *Prana* ungehindert fließt, fühlt man sich gesund und fit, ist der Fluss aber blockiert, wird man krank.

Man spürt das *Prana* als kribbelndes oder vibrierendes Gefühl, das unseren Körper, sehr oft während oder nach einer Yogastunde, durchzieht. Wenn Kinder lernen, während der Yogaübungen auf diese Empfindungen zu achten, werden sie auch spüren, wenn der Fluss ihres *Prana* blockiert ist. Das bietet ihnen ein hervorragendes Frühwarnsystem für Infektionskrankheiten, wie Erkältungen und die Grippe.

Aufrechte Haltung

Yoga fördert bei Kindern auch eine gute Körperhaltung. Heutzutage tragen die meisten Schulkinder täglich schwere Schulsachen (meist wird jahrelang die gleiche Schulter belastet) und sitzen viele Stunden hinter der Schulbank auf Stühlen, die eine gekrümmte Körperhaltung fördern. (Es ist interessant, dass in Indien die Anzahl von Rückenproblemen rasant gestiegen ist, seit die Menschen begonnen haben, auf Stühlen statt auf dem Boden zu sitzen). Dazu kommt noch, dass man beim Gehen die Füße oft falsch und beim Stehen nur ein Bein belastet. Daher verwundert es nicht, dass Haltungsschäden, vor allem Rückenschmerzen, zu den häufigsten Beschwerden der modernen Gesellschaft zählen.

Der Ursprung des Kinderyoga

Traditionsgemäß werden Kinder in Indien mit der „Schnurzeremonie“ (*upanayavidya* im Sanskrit) in die Welt des Yoga eingeführt. Den Kindern wurde der Sonnengruß (s. S. 44–45), Berg- und Talfahrt (s. S. 106) und ein besonderes Sonnengebet, das Gyatri Mantra, beigebracht. Die heilige Schnur symbolisiert das Ende der ersten Kindheitsphase und die Vorbereitung auf das Erwachsensein. Kinder setzen dann ihren Unterricht mit einem Guru in einer speziellen Yogaschule (*gurukul*) fort.

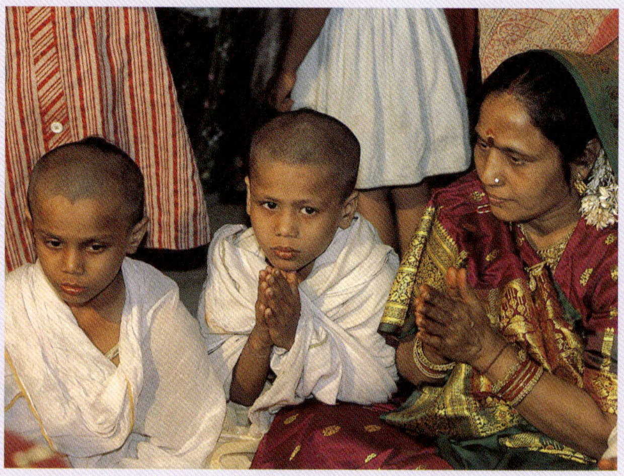

Mit acht Jahren treten Kinder in Indien zur Schnurzeremonie an. Hier bereiten sich zwei Gujarati-Buben auf den Empfang der Schnur vor.

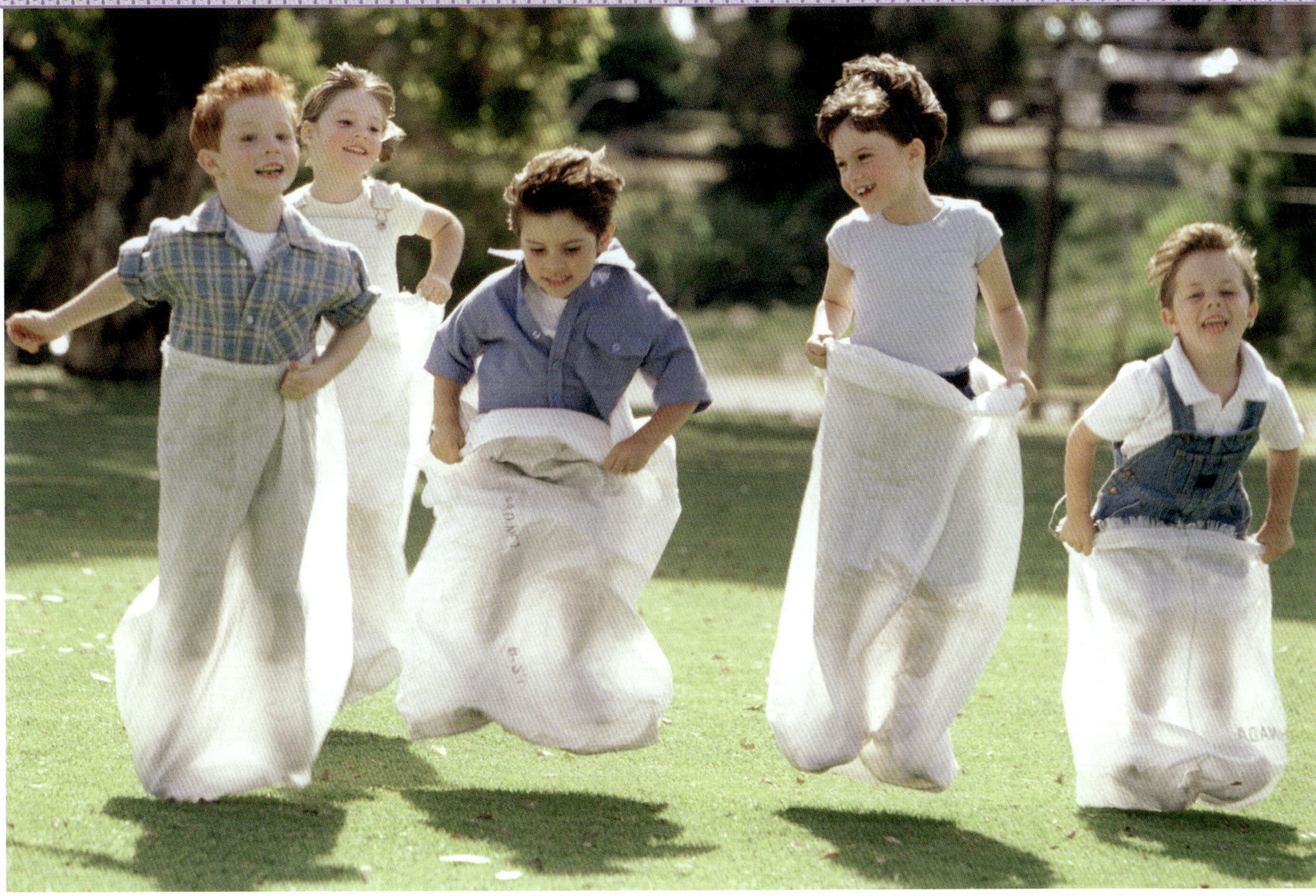

Der beste Weg Rückenproblemen vorzubeugen, ist es, bereits in jungen Jahren auf eine gute Körperhaltung zu achten. Yoga bietet hier eine ausgezeichnete Möglichkeit – Yoga stärkt nicht nur die Wirbelsäule und hält sie geschmeidig und gut durchblutet, sondern schafft auch ein Bewusstsein für unseren Körper, korrigiert schlechte Gewohnheiten bereits im Ansatz und verhindert so die Entstehung neuer Haltungsfehler.

Yoga macht die Energie des Universums für den Verstand, den Körper und die Seele zugänglich und nutzbar. Deshalb sind Kinder, die regelmäßig Yoga üben, aufgeweckt und voller Lebenskraft und in der Lage, sich allen Dingen mit ganzem Herzen zu widmen.

Korrekte Atmung

Kinder lernen durch Yoga langsam und tief durch die Nase einzuatmen und die Luft tief in die Lungen zu ziehen. Diese Atmung wirkt beruhigend, der Geist ist konzentriert und aufnahmefähig (schnelle, flache Atemzüge erreichen nur den oberen Lungenbereich, man ist unruhig und kann sich schwer entspannen und konzentrieren). Die Atmung durch die Nase verlängert den Atemzug und hilft uns zu entspannen – die Luft wird, bevor sie die Lungen erreicht, erwärmt und gefiltert. Babys atmen immer so, erst später fangen Kinder an, durch den Mund zu atmen.

Sollte Ihr Kind an Asthma leiden, so sind die Atemtechniken des Yoga besonders hilfreich. Kinder entwickeln dabei ein Gefühl für ihre Atmung – wodurch sie schlechte Atemgewohnheiten korrigieren können – und lernen durch spezielle Atemtechniken, ihr Atmungs- und Immunsystem zu stärken und mit einem Asthmaanfall besser umzugehen. Da die

EINE LEBENSPHILOSOPHIE

Im Westen wird Yoga manchmal nur als eine Form der körperlichen Bewegung betrachtet. Yoga ist aber in Wahrheit eine uralte spirituelle Disziplin, die Seele und Geist auf das Göttliche vorbereiten soll. Patanjali (zwischen 200 v.Chr. und 200 n.Chr.) schrieb als Erster eine systematische Yogalehre nieder. In den *Yoga Sutras* beschreibt Patanjali die acht Stufen oder „Glieder" des Yoga, die, wenn mit voller Energie ausgeführt, den Weg zu vollkommenem geistigen und körperlichen Wohlbefinden weisen. Letztendlich erreicht man das eigentliche Ziel des Yoga, die Vereinigung mit dem Ewigen.

Zu den von Patanjali beschriebenen acht Gliedern zählen:

1. In Harmonie mit anderen leben (*yama*).
2. Glück und Gesundheit für Körper, Verstand und Geist (*niyama*).
3. Gestärkter Körper durch regelmäßige Übungen (*asana*).
4. Korrekte Atmung, um Energien richtig zu lenken (*pranayama*).
5. Sinnesausblendung (*pratyahara*).
6. Konzentration auf ein bestimmtes Objekt (*dharana*).
7. Ruhen in ungezwungener Meditation (*dhyana*).
8. Eins werden mit der Unendlichkeit (*samadhi*).

Diese acht Glieder des Yoga beziehen sich auf jeden Aspekt unseres Lebens: soziale, ethische, moralische, körperliche, emotionale, mentale und spirituelle Bereiche, die häufig in unserer Erziehung und Bildung vernachlässigt werden. Eine komplette Yogaeinheit, zu der Körperstellungen (s. Kapitel 2–5 und 7), Atmung und Meditation (s. Kapitel 6 und 8) gehören, macht Kinder zu ausgeglichenen und kreativen Menschen. Sie schenkt uns und unseren Kindern seelische Gesundheit, körperliche Kraft und emotionale Stärke. Vor allem kann sie uns lehren, Mitgefühl für unsere Mitmenschen zu empfinden.

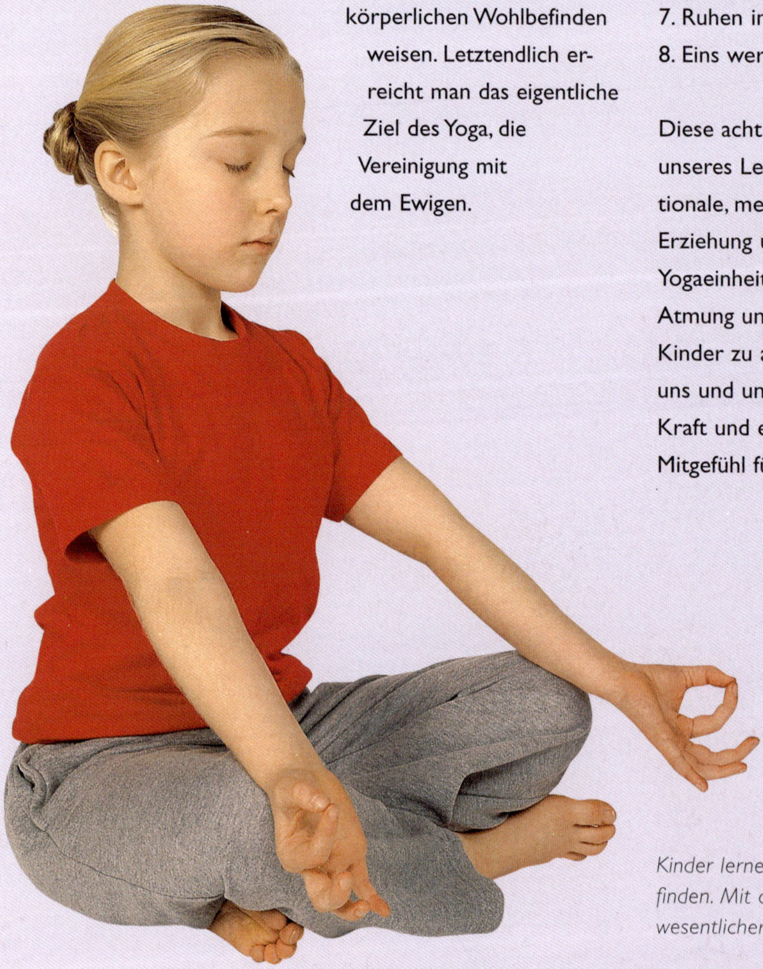

Kinder lernen durch Yoga einen stillen Ort in ihrem Inneren zu finden. Mit der Zeit werden Ruhe und Ausgeglichenheit ein wesentlicher Teil ihrer Identität werden.

Häufigkeit von Asthmaerkrankungen zunimmt (Schätzungen in Australien zufolge leidet jedes achte Kind an Asthma) und auch die herkömmlichen medikamentösen Behandlungen angezweifelt werden, greifen betroffene Eltern immer häufiger auf natürliche Behandlungsmethoden zurück.

Ein ruhiges Nervensystem

Eine weitere wichtige Rolle des Yoga für die Gesundheit der Kinder ist die Beruhigung des Nervensystems. Wir setzen Kinder oft unwissentlich einer Reizüberflutung durch Fernsehen, Video- und Computerspiele und den Stress eines hektischen Alltags aus, dazu kommt noch eine mangelhafte Ernährung durch Fertiggerichte. Dadurch sind Kinder chronisch überstimuliert und können sich nicht lang konzentrieren. Diverse Verhaltensstörungen, wie Aufmerksamkeitsdefizitstörung (ADS) oder Aufmerksamkeitsdefizit/Hyperaktivitätsstörung (ADHS), sind extreme Beispiele dafür.

Durch bewusste Atmung und Bewegung kann Yoga die Herz- und Atemfrequenz senken und das zentrale Nervensystem stärken. Das hat einen beruhigenden Einfluss auf die Psyche und den emotionalen Zustand des Kindes. Haben Kinder einmal gelernt, ruhig und still zu sein, genießen sie auch dieses Gefühl und sehnen sich selbst danach. Bei Kindern, die zu Wutanfällen, Tollpatschigkeit, schlechtem Erinnerungsvermögen und asozialem Verhalten neigen, helfen häufig regelmäßige Yogaübungen.

Der Unterricht in der Theorie und Praxis des Yoga gehört zum täglichen Lehrplan einiger indischer Schulen. Auf dem Bild zeigt ein Mädchen einer Kindergartengruppe die Brückenstellung (s. S. 84–85).

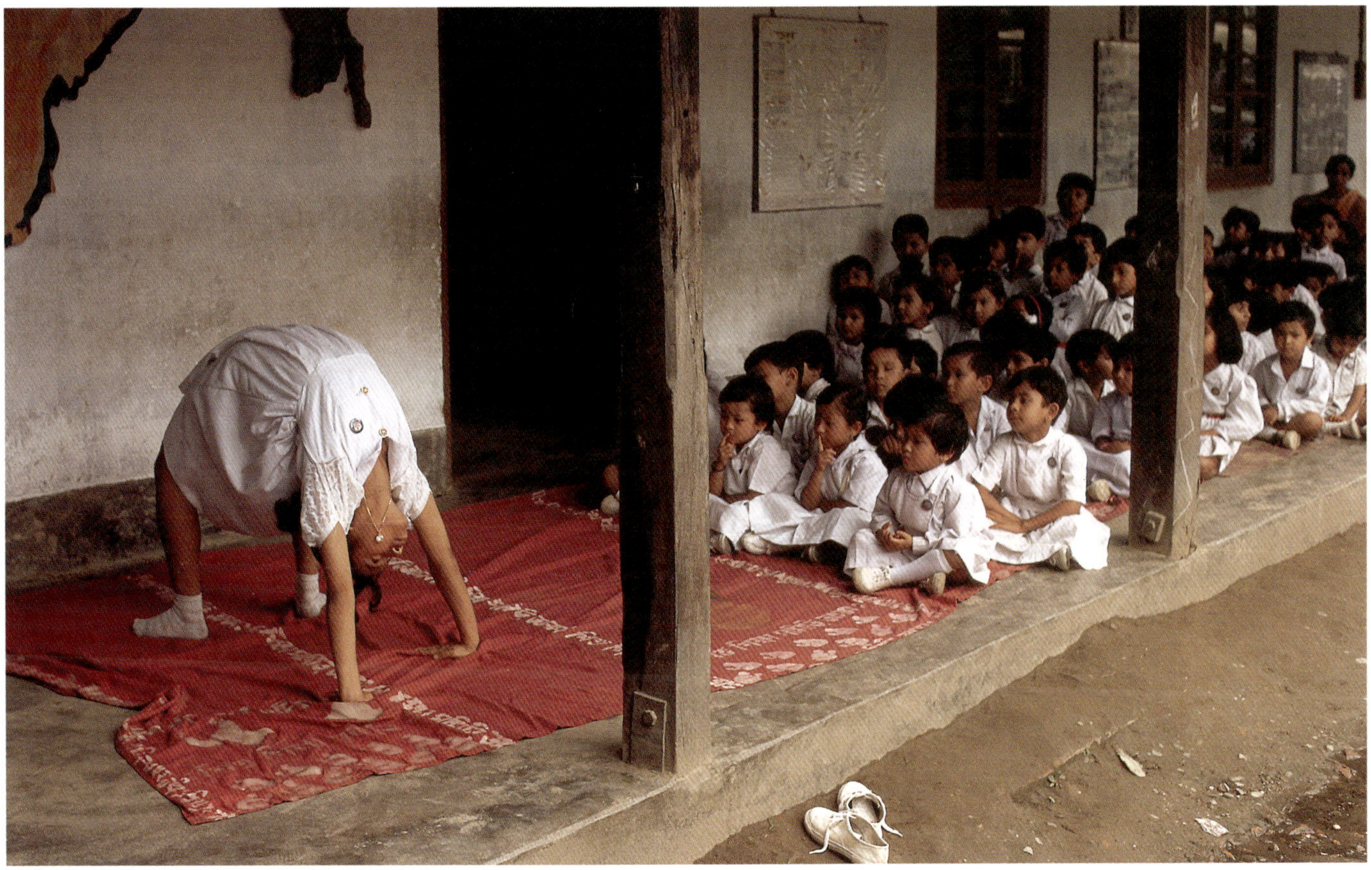

Selbstvertrauen und Konzentration

Bei Yoga gibt es weder Belohnung noch Bestrafung, weder Sieger noch Verlierer, weder gut noch schlecht. Die Ausübung selbst ist die Belohnung. Kinder lieben diese Einstellung. Sobald sie merken, dass sie sich weder an anderen messen noch eine Leistung erbringen müssen, verlieren sie auch ihre Hemmungen und die Angst vor Beurteilung oder Kritik. Dieses Gefühl der Freiheit, das sie auch in späteren Jahren nicht verlieren, hilft ihnen dabei, ihr Selbstvertrauen und ihre Selbstachtung zu stärken.

Das Selbstvertrauen, das durch Yoga gefördert wird, ist das beste Gegenmittel gegen den Erfolgsdruck, dem Kinder in der Schule ausgesetzt sind. Schon sehr früh lernen Kinder, dass man besser sein muss als die anderen, um Erfolg zu haben. Man muss bessere Noten bekommen, mehr Prüfungen bestehen und Klassenbester werden.

Dieser intensive Konkurrenzkampf macht Kinder übersensibel für Lob und Kritik. Sind sie gut in der Schule, werden sie selbstgefällig; sind sie nicht so gut, verlieren sie bald den Mut und fühlen sich vielleicht sogar als Versager. Eine Wettbewerbssituation beeinträchtigt zwangsläufig das Selbstwertgefühl – sogar Vorzugsschüler denken oft, dass ihr Wert viel mehr von der schulischen Leistung abhängt als von etwas, das tiefer geht, länger anhält und mit ihrer Persönlichkeit zu tun hat.

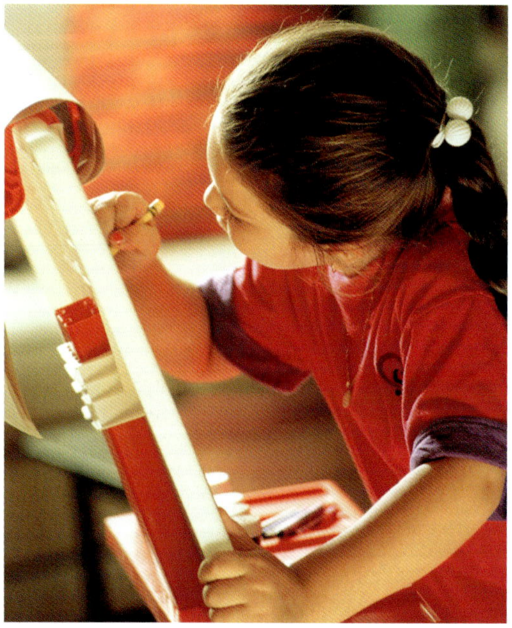

Ihr Kind zu unterstützen sich auszudrücken, wie es ihm gerade in den Sinn kommt, ist Teil des Yoga. Kindern fällt es oft leichter ihre Gefühle in Bildern und Zeichnungen zu artikulieren, als in Worten.

Yoga bietet eine Lebenseinstellung fern jedes Wettbewerbs. Die Yoga-Philosophie besagt, dass wir uns, statt uns an anderen zu messen, unvoreingenommen auf das konzentrieren sollen, was wir gerade tun. In der *Bhagavad Gita* (einer der wichtigsten Yoga-Texte, der um das 6. Jh. v. Chr. verfasst wurde) steht, dass das Konzentrieren auf das Ergebnis von Handlungen zu Unwissenheit führt, während sein Bestes zu geben, ohne auf Erfolg oder Misserfolg zu achten, der Weg zur Weisheit ist.

Yoga zu Hause, fernab jeglichen Konkurrenzdenkens, ist eine wundervolle Abwechslung zum Leistungsdruck, dem Kinder im täglichen Leben ausgesetzt sind. Meiner Erfahrung nach beginnen Kinder, sobald sie aufhören, über Leistungen und Ergebnisse nachzudenken, das was sie tun, wirklich zu genießen. Dadurch verbessert sich die Qualität ihres Lebens und ihrer schulischen Leistung.

Ein Ort der Akzeptanz

Ermuntern Sie Ihr Kind, Dinge, die es beschäftigen oder beunruhigen, beim Yoga zum Ausdruck zu bringen. Hören Sie unvoreingenommen und vorurteilsfrei zu. Ihr Kind sollte das Gefühl haben, ohne Angst vor Tadel, Zorn oder Kritik alles sagen zu können. Auch wenn negative Gefühle zur Sprache kommen, muss das Kind wissen, dass es sich auf Ihre fortwährende Liebe, Akzeptanz und Unterstützung verlassen kann.

Verwenden Sie Malkreiden, Bleistifte oder Farbe, um Ihrem Kind ein Ausdrucksmittel für schwierige und starke Gefühle zu geben. Wenn Kinder ihre Gefühle aufzeichnen oder malen, finden sie heraus, welche Farbe, Form und Größe diese Gefühle haben. Das wird ihnen helfen, ihr Inneres bewusst wahrzunehmen.

Es hilft auch oft, Themen oder Fragen, die Sie oder Ihr Kind beschäftigen, vor Beginn der Yogastunde niederzuschreiben. Legen Sie nun das Papier bis zum Ende der Stunde zur Seite. Dies hat einen doppelten Nutzen. Erstens werden Ihre Gedanken frei für die Yogaübungen. Zweitens liefert Ihnen Yoga oft die Antworten, die Sie brauchen, da es Ihnen ermöglicht, in die Tiefen Ihres Bewusstseins vorzudringen. Sollten Sie oder Ihr Kind aufgebracht oder besorgt sein, ist der Schutzengel auf Seite 114 eine weitere gute Übung.

Die Einstellung ändern

Yoga vermittelt eine positive Körperhaltung, die einen starken Einfluss auf die Stimmung und das Selbstwertgefühl hat. Traurige oder unsichere Menschen lassen die Schultern hängen und blicken nach unten. Zornige Menschen strecken das Kinn nach vorne, beißen die Zähne zusammen und ballen die Fäuste. Glückliche und selbstbewusste Menschen stehen aufrecht mit herausgestreckter Brust und geraden Schultern.

Durch Yoga lernen Kinder die wechselseitige Beziehung zwischen Körperhaltung und Stimmung kennen. Yoga zeigt ihnen, wie das Beeinflussen der Haltung positive Stimmungen erzeugen und negativen entgegenwirken kann (deshalb wird Yoga so erfolgreich in der Behandlung von Depressionen und Aggressionen eingesetzt). Lassen Sie Ihr Kind während der gemeinsamen Yogastunden entdecken, wie verschiedene Körperhaltungen Gefühle beeinflussen. Rückbeugen, wie Brücken- (s. S. 84–85) und Schlangenstellung (s. S. 70), öffnen das Herz und machen uns fröhlich und lebendig. Vorbeugen, wie Sandwich im Sitzen (s. S. 54) und Kleiner Schmetterling (s. S. 72), sind entspannend und beruhigend.

Aufmerksamer werden

Regelmäßige Yogaübungen machen uns aufmerksamer – wir sind in der Lage, ganz im Moment aufzugehen, ohne uns ablenken zu lassen. Das bedeutet, dass wir völlig eins sind mit dem, was wir gerade tun. Diese Art von Konzentration unterscheidet Yoga von den meisten anderen körperlichen Übungen.

Besonders Kinder profitieren von diesem Aspekt. Ihre Konzentrationsfähigkeit nimmt zu und sie entwickeln ein tieferes Bewusstsein für sich selbst und ihre Umgebung. Anstatt zerstreut zu sein, werden sie konzentriert und aufmerksam.

Bringen Sie beim Yoga Ihrem Kind bei, langsame Bewegungen zu machen und über die Empfindungen, die die Positionen und Atemübungen hervorrufen, nachzudenken. Machen Sie es ihm vor – führen Sie Ihre Übungen langsam und konzentriert aus und Ihr Kind wird es Ihnen gleich tun. Kinder sind geborene Imitatoren und jemanden zu beobachten, der in seine Übungen versunken ist, inspiriert weitaus mehr, als dazu aufgefordert zu werden, Acht zu geben.

Konkurrenzdenken vermeiden

Die beste Methode, um Konkurrenzdenken und Ehrgeiz im Yoga zu vermeiden, besteht darin, die Yogastunden lustig zu gestalten. Achten Sie darauf, dass sich das Kind nicht verletzen kann, ansonsten konzentrieren Sie sich darauf, eine lockere und entspannte Atmosphäre zu schaffen.

- Machen Sie Ihrem Kind klar, dass kein Grund zur Enttäuschung oder Frustration besteht, wenn ihm die Übung nicht gelingt, und dass Sie deshalb auch nicht böse sind. Ebenso ist Ihr Kind nicht besser als die anderen, wenn es eine Übung „richtig" macht.
- Vermeiden Sie Vergleiche. Vergleichen Sie nicht die gestrige Stunde mit der von heute – jeder Tag ist ein neuer Beginn. Sind mehrere Kinder an den Übungen beteiligt, vergleichen Sie nicht deren Fähigkeiten miteinander.
- Nehmen Sie sich nicht die schwierigsten Übungen vor. Betrachten Sie Yoga eher als Tanz denn als Wettrennen.

Die innere Oase der Ruhe

Wenn Sie bereits Yoga machen, kennen Sie wahrscheinlich das Gefühl des Friedens und der Stille, das man manchmal während und nach dem Yoga empfindet. Das ist die innere Oase der Ruhe. Jeder trägt sie in sich und sie ist immer da, auch wenn wir uns dessen nicht bewusst sind. In dieser Oase gibt es kein Leid und keine Furcht. Manche sagen, sie ist unser göttliches Wesen, unser wirkliches Zuhause, unser wahres Ich; andere nennen sie den Geist, die Seele oder das Selbst. Sie verbindet uns mit dem Universum.

Von dem Moment an, in dem wir geboren werden, bis zu unserem Tod verändern wir uns ständig. Der Körper wächst, entwickelt sich, wird reifer und allmählich alt; Stimmungen, Einstellungen, Vorlieben und Glauben verändern sich laufend, so dass wir niemals die gleiche Person sind, die wir noch vor einem Jahr oder vor einem Monat waren. Auch die Welt um uns entwickelt sich ständig weiter. Inmitten dieses Flusses bleibt unsere innere Oase stets konstant und unverändert.

Yoga ist die Verbindung zu diesem friedlichen und unveränderlichen Teil unseres Selbst, von dem wir Kraft schöpfen. Das Wort Yoga bedeutet Verbindung, die Übungen sollen uns zeigen, wie wir unser „kleines" alltägliches Selbst mit dem „größeren" Teil unseres Selbst vereinen können.

„Kleines und großes Selbst" können Kindern leicht vermittelt werden. Haben sie einmal ihr großes Selbst durch Yoga gespürt, so wissen sie, dass egal, was ihnen im Leben

Die Wellen des Ozeans sind eine gute Metapher für das „kleine und große Selbst" in uns. Wenn wir auf das Meer blicken, sehen wir vielleicht nur die Wellen, die die Oberfläche durchbrechen. Ebenso sehen wir, wenn wir uns selbst betrachten, vielleicht nur die Oberfläche unserer Persönlichkeit.

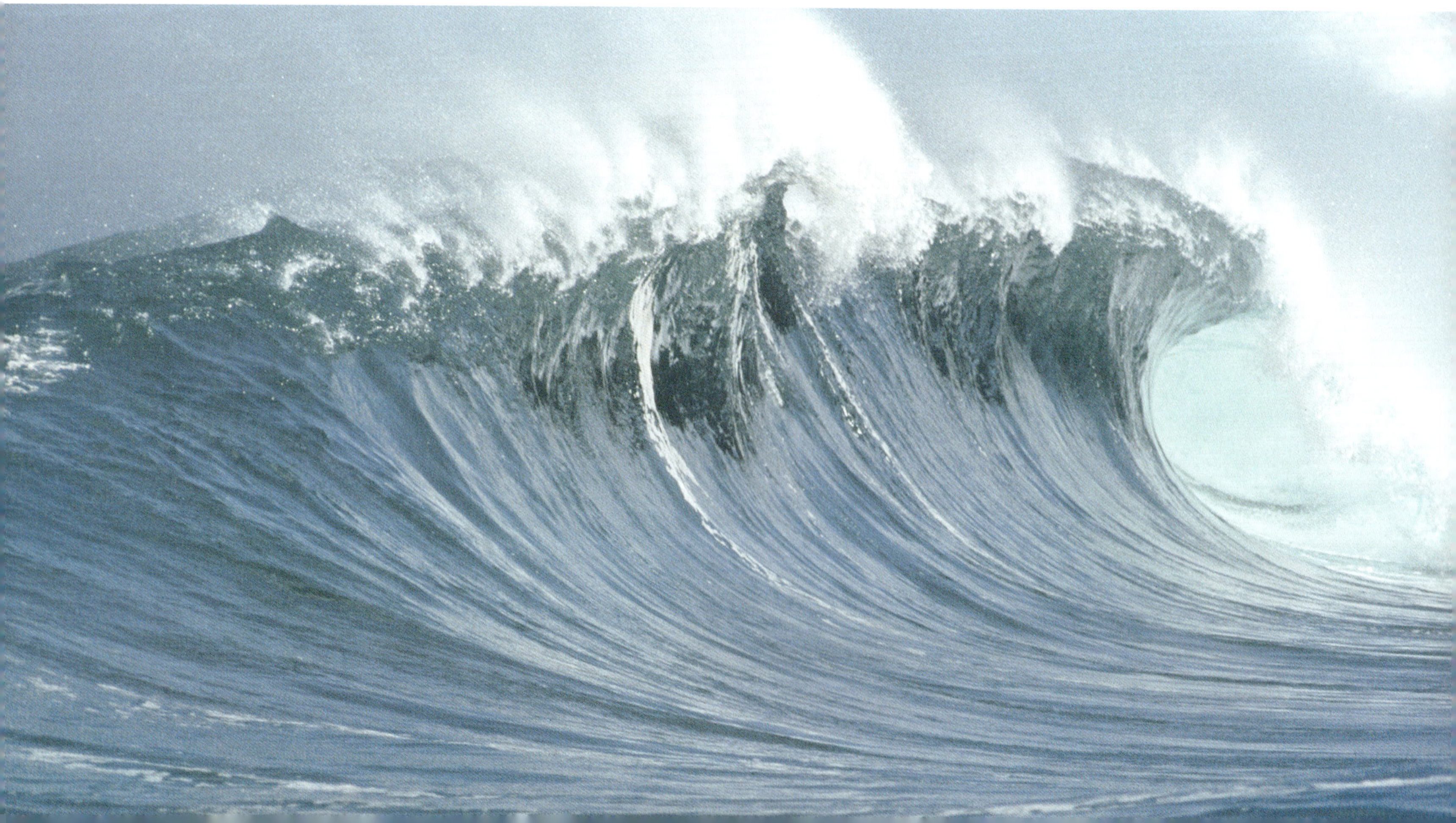

zustößt, es immer einen sicheren Ort gibt, an den sie zurückkehren können. Auf der Yogareise wird das große Selbst immer vertrauter. Besonders Kinder erkennen dies sehr schnell.

Das Verbundensein

Sobald wir einen Zugang zu unserer inneren Oase oder unserem großen Selbst finden, haben wir oft das Gefühl, mit allen anderen Dingen des Universums verbunden oder aus demselben Stoff zu sein. Eine gute Metapher dafür wären der Ozean und die Wellen. Eine Welle erscheint uns aufgrund ihrer Form, Richtung und Eigendynamik als eigenständig, dies ist aber eine Illusion. Welle und Ozean bestehen aus dem gleichen Stoff (Wasser) und die Welle kann ohne den Ozean nicht sein. Vor allem existiert die Welle höchstens ein bis zwei Minuten, bevor sie wieder im Ozean verschwindet. Anders gesagt sind das kleine und große Selbst oder Welle und Ozean im Grunde die gleichen Dinge. Einzig unsere Wahrnehmung sieht in unserem kleinen Selbst das Ganze und vergisst dabei das große Selbst, aus dem wir kommen. Das Ziel des Yoga ist es, dass wir dies erkennen.

Sobald wir aufhören, uns von anderen Menschen und der uns umgebenden Welt abzugrenzen, und beginnen, an unsere Verbundenheit zu glauben, werden wir viel selbstloser und mitfühlender. Wenn Kinder lernen, dass sie Teil eines größeren Ganzen sind, werden sie naturgemäß auch anderen Menschen und der Welt, in der sie leben, mehr Respekt entgegenbringen.

Um zum größeren Selbst zu finden, muss man konzentrierter sein (s. S. 21). Daher ist es bei den meisten Übungen wichtig, dass man auf Gefühle und Signale des Körpers und Verstands achtet. Dieser Blick nach innen verschafft große Klarheit. Anstatt sich von Stimmungen und Empfindungen überwältigen zu lassen, lernt man sie als das zu sehen, was sie sind: nicht mehr als Wellen in einem riesigen Ozean.

Der Drache des Begehrens

Ein Problem, das alle Eltern kennen, ist der Umgang mit Forderungen, die man nicht erfüllen kann oder will. Wenn Kinder etwas haben wollen – sei es Spielzeug, Süßigkeiten oder neue Turnschuhe – ist es oft schwierig, sie davon abzubringen. Oft kommt dann ein verärgertes „Nein“ oder wir geben nach, wobei weder das eine noch das andere richtig ist.

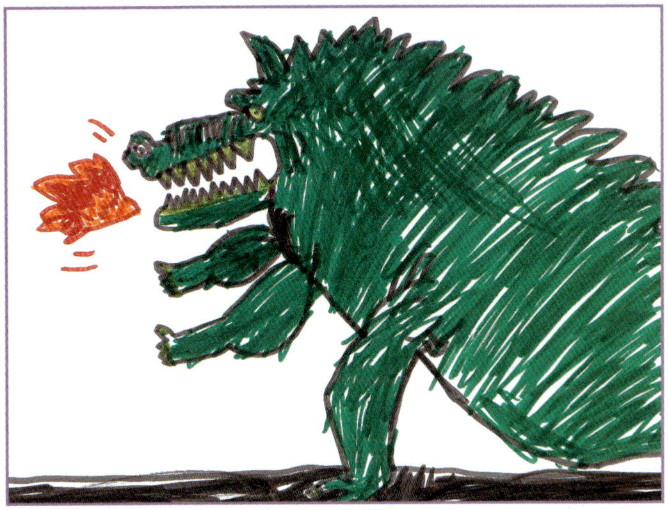

Lassen Sie Ihr Kind den Drachen des Begehrens auf seine eigene Weise verstehen – zum Beispiel indem es ihn aufzeichnet oder seinen feurigen Atem imitiert. Wenn Kinder spüren, dass der Drache nur ein oberflächlicher Teil eines viel größeren Selbst ist, fällt es ihnen viel leichter, ihre Wünsche und Begierden loszulassen.

Das ständige Gefühl, etwas haben zu wollen, nenne ich „Drache des Begehrens“. Je größer das Verlangen, umso mehr werden wir davon beherrscht und abgelenkt. Wenn wir schließlich bekommen, was wir wollen, sind wir nur kurzfristig befriedigt. Binnen kurzem wollen wir etwas anderes, von dem wir glauben, dass es uns glücklich macht. So verbringen viele von uns ihr ganzes Leben: als Sklaven des Drachens. Man jagt externen Belohnungen und materiellem Besitz nach und vergisst, dass wahre Zufriedenheit von innen kommt. Wenn Ihr Kind das versteht, lernt es eine der tiefsten Wahrheiten des Lebens. Viele der wichtigsten Lehren des Yoga und Buddhismus basieren auf der Einsicht, dass wahre Zufriedenheit vielmehr vom Sein als vom Haben kommt.

Beschreiben Sie Ihrem Kind den Drachen in einer Sprache, die es versteht. Durch den Kontakt mit der inneren Oase der Ruhe werden Sie beide den Drachen verstehen und zwischen Begierden und echten Bedürfnissen unterscheiden.

Der Beginn

Das Wichtigste für Yoga zu Hause ist es, Ihrem Kind möglichst viel Freiraum für Kreativität und Fantasie zu lassen. Seien Sie immer bereit, von einer vorbereiteten Übungsfolge abzuweichen. Lassen Sie Ihr Kind neue Ideen einbringen, sich verkleiden, Geräusche machen oder seine eigenen Figuren, Spiele und Abenteuer erfinden. Ermutigen Sie es, zu den Figuren zu werden und sie nicht nur nachzumachen.

Das Alter

Kinder können bereits mit drei oder vier Jahren mit Yoga beginnen. Jedes Kind ist jedoch anders und Sie selbst wissen am besten, wann Ihr Kind für Yoga bereit ist. Vergessen Sie nicht, dass bei Kleinkindern Motorik und Gleichgewichtssinn weniger ausgeprägt sind als bei älteren Kindern. Positionen, die eine Kombination aus Kraft, Balance und Koordination verlangen wie Halbmond (s. S. 51) oder Sonnengruß (s. S. 44–45) könnten zu schwierig sein. Bleiben Sie bei den einfacheren Figuren, wie Kleiner Schmetterling (s. S. 72) oder Sandwich im Sitzen (s. S. 54). Kleinkinder reagieren am besten auf Yoga, wenn sie in den Übungen ein sinnvolles Spiel sehen und nicht ein strenges Training.

Sobald Sie sich mit den Positionen vertraut gemacht haben, werden Sie auch wissen, was für Ihr Kind geeignet ist. Je älter das Kind wird, desto mehr können Sie ihm beibringen – sollte eine Stellung nicht funktionieren, hören Sie damit auf und probieren Sie es in einigen Wochen oder Monaten wieder.

Der Ort

Egal, welchen Raum Ihres Heims Sie für Yoga reservieren, er sollte sicher sein. Schieben Sie die Möbel beiseite, entfernen Sie scharfe Kanten und bedecken Sie harte Oberflächen oder Ecken mit Decken oder Kissen. Abgesehen davon sollte der Raum so bequem und kinderfreundlich wie möglich sein. Sie könnten auch einen kleinen „Yogaaltar" als Konzentrationspunkt im Raum errichten. Dazu nehmen Sie Gegenstände, die für Sie und Ihr Kind Schönheit und Frieden repräsentieren, z. B. natürliche Gegenstände wie Blumen, Kieselsteine und Muscheln, Fotos von Menschen und Orten oder Symbole Ihrer Religion.

Sie können auch einen CD-Spieler in Ihren Yogaraum stellen, um entspannende oder inspirierende Musik zu spielen. Es empfiehlt sich, Decken oder rutschfeste Yogamatten auf dem Boden auszulegen, um einen festen und bequemen Untergrund zu haben.

Die Häufigkeit

Als Anfänger ist es besser, keinen fixen Zeitplan für Yoga zu haben, den Sie glauben einhalten zu müssen. Machen Sie Yoga, wenn es Ihnen richtig erscheint und Sie und Ihr Kind sich darauf freuen. Dadurch bringen Sie jedes Mal Begeisterung und Interesse mit. Zwingen Sie Ihr Kind keinesfalls zu den Übungen, wenn es keine Lust hat. Kinder sollten ihre eigenen Methoden für Routine und Disziplin entwickeln.

Später, wenn das Yogafieber Sie beide gepackt hat, können Sie einen Zeitplan mit Ihrem Kind erarbeiten – z. B. zwei- oder dreimal die Woche (oder auch mehr, wenn Sie wollen) vor oder nach der Schule, immer zur gleichen Zeit. Durch regelmäßige Übung zeigt Yoga die größte Wirkung. Und Kinder brauchen Regelmäßigkeit und Routine.

Die Dauer

Halten Sie Ihre Einheiten am Anfang möglichst kurz – fünf bis zehn Minuten reichen völlig. Später, wenn Sie beide daran gewöhnt sind, gemeinsam Yoga zu machen, können Sie die Dauer der Einheiten verlängern. Manche der Übungsreihen in Kapitel 7 dauern z. B. bis zu 45 Minuten.

Für die richtige Länge der Yogaeinheiten können Sie sich auch von Ihrem Kind leiten lassen. Sobald Ihr Kind Anzeichen von Langeweile oder Müdigkeit zeigt, beenden Sie die Übung langsam. Dadurch wir Yoga nicht zu einer lästigen Pflicht.

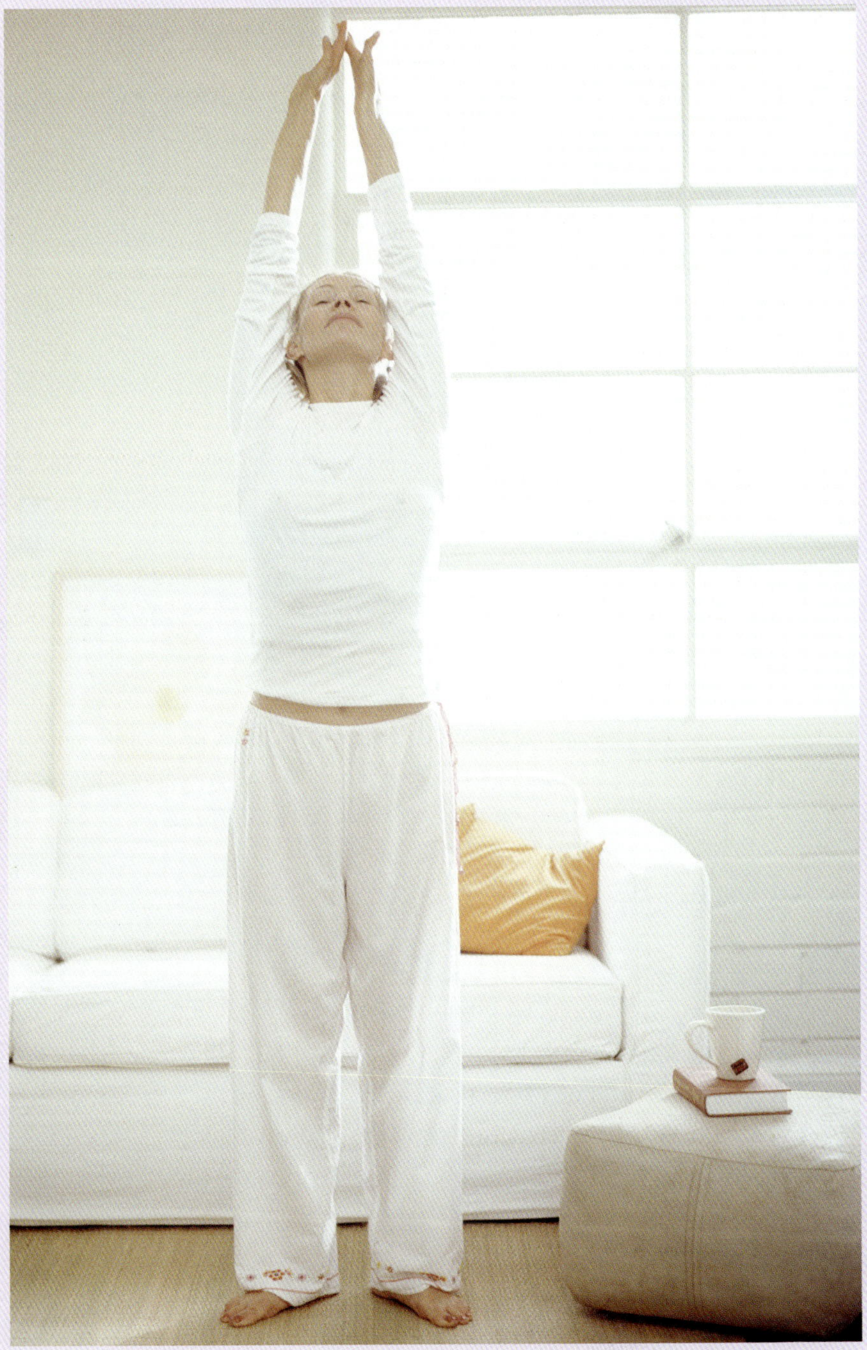

Ihr persönliches Yoga und das der Kinder

Bevor Sie mit Ihren gemeinsamen Yogastunden beginnen, sollten Sie selbst im Rahmen von Kursen praktische Erfahrungen sammeln, um die Positionen und Atemtechniken besser zu verstehen. Sie entwickeln dadurch ein Gefühl für Yoga, das Sie dann ganz selbstverständlich auch in die Stunden mit Ihrem Kind einfließen lassen.

Es ist außerdem wichtig, dass Sie zwischen Ihrem eigenen Yogatraining und dem, das Sie gemeinsam mit Ihrem Kind machen, unterscheiden. Abgesehen von der Tatsache, dass Kinder individuell auf sie zugeschnittene Übungen brauchen (Kleinkinder verfügen nicht über die gleiche Aufmerksamkeitsspanne oder Physiologie, um Stellungen gleich lang halten zu können wie Erwachsene), werden Sie aus Ihren eigenen Yogastunden großen Nutzen ziehen. Sie helfen Ihnen dabei, eine innere Kraftreserve und Ruhe gegen Stress aufzubauen. Werden Sie beim Yoga selbst wieder zum Kind: aufmerksam, neugierig und wissbegierig.

Sobald Sie einige der Grundlagen des Yoga in einem Kurs gelernt haben, sollten Sie auch zu Hause regelmäßig üben. Die Übungen, die Sie alleine nur für sich selbst machen, geben Ihnen die Möglichkeit, Ihre Elternrolle beiseite zu schieben und Zeit zu haben, sich selbst besser kennen zu lernen.

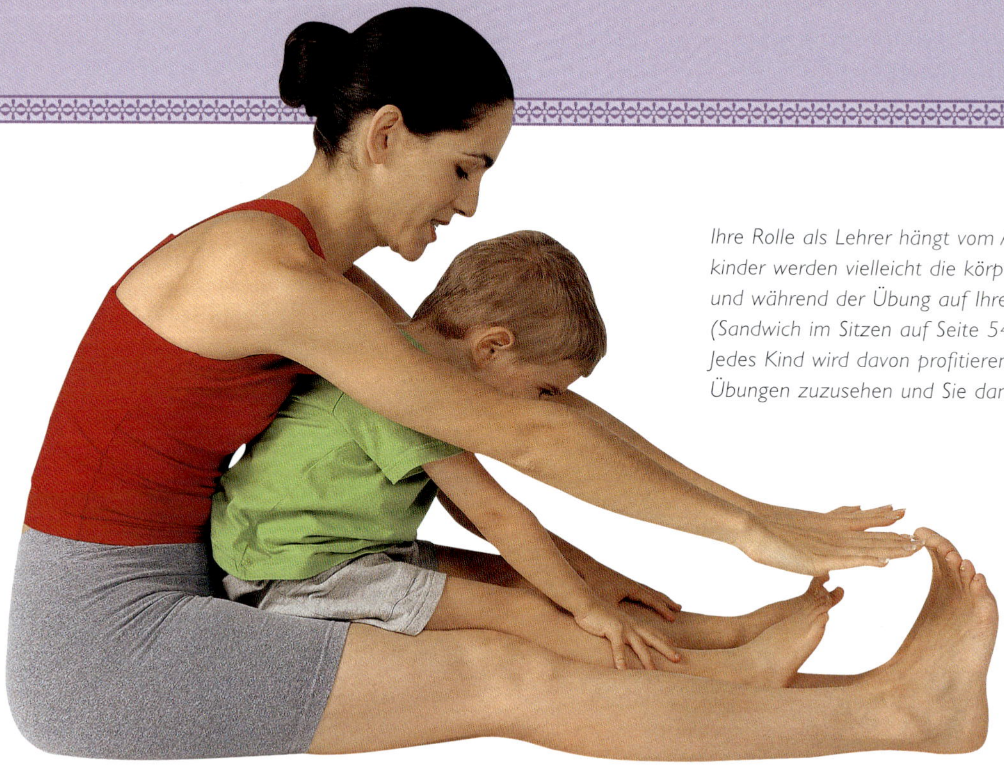

Ihre Rolle als Lehrer hängt vom Alter Ihres Kindes ab. Kleinkinder werden vielleicht die körperliche Berührung schätzen und während der Übung auf Ihrem Schoß sitzen wollen (Sandwich im Sitzen auf Seite 54 eignet sich bestens dafür). Jedes Kind wird davon profitieren, Ihnen beim Vorzeigen der Übungen zuzusehen und Sie dann nachzuahmen.

Ihre Rolle als Lehrer

Während der ersten Yogastunden werden Sie eine sehr aktive Lehrerrolle übernehmen müssen. Beginnen Sie damit, sich alle in diesem Buch gezeigten Übungen genau anzusehen und selbst auszuprobieren, so dass Sie jede einzelne sehr gut kennen. Dann zeigen Sie die Übungen Ihrem Kind – sobald sich Kinder ein Bild von einer Position machen können, fällt es ihnen auch leichter, sie selbst auszuprobieren.

Gehen Sie mit Ihrem Kind jeden einzelnen Schritt genau durch und zeigen Sie ihm, wie man eine Position beginnt und beendet. Ist das Kind gerade mit der Übereinstimmung von Atmung und Bewegung (s. S. 102) beschäftigt, sagen Sie ihm, wann es aus- und einatmen soll. Korrigieren Sie Fehler sanft und sparen Sie nicht mit Lob. Sehen Sie sich die Übungen anhand der Fotografien in diesem Buch am Ende der Stunde an und prägen Sie sich ihre Namen ein. Ihr Kind kann sich so beim nächsten Mal besser an sie erinnern. Verzichten Sie aber darauf, wenn es für Sie nur eine lästige Pflicht ist.

Später, wenn Sie beide mit den Übungen vertraut sind, sollten Sie nur mehr eine unterstützende Rolle spielen. Machen Sie die Übungen gemeinsam mit Ihrem Kind und greifen Sie nur dann helfend ein, wenn es notwendig ist.

Achten Sie immer darauf, dass die Übungen auch sicher sind. Die Gelenke der Kinder sind zart und können leicht verletzt werden. Wenn Ihr Kind bei einer bestimmten Bewegung oder Position über Schmerzen klagt, beenden Sie die Übung sofort und versuchen Sie, die Ursache zu finden. Sollten Sie das Problem nicht lösen können, wenden Sie sich an einen erfahrenen Yogalehrer für Kinder.

Zur Schonung der Gelenke empfiehlt es sich, die Positionen dynamisch zu üben – d. h. sich mehrmals hintereinander in und aus einer Position zu begeben, anstatt sie längere Zeit hindurch zu halten.

Über Fehlschläge lachen

Ihre gemeinsamen Yogastunden sollten eine gute Mischung aus Herausforderung und Unterstützung sein, damit sich Ihr Kind weder bedrängt noch gelangweilt fühlt. Wenn Sie etwas Neues oder Schwieriges ausprobieren, machen Sie daraus ein lustiges Spiel, bei dem ein „Fehler“ genauso viel Spaß macht wie eine Figur „richtig“ zu machen. Kinder verlieren dadurch ihre Angst vor Neuem, weil sie sich nicht vor Fehlern fürchten. Bei der Yogareise ist es wichtiger, Spaß zu haben, als möglichst schnell ans Ziel zu kommen.

Flexibel bleiben

Auch Kinder haben Tage, an denen sie sich gut und aktiv fühlen, und solche, an denen sie eher ruhig und zurückgezogen sind. Passen Sie die Yogastunden immer der Stimmung Ihres Kindes an. Halten Sie neue Ideen für aktive Tage bereit und gestalten Sie die Stunden abwechslungsreich. An ruhigen Tagen konzentrieren Sie sich besser auf einfache Übungen (ich habe einige Übungsfolgen in Kapitel 7 für verschiedene Stimmungen zusammengestellt). Wenn Sie beim Yoga gerne Musik hören, sollten Sie verschiedene CDs für besonders aktive bzw. für besonders ruhige Tage haben.

Welche Übungen Sie auch machen, beenden Sie jede Yogaeinheit immer mit einigen Entspannungs- und Konzentrationsübungen (s. Kapitel 6) und der Totenstellung (*Shavasana*, s. S. 32). Das ist besonders wichtig, damit Körper, Geist und Seele auch wirklich von der Yogaeinheit profitieren.

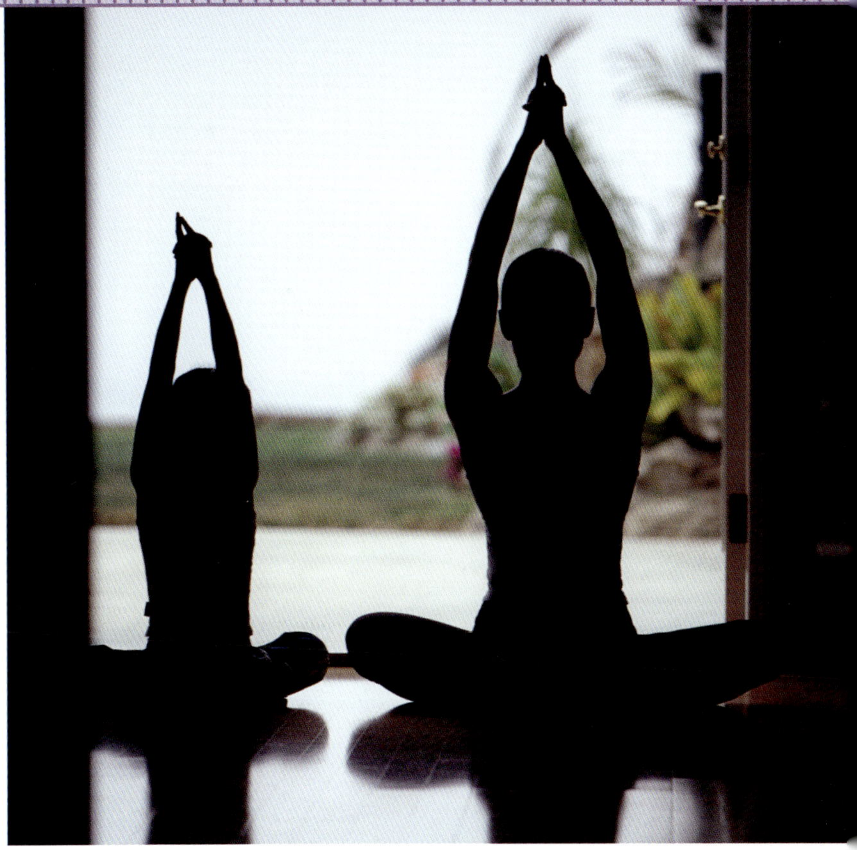

Berücksichtigen Sie die Stimmung und Energie Ihres Kindes und passen Sie die Übungen dementsprechend an. Falls Ihr Kind alt genug ist, kann es ja seine Übungen selbst aussuchen. Ist Ihr Kind in einer ruhigen Stimmung, üben Sie nur einige sitzende oder liegende Positionen.

Bevor Sie loslegen …

Bevor Sie mit Ihrem Kind die Yogastunde beginnen, beachten Sie folgende praktische Hinweise:

- Informieren Sie alle, die zu Hause sind, darüber, dass Sie nun Ihre Yogastunde beginnen, und bitten Sie darum, nicht gestört zu werden. Natürlich können auch alle mitmachen.
- Drehen Sie Telefon, Computer und Ähnliches ab oder bitten Sie jemanden, Nachrichten für Sie entgegenzunehmen.
- Lassen Sie Ihre alltäglichen Pflichten und Sorgen vor der Tür. Diese Zeit sollte völlig frei sein von allen Sorgen über das Gestern oder Morgen. Stellen Sie sich vor, Sie werfen all Ihre Sorgen in den Abfalleimer und stellen ihn hinaus. Geben Sie sich voll und ganz dem Moment mit Ihrem Kind hin.
- Üben Sie nicht mit vollem Magen. Die ideale Zeit für Yoga ist vor dem Frühstück, wenn der Magen leer ist. Wenn Sie am Nachmittag oder am Abend üben, achten Sie darauf, dass zwischen Ihrer letzten Mahlzeit und der Yogaeinheit ein paar Stunden liegen.
- Sollte Ihr Kind vor der Yogastunde Hunger haben, geben Sie ihm ein Glas Milch oder einige Trauben, um den Blutzuckerspiegel zu heben. Sie werden feststellen, dass jedes Hungergefühl verschwindet, sobald Sie mit den Übungen beginnen.

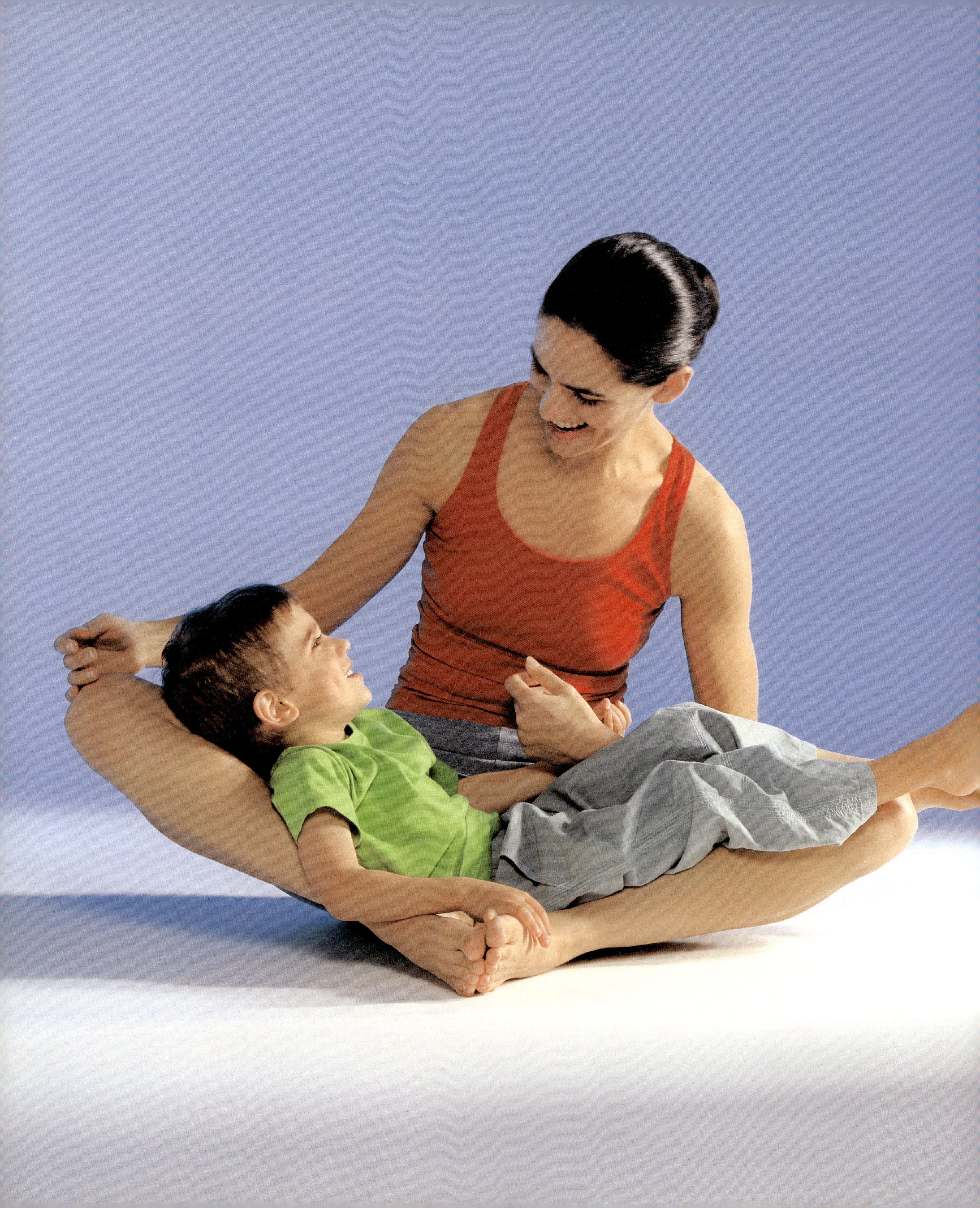

Wach werden und Aufwärmen

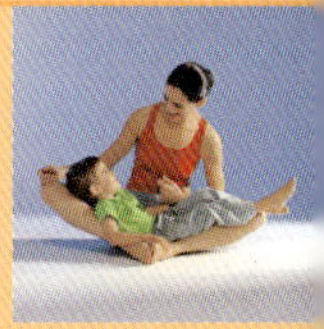

Die Übungen in diesem Kapitel dienen dem Aufwärmen und der Lockerung der Glieder und Gelenke vor dem eigentlichen Yogaprogramm. Sie können natürlich auch als Teil des Yogatrainings betrachtet werden. Der Sonnengruß (s. S. 44–45) ist eine besonders gute, in sich geschlossene Einheit.

Am Beginn dieses Kapitels wird erklärt, wie man sich körperlich und geistig auf die Übungen einstellt. Es folgen sechs liegende Positionen, die Ihre Energien wecken und Sie sanft auf die Yogastunde vorbereiten – optimal nach einem harten Arbeits- oder Schultag. Die nächsten sechs Positionen sind energischer und dynamischer. Sie wärmen Gelenke und Muskeln auf und machen Sie richtig munter.

Sie können die liegenden und stehenden Positionen einzeln oder als Übungsfolge ausführen. Je mehr Erfahrung Sie haben, umso besser werden Sie die Übungen Ihrer Stimmung und Ihrem Energiepotenzial anpassen können.

Einstimmen

Als Vorbereitung auf das bevorstehende Yogatraining setzen Sie sich mit Ihrem Kind zwei bis drei Minuten ruhig zusammen und konzentrieren Sie sich auf Ihren Körper und Ihre Umgebung. Besonders Kinder entwickeln bei dieser einfachen Übung ein unglaubliches Bewusstsein für sich selbst. Dadurch werden Sie auch die liebe- und verständnisvolle Beziehung zwischen Ihnen und Ihrem Kind besser spüren.

Wie wichtig diese Einleitung für Sie beide ist, hängt von Ihrem Kind ab. Wenn Ihr Kind noch sehr klein ist oder wenn Sie gerade mit Yoga begonnen haben, machen Sie es möglichst kurz – eine Minute kann ausreichen. An manchen Tagen werden Sie vielleicht das „Einstimmen" auslassen wollen.

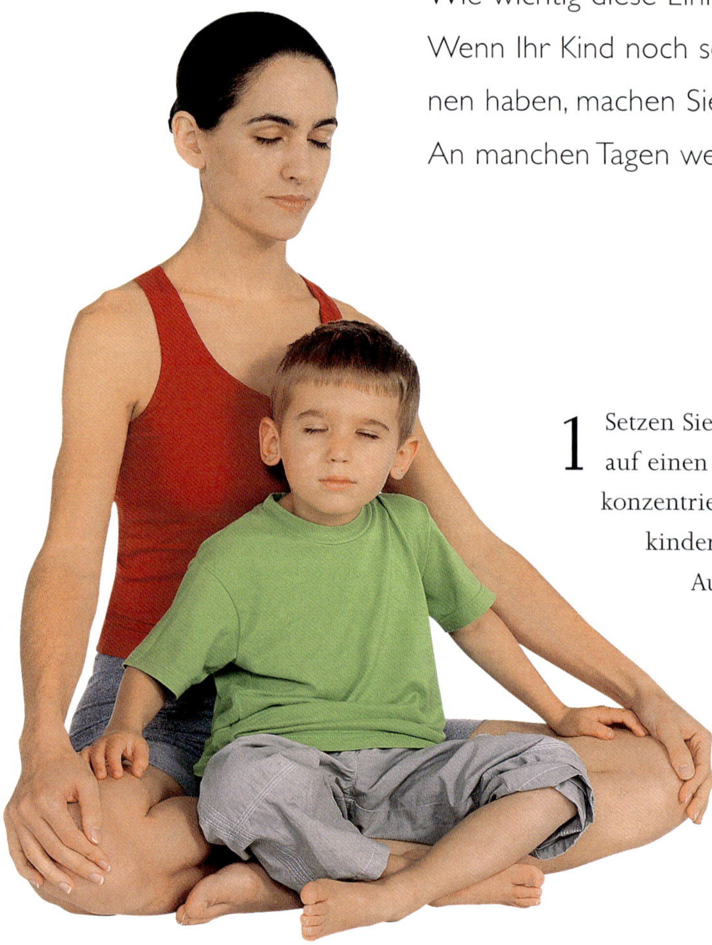

1 Setzen Sie sich im Schneidersitz auf den Boden (Sie können sich auch auf einen Sessel setzen). Sitzen Sie bequem und entspannt, aber konzentriert. Ihr Kind sitzt Ihnen gegenüber und hält Ihre Hand. Kleinkinder können auf dem Schoß sitzen. Schließen Sie langsam die Augen und werden Sie so reglos wie ein Stein. Ihr Kind könnte die Augen eventuell offen halten.

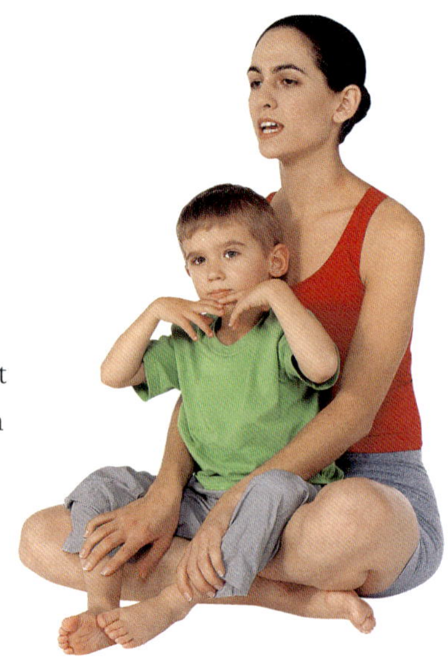

2 Machen Sie Ihr Kind auf die Geräusche, die es hört, aufmerksam. Lenken Sie sein Bewusstsein mit folgenden Fragen: „Welche Geräusche hörst du im Raum? Was hörst du von draußen? Welche Geräusche kommen aus deinem Körper? Kannst du deinen Atem oder dein Herz hören?" Nun lassen Sie es über Körperempfindungen wie Berührungen oder Temperaturen nachdenken. Fragen Sie: „Welche Teile deines Körpers berühren den Boden? Wie fühlt es sich an, meine Hand zu halten? Ist dir heiß oder kalt? Berühre deine Beine, deinen Rücken, deine Stirn, deinen Nacken und Kopf – wie fühlen sie sich an? Wie fühlt sich dein Gesicht an?"

Gefühle ausdrücken

Der Beginn einer Yogaübung ist der ideale Zeitpunkt, um sich auf Stimmungen und Empfindungen einzustellen. Kindern fällt es oft leichter, Emotionen durch Körpersprache als verbal auszudrücken. Die folgenden Übungen können Ihrem Kind dabei helfen.

Versuchen Sie während der Übungen nicht zu sprechen – reden Sie erst danach über Ihre Gefühle oder Gedanken. Machen Sie die Übung möglichst einfach und unterhaltsam.

Verwandeln Sie Schritt 2 in ein Spiel: Ihr Kind formt Ihren Körper in verschiedene Figuren und Sie müssen die Gefühle, die dahinter stecken, erraten.

1 Ihr Kind soll eine Stellung oder Figur darstellen, die am besten seinen Gefühlszustand wiedergibt. Jede Position ist möglich, Gesten und Mimik sind auch erlaubt. Die Figur sollte so ausdrucksstark wie möglich sein. Fragen Sie Ihr Kind, ob es auch ein Geräusch dazu machen möchte.

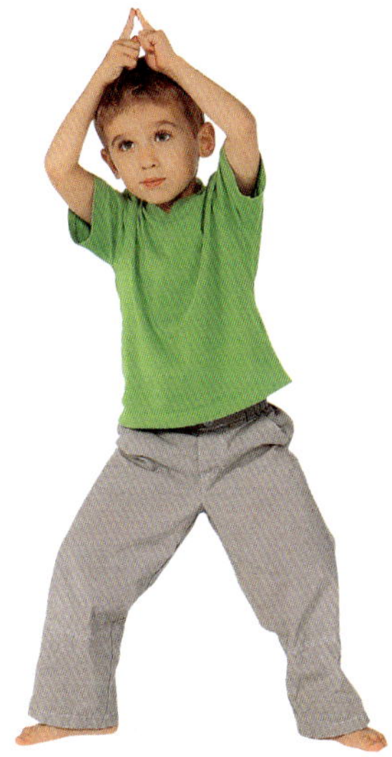

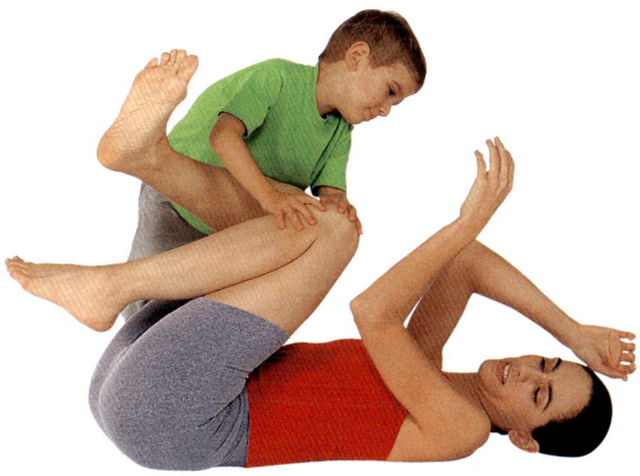

2 Ihr Kind soll sich nun Ihren Körper als ein Stück Knetmasse vorstellen, den es seiner Stimmung entsprechend formt. Auch Details sind dabei wichtig, wie die Haltung Ihrer Finger, der Augenbrauen oder der Lippen. Nun bitten Sie Ihr Kind, diese Position selbst wiederzugeben.

Einen Ort der Ruhe finden

Eine Yogaübung fängt traditionellerweise mit der heiligen Silbe „OM“ an, die das göttliche Wesen in uns allen repräsentiert. „OM“ wird auch als der Urklang des Universums bezeichnet. „OM“ steigert die Konzentration, macht uns ruhig und aufnahmebereit. Atmen Sie tief ein und formen Sie Ihren Mund zu einem „O“. Dann geben Sie einen langen O-Ton von sich, gefolgt von einem kurzen „mmmm“. Wenn das „O“ z. B. fünf Sekunden dauert, sollte das „mmm“ nur eine Sekunde dauern. Wiederholen Sie das dreimal. Kinder lernen sehr schnell den Ton und das Gefühl zu genießen, das die durch ihren Körper vibrierende Silbe erzeugt.

Eine weitere gute Möglichkeit, in eine ruhige und positive Stimmung zu kommen, ist, ein Gebet oder einen Wunsch auszusprechen. Das kann entweder ein Gebet aus Ihrem eigenen Glaubensbekenntnis sein oder eine positive Aussage darüber, wer Sie sein möchten. Sie könnten auch z. B. einfach sagen: „Heute werde ich allem, ob gut oder schlecht, mit einem Lächeln begegnen.“

Das *Shavasana*-Sandwich

Bei *Shavasana* liegt man ruhig, aber mit wachem Geist auf dem Boden. Dies erscheint einfach, und doch ist es schwierig, es richtig zu machen, da wir es verlernt haben, für lange Zeit ruhig zu sein. Mit dieser Position können wir am Beginn oder am Ende einer Yogastunde wieder Kraft und Energie schöpfen – man fühlt sich meist so erfrischt und ausgeruht wie nach einem tiefen Schlaf. Machen Sie das gemeinsam mit Ihrem Kind, versuchen Sie auf den Herzschlag zu hören und den Atem zu spüren.

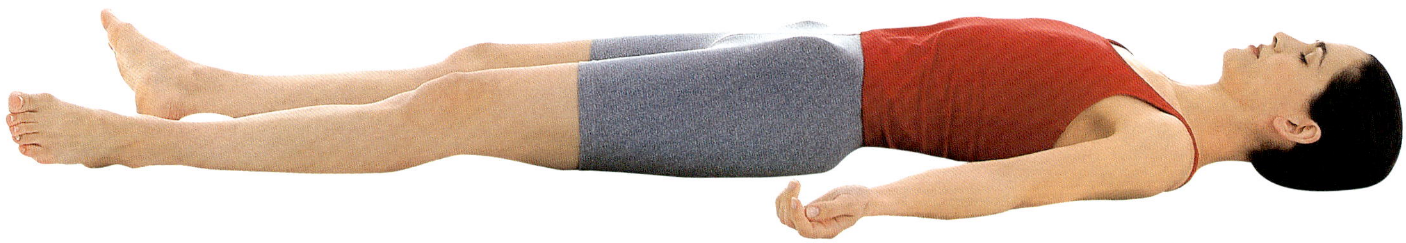

1 Legen Sie sich auf den Rücken, die Füße liegen etwa hüftbreit auseinander und zeigen nach außen. Der Körper sollte symmetrisch sein, der Kopf gerade. Bewegen Sie die Arme etwas vom Körper weg, die Handflächen zeigen nach oben. Das ist *Shavasana*.

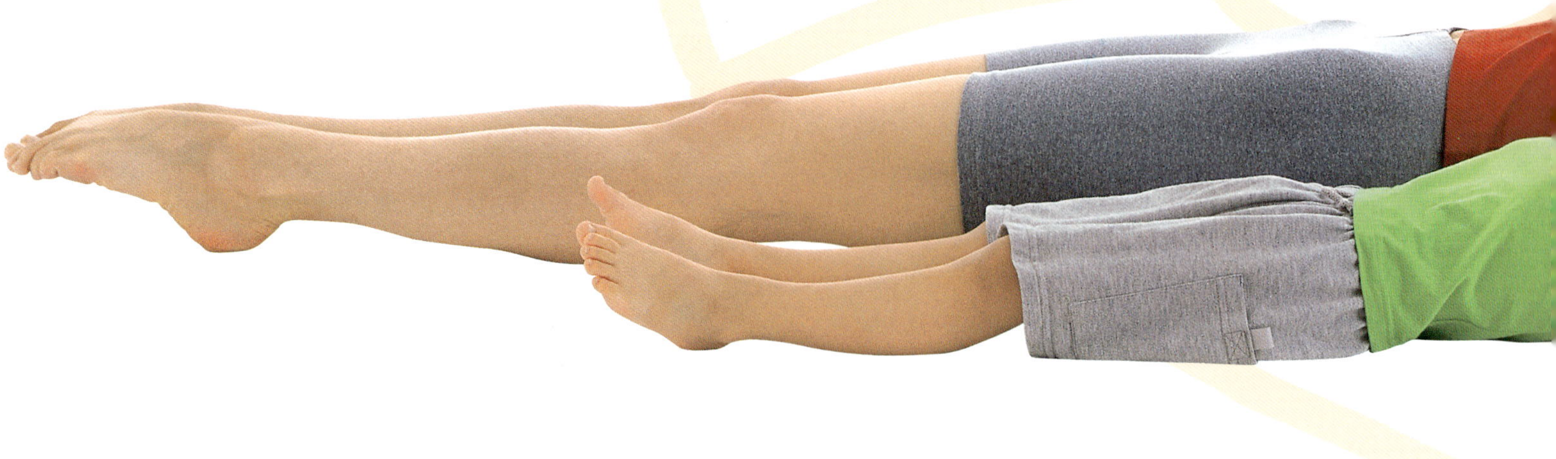

Wenn Ihr Kind schon zu groß oder zu schwer ist, um auf Ihnen zu liegen, kann es auch im rechten Winkel zu Ihnen liegen, wobei sein Kopf auf Ihrem Unterleib ruht. Der Kopf Ihres Kindes wird durch die Atembewegungen Ihres Bauches sanft geschaukelt – dies wirkt besonders entspannend. Weiter wie in Schritt 3.

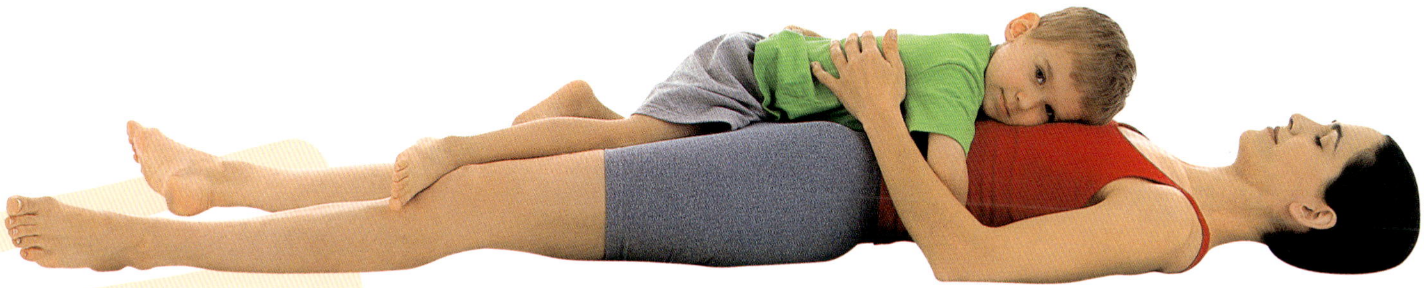

2 Heben Sie Ihr Kind hoch oder lassen Sie es auf Ihren Bauch klettern. Es soll sich bequem mit dem Bauch nach unten auf Sie legen, so dass ein Ohr auf Ihrem Brustkorb liegt, damit es Ihren Herzschlag hören kann. Schließen Sie beide die Augen. Das Kind soll nun das langsame, stetige Heben und Senken Ihres Brustkorbes beim Atmen spüren. Bleiben Sie so ruhig und entspannt wie möglich und genießen Sie das Gefühl der Ruhe und Wärme. Das ist das *Shavasana*-Sandwich. Wenn Ihnen kalt ist, decken Sie sich zu.

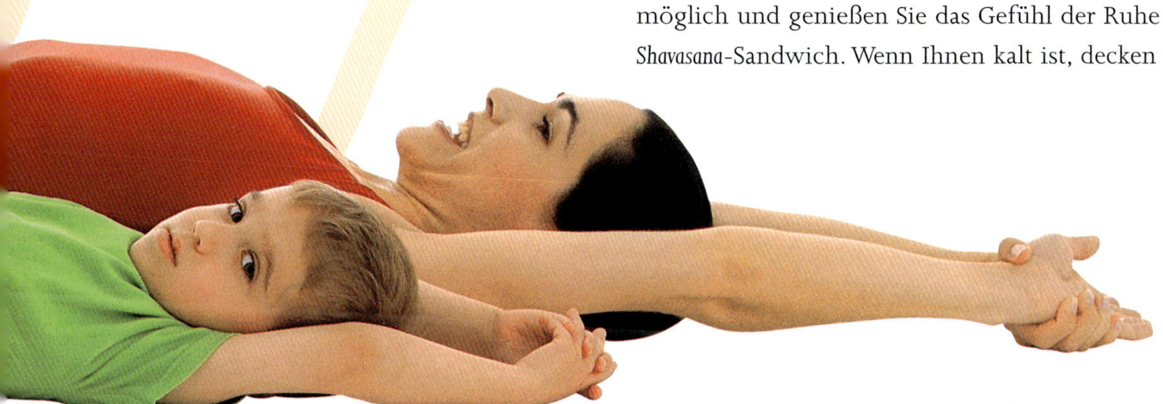

3 Wenn Sie sich ausgeruht und erfrischt fühlen, lösen Sie sich langsam aus dieser Position und legen Sie sich nebeneinander. Heben Sie die Arme über den Kopf und strecken Sie sich, von den Finger- bis in die Zehenspitzen.

Schaukelboot und Toter Käfer

Schaukelboot massiert sanft die Wirbelsäule und die sie umgebenden Muskeln. Auch die Rückenwirbel und Bandscheiben werden gedehnt und massiert und das Nervensystem stimuliert – es ist besonders angenehm, wenn man steif oder müde ist. Toter Käfer aktiviert die Hüftgelenke und löst Verspannungen und aufgestaute Emotionen – es sammelt sich sehr viel Stress, Müdigkeit und Sorgen in unseren Hüften.

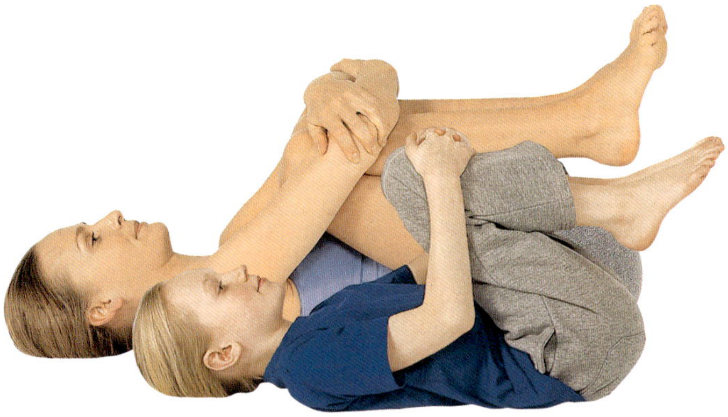

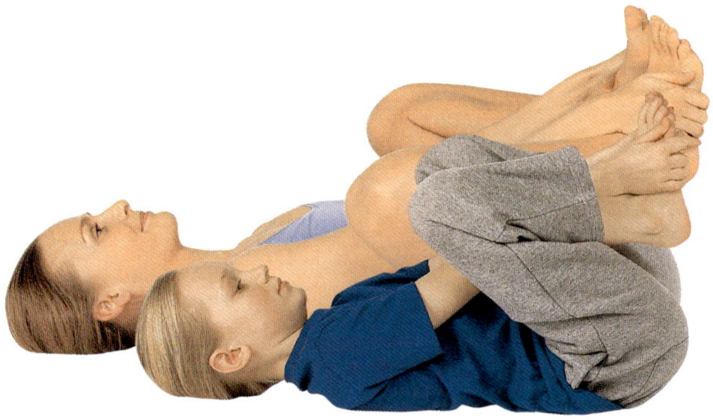

1 Legen Sie sich auf den Rücken, ziehen Sie die Knie zur Brust, umarmen Sie die Knie und ziehen Sie sie näher zur Brust hin. Schaukeln Sie nun vorsichtig von einer Seite zur anderen, etwa zehn- bis zwanzigmal. Der Kopf bleibt dabei auf dem Boden. Das ist das Schaukelboot.

Stellen Sie sich vor, Sie liegen auf einem Boot, das sanft auf dem blauen Meer schaukelt und die Sonne wärmt Ihr Gesicht.

2 Lassen Sie die Knie los und spreizen Sie sie etwas. Greifen Sie zwischen den Knien nach den Außenseiten Ihrer Füße. Der Kopf bleibt auf dem Boden, der Nacken ist entspannt.

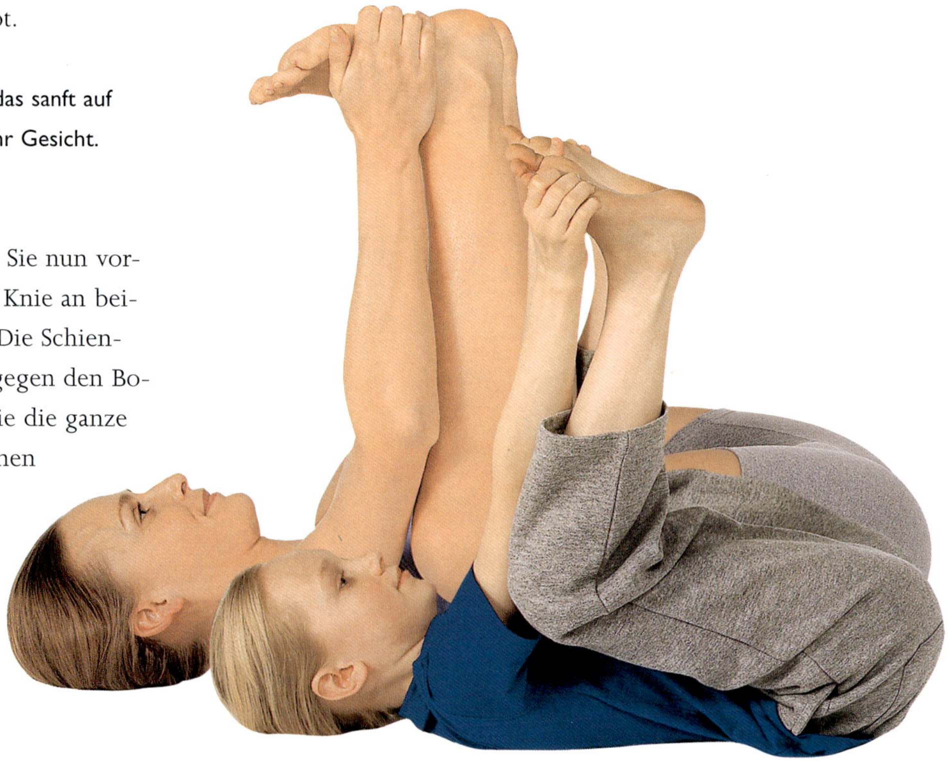

3 Die Fußsohlen zeigen nach oben. Ziehen Sie nun vorsichtig die Füße zu sich, so dass sich die Knie an beiden Seiten des Körpers nach unten bewegen. Die Schienbeine bleiben vertikal, der untere Rücken ist gegen den Boden gedrückt. Das ist der Tote Käfer. Bleiben Sie die ganze Zeit über entspannt. Summen Sie beim Ausatmen und halten Sie den Ton, so lange es geht.

Das Summen beim Ausatmen hilft dabei, sich der Atmung bewusster zu werden und verlängert das Ausatmen, wovon sowohl Körper als auch Geist profitieren (s. S. 107).

Rollende Drehung

Diese Drehung im Liegen stimuliert die gesamte Wirbelsäule und regt den Blutkreislauf an. Sie hat einen positiven Einfluss auf das Verdauungssystem und wird manchmal gegen Verstopfung empfohlen. Sie können direkt vom Toten Käfer in diese Stellung wechseln (siehe gegenüberliegende Seite).

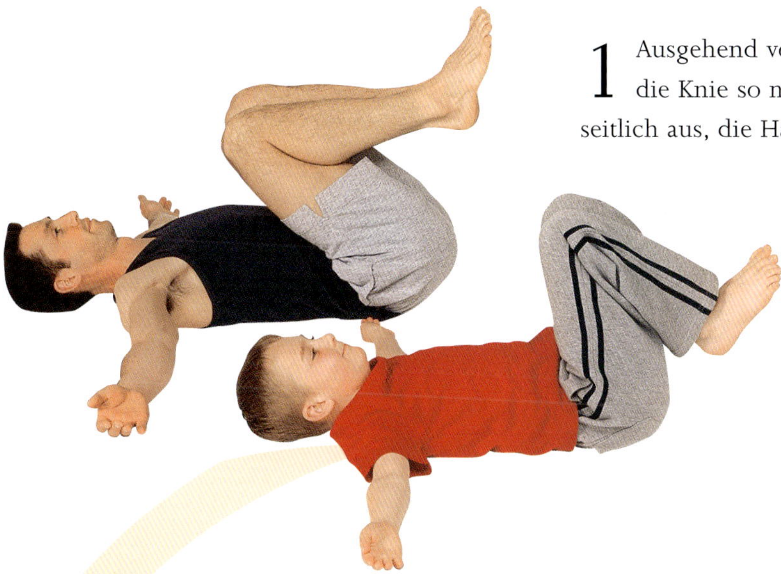

1 Ausgehend vom Toten Käfer lassen Sie die Füße los und ziehen Sie die Knie so nah wie möglich an die Brust. Breiten Sie die Arme seitlich aus, die Handflächen zeigen nach oben.

2 Senken Sie beim Ausatmen die Knie nach rechts zum Boden hin. Die linke Schulter sollte dabei am Boden bleiben. Blicken Sie auf Ihre linke Hand. Führen Sie die Knie beim Einatmen wieder zurück in die Mitte. Beim Ausatmen senken Sie die Knie nun nach links zum Boden hin. Die rechte Schulter sollte dabei am Boden bleiben. Sehen Sie auf die rechte Hand. Wiederholen Sie diese Bewegungen fünf- bis achtmal, dann strecken Sie die Beine aus und entspannen Sie sich.

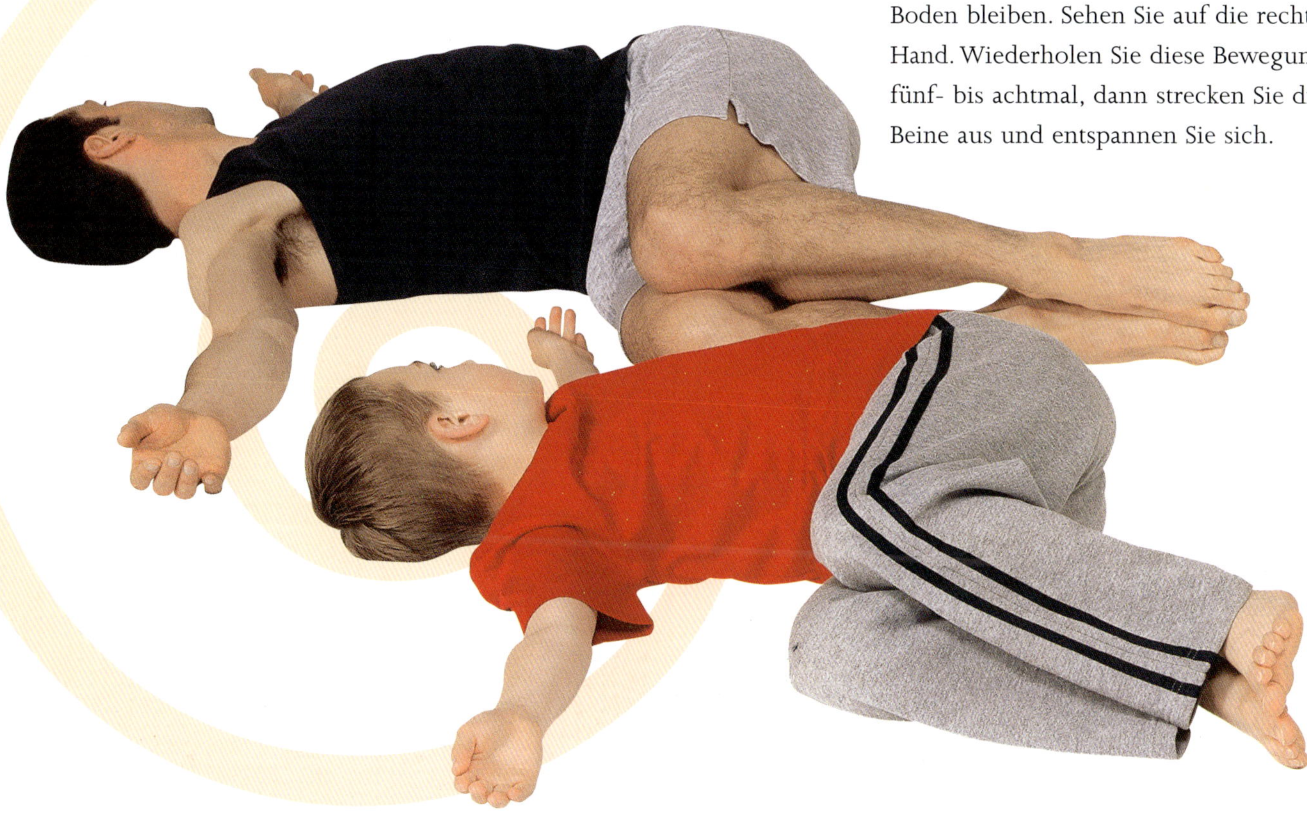

Dynamische Leichte Brücke

Diese Rückbeuge stimuliert die Wirbelsäule und schenkt Ihnen neue Energie. Die Vorderseite Ihres Körpers wird gestreckt, Brust und Schultern öffnen sich, wodurch die Atmung erleichtert wird. Auch die Bein- und Gesäßmuskulatur wird gekräftigt.

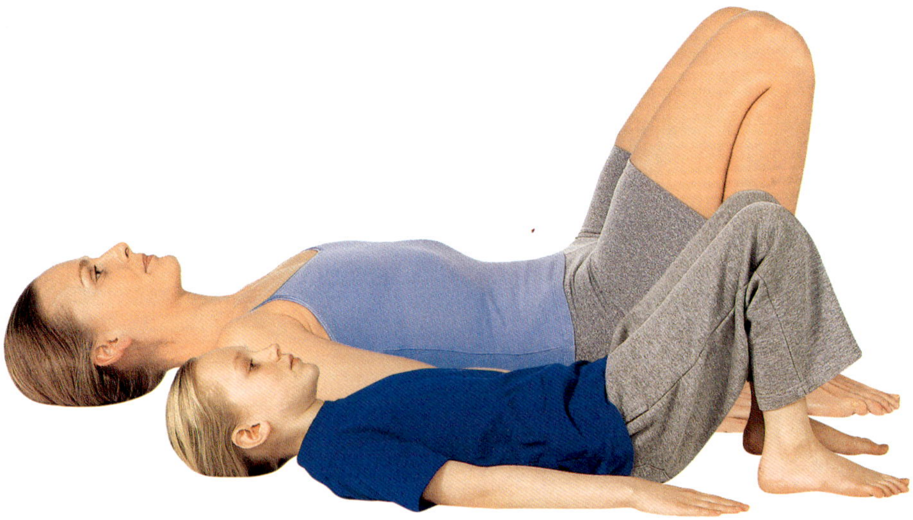

1 Legen Sie sich auf den Rücken. Beugen Sie die Knie und bringen Sie die Füße näher an das Gesäß. Die Füße stehen hüftbreit, die Knie zeigen nach oben. Die Arme liegen mit den Handflächen nach unten parallel zum Körper.

2 Drücken Sie Hände und Füße beim Einatmen kräftig gegen den Boden und heben Sie die Hüften so hoch Sie können. Senken Sie die Hüften beim Ausatmen wieder auf den Boden. Wiederholen Sie dies fünfmal. Halten Sie die Position bei der letzten Hebung ein paar Sekunden, atmen Sie tief. Lösen Sie die Position, strecken Sie die Beine aus, entspannen Sie sich.

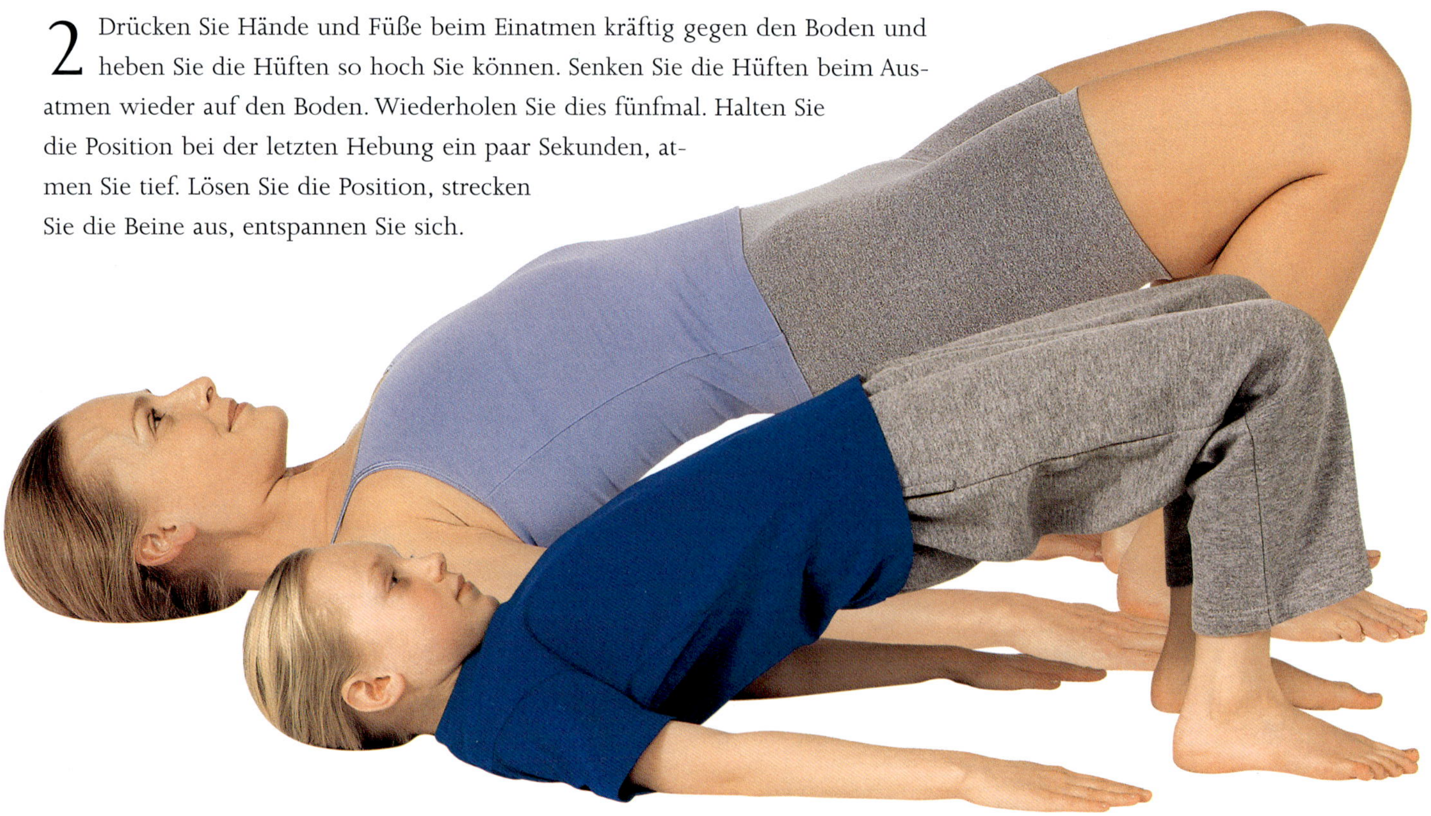

Schaukelstuhl

Durch diese Stellung werden Wirbelsäule und Rückenmuskeln auf ähnliche Weise massiert wie durch das Schaukelboot (s. S. 34). Der Unterschied ist nur, dass Sie anstatt seitwärts vor- und rückwärts schaukeln.

Legen Sie sich für diese Übung auf eine weiche Decke, vor allem wenn Sie einen knochigen Rücken haben!

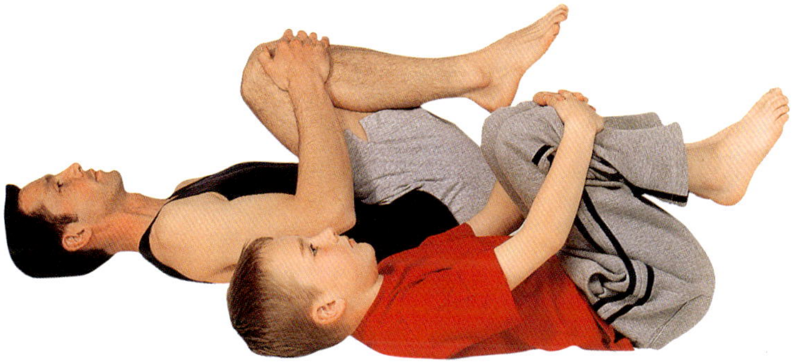

1 **Legen Sie sich auf den Rücken und ziehen Sie die Knie** zur Brust.

2 Heben Sie den Kopf und schaukeln Sie vor- und rückwärts wie ein Schaukelstuhl (ca. zehnmal).

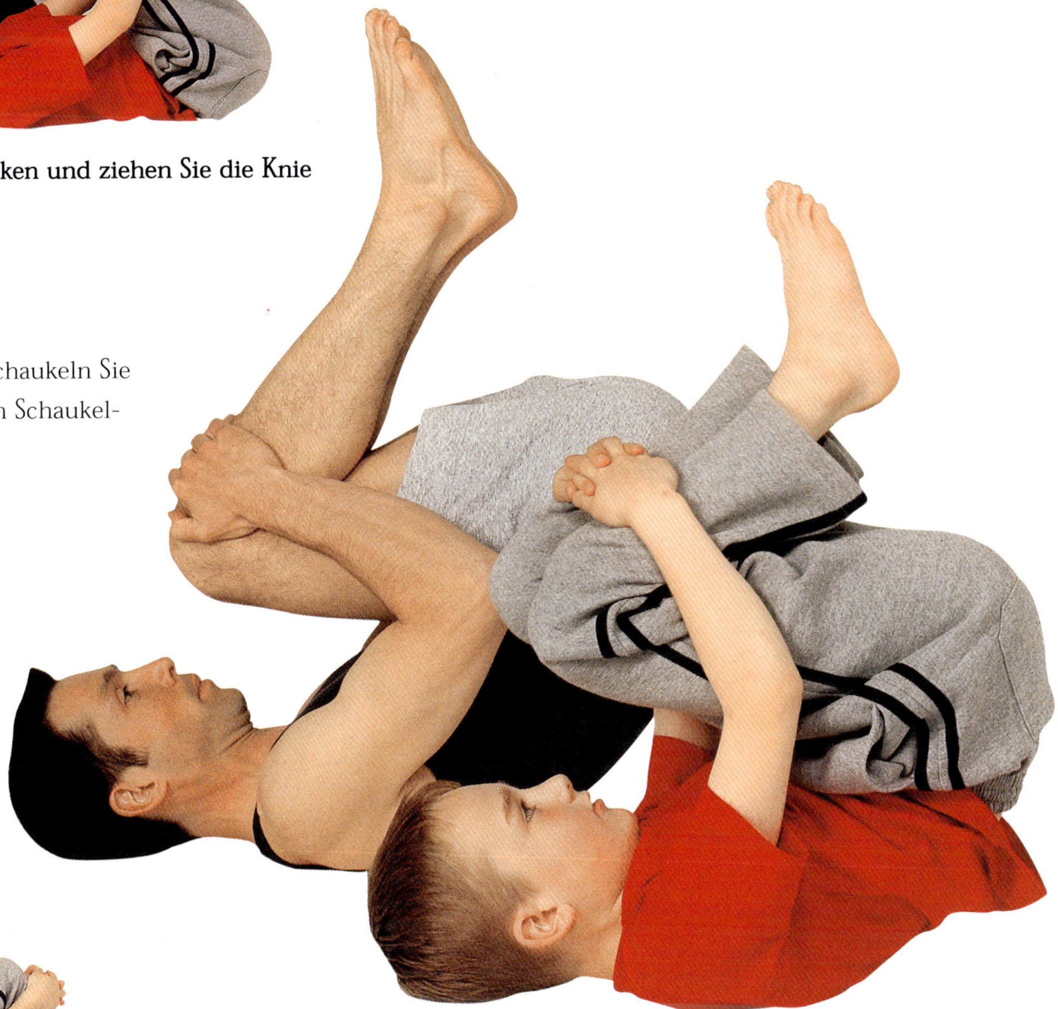

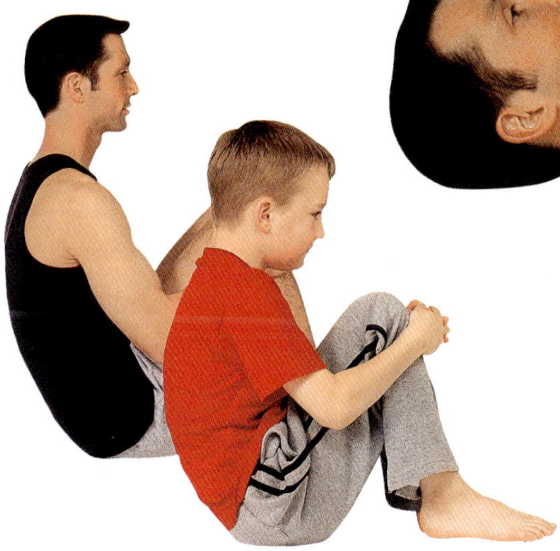

3 Schaukeln Sie sich in eine sitzende Position. Sie können auch versuchen aufzustehen. Halten Sie das Gleichgewicht mit den Armen.

Durchschütteln

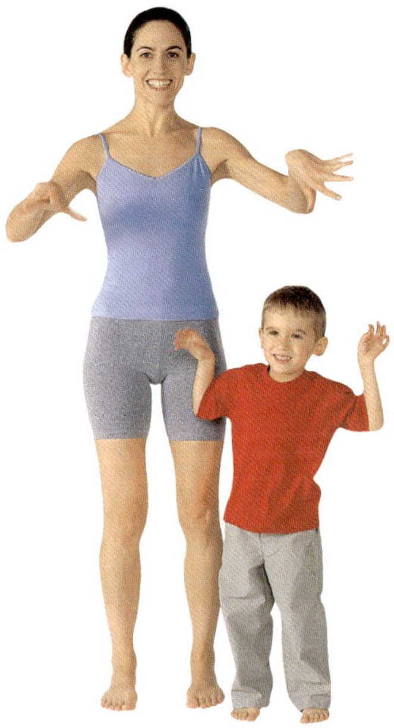

Dies ist eine fantastische Aufwärm- und Lockerungsübung und eignet sich, um Verspannungen oder Müdigkeit abzuschütteln. Sie hilft auch, wenn Sie schlechte Stimmung haben – Sie können auf diese Weise starke Gefühle wie Zorn oder Traurigkeit buchstäblich wegschütteln. Außerdem macht diese Übung besonders Spaß!

1 Stehen Sie locker und entspannt, schütteln Sie Ihre Hände, wobei Finger und Handgelenke so locker wie möglich sein sollten. Nun schütteln Sie die Arme – zuerst die Ellbogen und dann die Schultern.

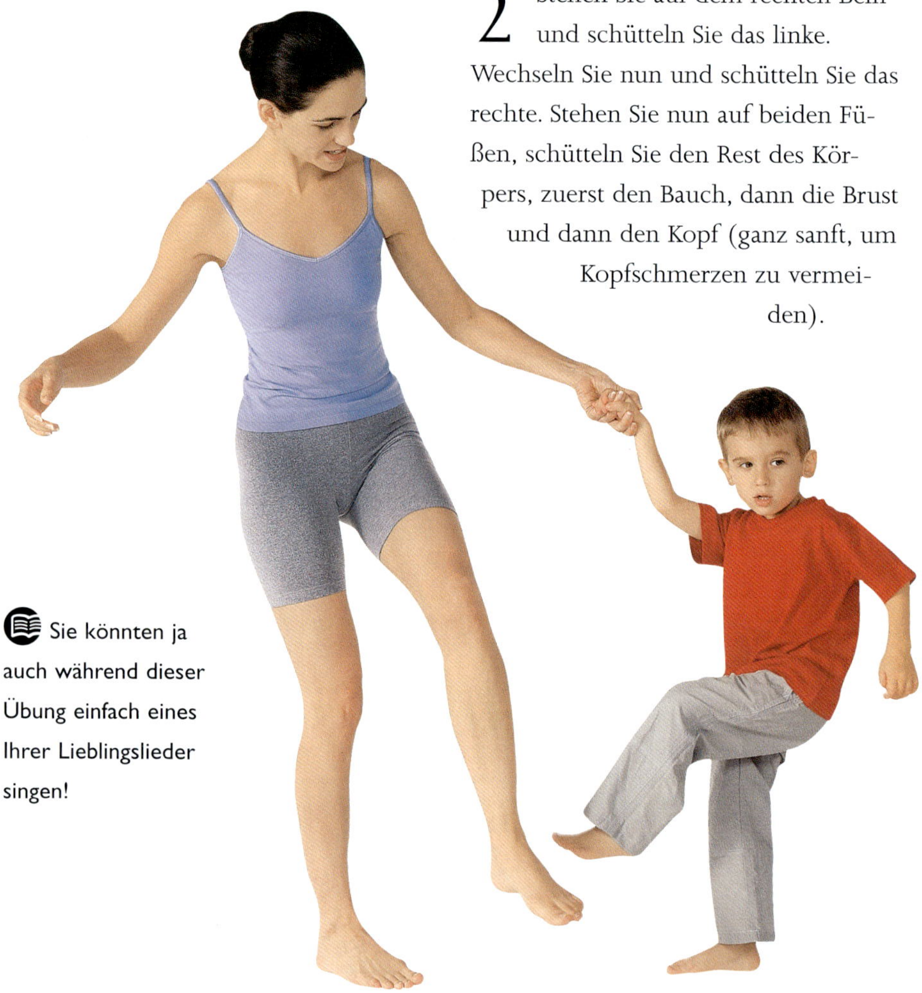

2 Stehen Sie auf dem rechten Bein und schütteln Sie das linke. Wechseln Sie nun und schütteln Sie das rechte. Stehen Sie nun auf beiden Füßen, schütteln Sie den Rest des Körpers, zuerst den Bauch, dann die Brust und dann den Kopf (ganz sanft, um Kopfschmerzen zu vermeiden).

Sie könnten ja auch während dieser Übung einfach eines Ihrer Lieblingslieder singen!

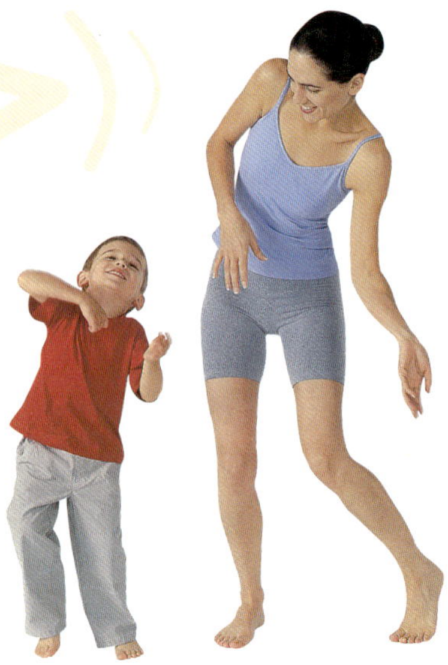

3 Jetzt schütteln Sie alles gleichzeitig. Folgen Sie Ihrem Körper – springen, tanzen oder singen Sie, tun Sie, was Ihnen gerade in den Sinn kommt – lassen Sie alles heraus! Anschließend stehen Sie absolut still und lassen Sie Ihren Atem wieder zur Ruhe kommen. Konzentrieren Sie sich auf Ihren Körper.

Baumstellungen

Baum auf Zehenspitzen macht die Wirbelsäule lang und streckt den ganzen Körper wie bei kräftigem Gähnen. Aus dieser Position können Sie direkt zum Baum im Wind wechseln, einer dynamischen Seitenbeuge, die die Seiten dehnt, die Wirbelsäule geschmeidig hält, Unterleib und Verdauungsorgane kräftigt.

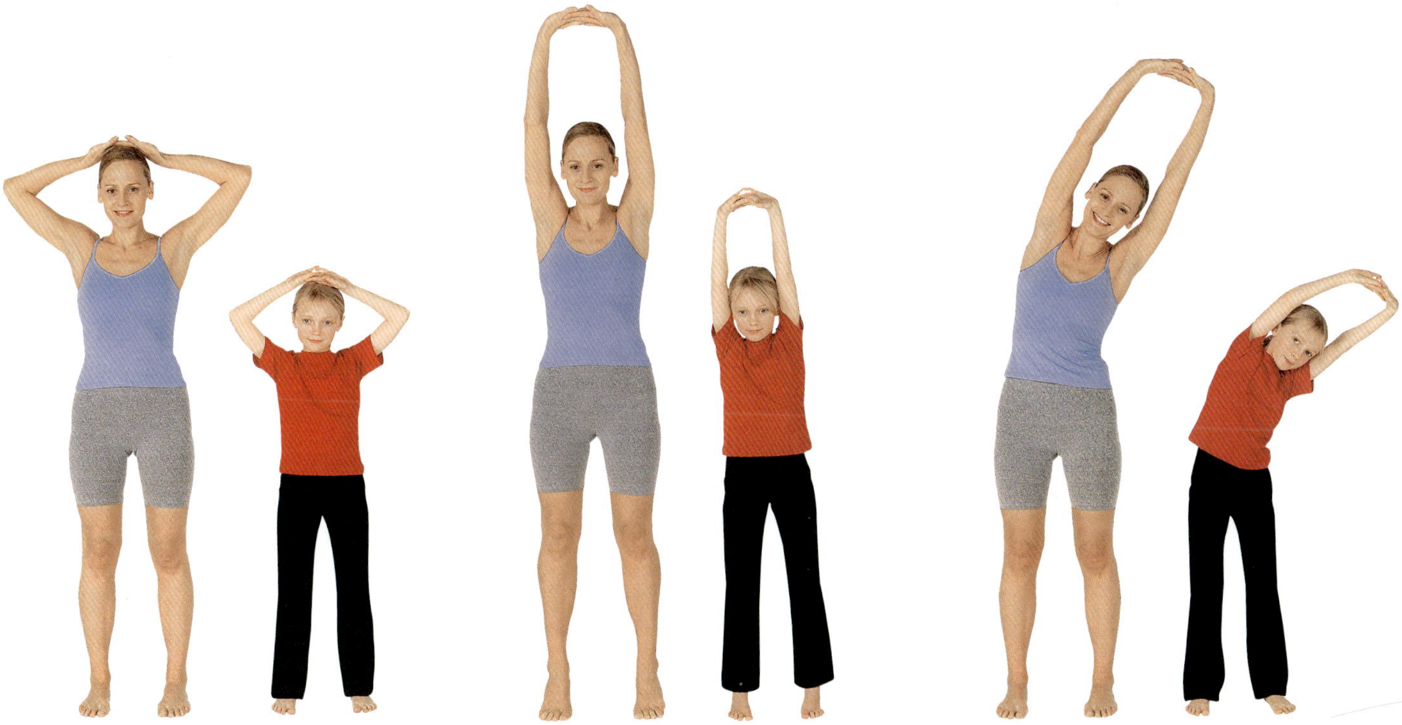

1 Stehen Sie hüftbreit, Arme locker an den Seiten hängen lassen. Fixieren Sie einen Punkt vor Ihnen, aber bleiben Sie dabei entspannt. Verschränken Sie nun die Finger und legen Sie die Hände auf den Kopf, so dass die Handflächen nach oben zeigen.

2 Tief einatmen, Hände nach oben strecken und auf die Zehenspitzen stellen (Sie werden das Gleichgewicht vielleicht erst nach einigen Versuchen halten können). Hände beim Ausatmen wieder auf den Kopf legen und die Fersen senken. Fünfmal wiederholen, dann entspannen.

Fällt es Ihrem Kind schwer, Bewegung und Atmung zu koordinieren, so konzentrieren Sie sich nur auf das Gleichgewicht.

Stellen Sie sich vor, Sie wären ein Baum, der gegen den Himmel wächst.

3 Einatmen, Hände über den Kopf strecken (Fersen bleiben am Boden). Beugen Sie den Oberkörper beim Ausatmen nach links, aber nicht nach vorn oder hinten. Kommen Sie beim Einatmen wieder in die Mitte. Ausatmen, nun beugen Sie sich nach rechts. Fünfmal wiederholen, entspannen.

Versuchen Sie bei jeder Dehnung tiefer zu gehen. Übertreiben Sie aber nicht.

Sie sind ein Baum, der vom Wind geschüttelt wird. Machen Sie „Schhh“, so wie der Wind durch die Blätter weht.

Der Helikopter

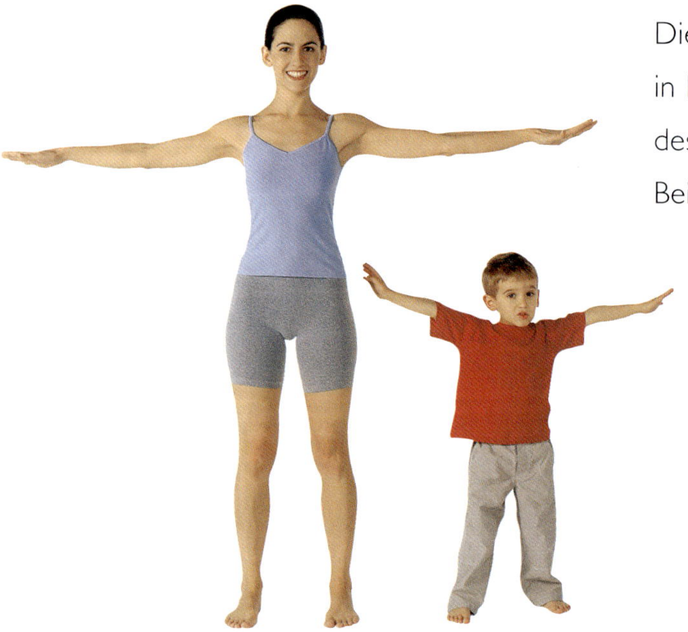

Diese Drehbewegung bringt Ihre Taille, Hüften und den Rücken in Form und ist auch sehr gut für die Wirbelsäule. Die Organe des Unterleibs werden massiert und der Blutkreislauf angeregt. Bei Müdigkeit wirkt diese Übung stimulierend und belebend.

1 Die Beine sind hüftbreit oder etwas weiter auseinander, die Arme ausgestreckt, Handflächen zeigen nach unten.

2 Drehen Sie sich nach links und führen Sie Ihre linke Hand nach hinten an die rechte Hüfte, die rechte Hand liegt vorne auf der linken Schulter. Sehen Sie nach hinten. Atmen Sie ein und drehen Sie sich mit ausgestreckten Armen wieder zur Mitte. Wiederholen Sie die Drehung nun auf der rechten Seite. Drehen Sie sich beim Einatmen wieder zur Mitte und strecken Sie die Arme nach beiden Seiten aus. Wiederholen Sie diese Drehungen und werden Sie allmählich schneller. Lassen Sie Hände und Arme locker, so dass diese frei in die Position schwingen. Die Hüften sollten sich dabei nicht bewegen, damit sich die Drehung allein auf die Wirbelsäule konzentriert und nicht die Knie belastet. Lassen Sie bei den schnellen Bewegungen Ihren Atem los und die Bewegung für sich atmen.

Stellen Sie sich vor, Sie wären ein Helikopter, dessen Propeller sich so schnell drehen, dass Sie beinahe abheben.

Diese Bewegung ist etwas kompliziert. Sie sollten Sie zuerst selbst gut beherrschen, bevor Sie die Übung Ihrem Kind beibringen.

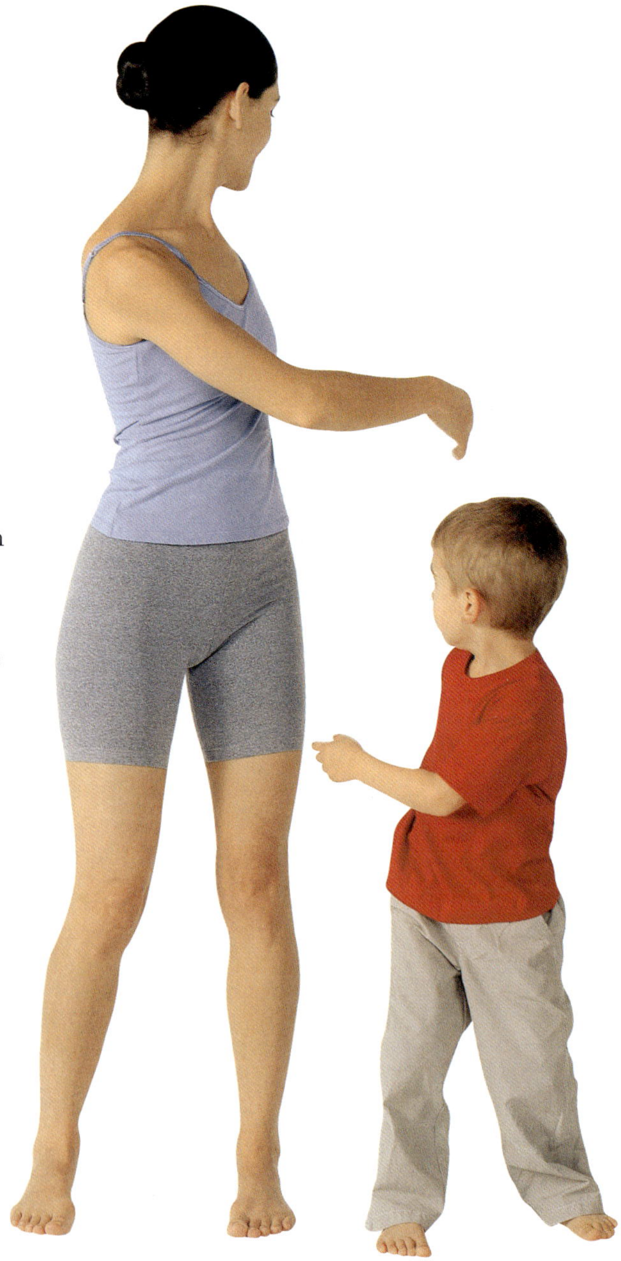

Die Marionette

Diese Position wirkt großartig gegen Verspannungen und hilft, sich nach einem langen Tag, den man sitzend im Büro oder in der Schule verbracht hat, zu lockern. Die „Ha"-Atmung befreit uns vom Stress und den Sorgen, die wir meist im Zwerchfell und im Unterleib mit uns tragen. Diese Übung reinigt auch die Lungen und verbessert die Atmung.

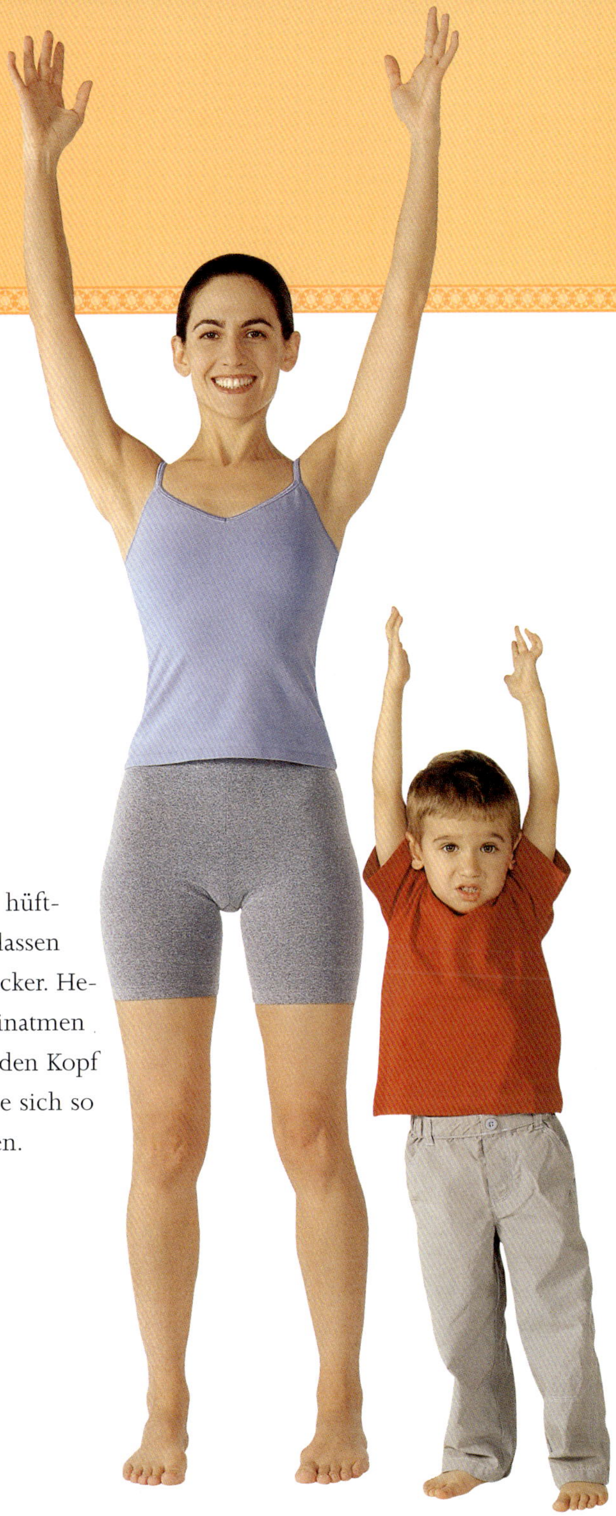

1 Stehen Sie hüftbreit und lassen Sie die Arme locker. Heben Sie beim Einatmen die Arme über den Kopf und strecken Sie sich so hoch Sie können.

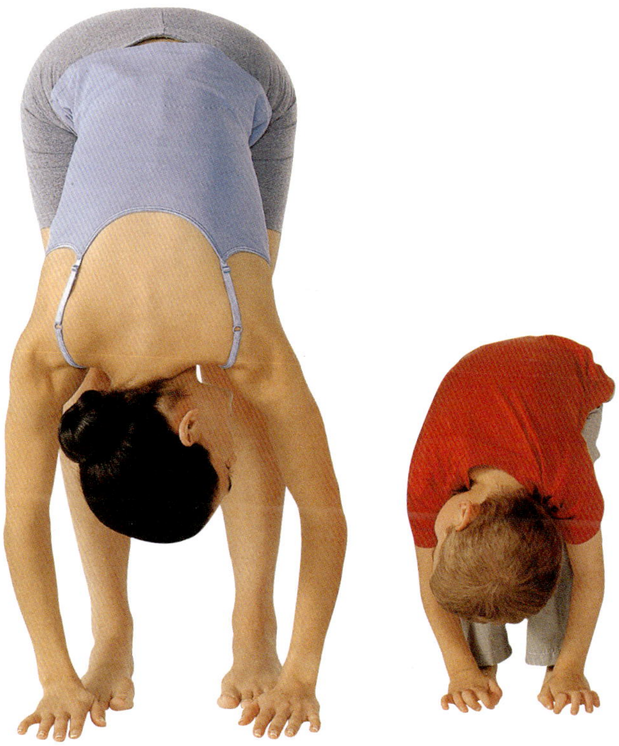

2 Beim Ausatmen den Oberkörper langsam nach vorne fallen lassen, so wie eine Marionette, der man die Schnüre durchtrennt. Beugen Sie Ihre Knie etwas, um den unteren Rücken zu entlasten und stoßen Sie während der Bewegung einen „Ha"-Laut aus. Oberkörper, Kopf und Arme sind entspannt. Verharren Sie ruhig in dieser Position und hören Sie Ihrem Atem zu. Langsam wieder hochrollen (zuletzt den Kopf), die Arme bleiben locker. Einige Male wiederholen.

Der Wachsende Keim

Diese Bewegung symbolisiert das Wachsen eines winzigen Keims, der zu einem Baum wird. Auf diese Weise kann man Kindern das Zusammenspiel von Erde, Sonne und Pflanzenkeimen näher bringen. Der wachsende Keim hilft uns, wieder aktiv zu werden, wenn wir uns „festgefahren", träge oder schwer fühlen. Aufgestaute Energien werden wieder frei, Haltung und Muskelkontrolle verbessern sich.

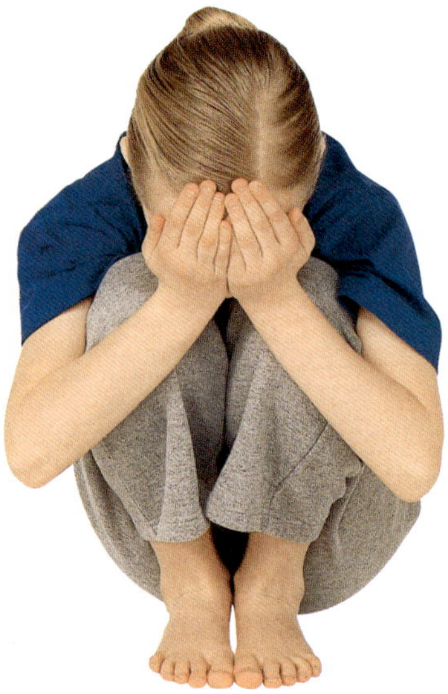

1 Hocken Sie sich nieder und rollen Sie sich zu einem kleinen Ball zusammen. Legen Sie die Hände über das Gesicht, die Augen sind bedeckt.

Stellen Sie sich vor, Sie wären ein winziges Samenkorn, das unter der Erde auf die Ankunft des Frühlings wartet. Atmen Sie sanft und spüren Sie die Erde, die Sie umgibt, den Regen, der über Ihnen prasselt, und die Wärme der Sonne, die durch den Boden gefiltert wird.

Wenn Ihnen das Hocken unangenehm ist, legen Sie eine gefaltete Decke unter Ihre Fersen.

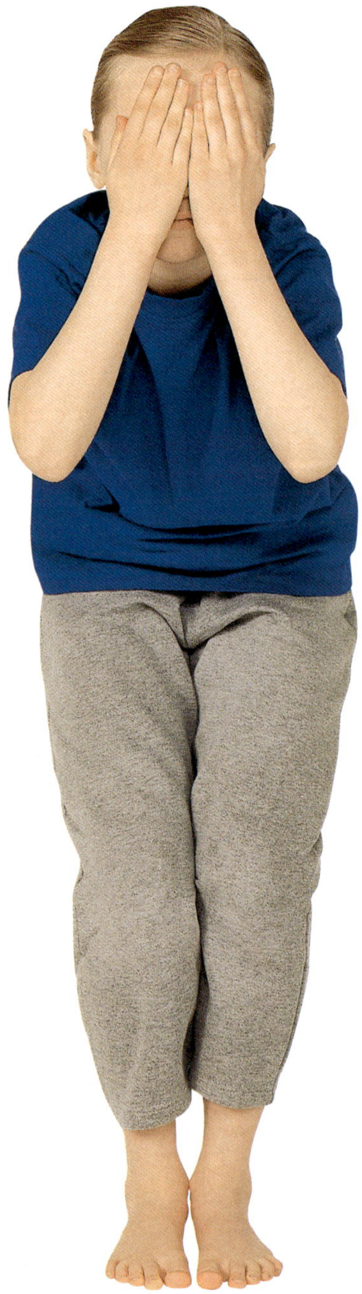

2 Rollen Sie sich langsam auf, die Augen bleiben bedeckt. Heben Sie Kopf und Schultern und strecken Sie allmählich die Beine aus, wie ein Sprössling, der sich der Sonne entgegenreckt. Sobald Ihr Sprössling aus der Erde hervorbricht, strecken Sie die Arme langsam über den Kopf, machen die Augen weit auf, atmen tief ein und stoßen ein langes „Aahh!" aus. Diesen Schrei dreimal wiederholen, dazwischen tief einatmen. Spüren Sie die Energie der Sonne.

Streu Senfkörner auf ein feuchtes Papiertuch, das du an einen warmen, dunklen Ort legst. Lass die Körner nicht austrocknen. In ein paar Tagen sind essbare Triebe gewachsen!

Wenn wir Yoga praktizieren, kultivieren wir die Samen des Friedens, der Liebe und Weisheit in uns. Sehen Sie die Ausübung des Yoga als ein Werkzeug, das Steine aus dem Weg räumt und durch das Feld pflügt, damit die Samen ungehindert wachsen können.

Der Sonnengruß

Der Sonnengruß ist die wichtigste und am häufigsten praktizierte Yogaübung. zwölf Stellungen gehen in Übereinstimmung mit der Atmung fließend ineinander über. Er eignet sich gut für Kinder, da alle Muskeln, Gelenke und Organe stimuliert werden und die Harmonie im gesamten Körper aufrechterhalten wird. Diese Übung kräftigt Herz und Lungen und baut enorme Kraft, Gelenkigkeit und Koordination auf.

Der Sonnengruß heißt im Sanskrit *Suryanamaskar* – *Surya* bedeutet Sonne und *Namaskar* ist ein höflicher Gruß. Traditionellerweise ist die beste Zeit für den Sonnengruß der frühe Morgen unter freiem Himmel, wenn wir die Heilungskräfte der Sonnenstrahlen in unseren Körper aufnehmen können. Wunderbar ist auch die Dämmerung, wenn die Sonne gerade am Horizont untergeht. Verzichten Sie lieber auf das Üben im Freien, wenn es zu heiß oder zu kalt ist.

Üben Sie den Sonnengruß so konzentriert (s. S. 21) wie möglich. Denken Sie an die Bedeutung der Sonne und an ihre Energie, die uns Wärme und Nahrung schenkt. Wenn Sie die Sonne auf diese Weise begrüßen, danken Sie ihr für die Quelle des Lebens auf unserem Planeten. Sie können auch ein Bild einer schönen hellen Sonne zeichnen, die Licht- und Wärmestrahlen aussendet. Wenn Sie den Sonnengruß nicht im Freien ausüben, können Sie das Bild vor sich aufstellen, um sich an den Zweck dieser Übung zu erinnern.

DIE EINZELNEN POSITIONEN

Da der Sonnengruß relativ lang ist (gesamte Abfolge auf der nächsten Seite), ist es ratsam, ihn Ihrem Kind schrittweise in mehreren Yogastunden beizubringen. Auf diese Weise widmen Sie jeder Stellung genügend Aufmerksamkeit und die gesamte Übungsfolge lässt sich leichter verinnerlichen. Jede der folgenden Einheiten lässt sich auch als eigene Minisequenz ausführen.

EINHEIT 1:
Gebetsstellung – Hände Hoch – Sandwich im Stehen– Hände Hoch – Gebetsstellung

EINHEIT 2 (machen Sie diesen Teil mindestens zweimal und wechseln Sie die Beine beim galoppierenden Pferd):
Gebetsstellung – Hände Hoch – Sandwich im Stehen – Galoppierendes Pferd – Sandwich im Stehen – Hände Hoch – Gebetsstellung

EINHEIT 3 (wechseln Sie die Beine beim galoppierenden Pferd ab):
Gebetsstellung – Hände Hoch – Sandwich im Stehen – Galoppierendes Pferd – Abwärts blickender Hund – Galoppierendes Pferd – Sandwich im Stehen – Hände Hoch – Gebetsstellung

EINHEIT 4:
Katze (s. S. 69) – Achtgliedriger Gruß – Kobra – Katze

EINHEIT 5:
Katze (s. S. 69) – Abwärts blickender Hund – Achtgliedriger Gruß – Kobra – Abwärts blickender Hund – Katze

Die gesamte Übungsfolge

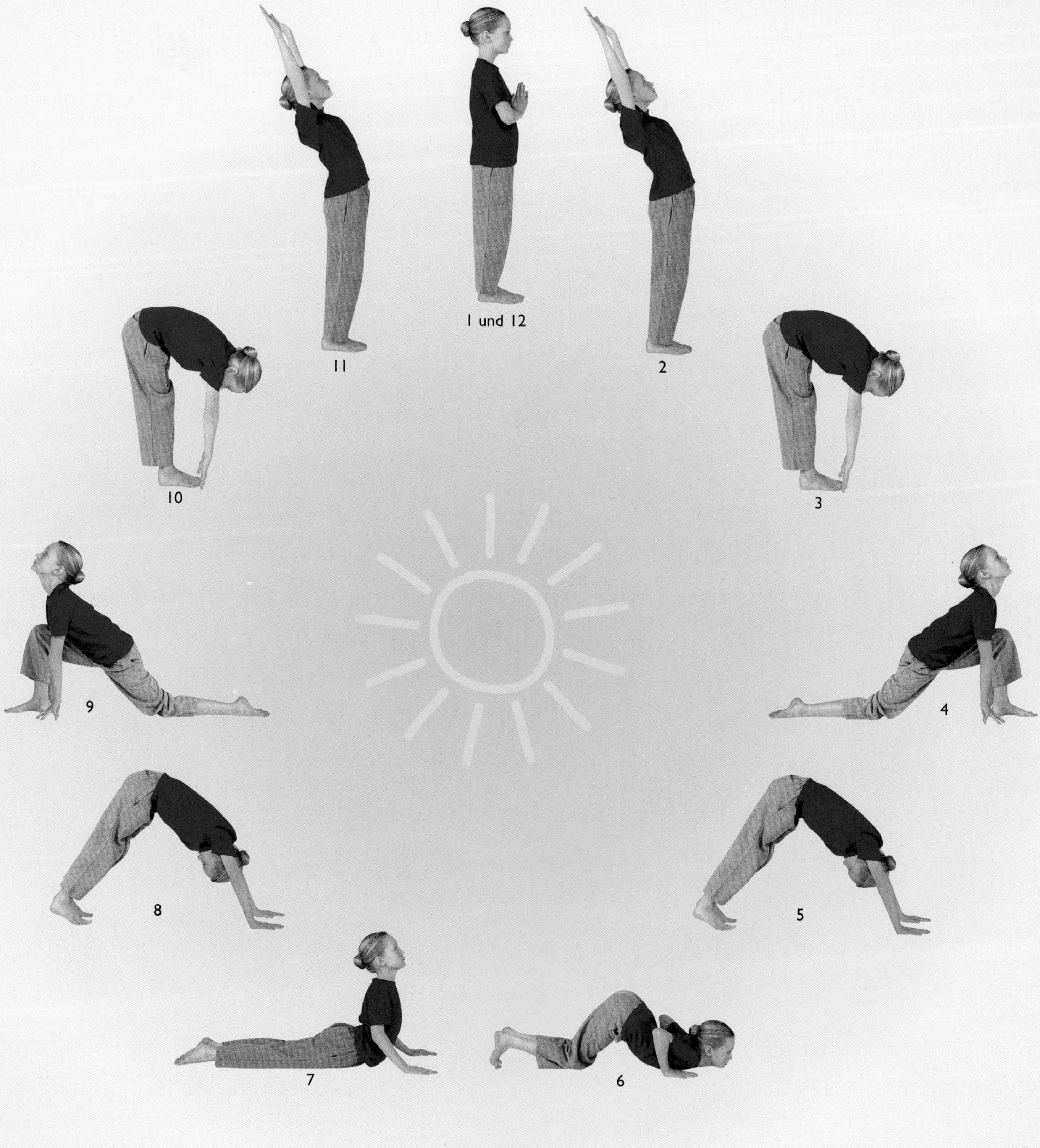

1. Gebetsstellung
Stehen Sie mit geschlossenen Beinen. Falten Sie die Hände vor der Brust. Atmung und Körper sind entspannt. Konzentrieren Sie sich auf Ihren Körper.

2. Hände Hoch
Heben Sie die Arme nach vorne und über den Kopf. Atmen Sie ein und blicken Sie nach oben. Lehnen Sie sich zurück.

3. Sandwich im Stehen
Beugen Sie den Oberkörper beim Ausatmen langsam nach vorne, ziehen Sie den Kopf zu den Knien. Stützen Sie die Hände am Boden ab oder halten Sie sich an den Beinen fest.

4. Galoppierendes Pferd
Mit dem rechten Bein beim Einatmen einen Schritt nach hinten machen und das rechte Knie auf den Boden senken. Die linke Fußsohle bleibt am Boden, das linke Schienbein ist senkrecht. Mit den Fingerspitzen an beiden Seiten des linken Fußes abstützen und Brust, Schultern und Kopf heben. Sehen Sie nach oben.

5. Abwärts blickender Hund
Setzen Sie beim Ausatmen das linke Bein zurück neben das rechte. Heben Sie die Hüften weit nach oben und ziehen Sie die Fersen nach unten. Rücken und Beine sollten gerade sein, so dass der Körper ein Dreieck bildet. Einatmen.

Eine sanftere Version ist die Giraffe. Bringen Sie die Füße, nachdem Sie die Hüften gehoben haben, etwas näher an die Hände heran. Arme und Schultern werden dadurch entlastet.

6. Achtgliedriger Gruß
Beim Ausatmen auf die Knie gehen und Brust und Kinn auf den Boden senken – das Gesäß wird in die Luft gestreckt.

Wenn Sie bei Schritt 5 die Giraffe gewählt haben, müssen Sie den Abstand zwischen Händen und Knien nun etwas vergrößern.

7. Kobra
Gleiten Sie beim Einatmen auf Ihren Bauch und heben Sie mithilfe der Rücken- und Armmuskulatur Brust, Kopf und Schultern. Versuchen Sie sich wie eine Banane zu biegen, wobei der untere Bauchbereich auf dem Boden bleibt.

Die Schritte wiederholen sich in umgekehrter Reihenfolge.

8. Abwärts blickender Hund
Drücken Sie beim Ausatmen die Hüften nach hinten und nach oben und die Fersen gegen den Boden und formen Sie mit Rücken und Beinen ein Dreieck (s. Schritt 5).

Wenn es Ihnen schwer fällt, sich gleich in diese Position zu begeben, gehen Sie zuerst in die Bankstellung. Die Hände liegen unter den Schultern, die Knie unter der Hüfte (Katze; s. S. 69, Schritt 1) Wechseln Sie dann in den Abwärts blickenden Hund.

9. Galoppierendes Pferd
Setzen Sie beim Einatmen den rechten Fuß zwischen Ihre Hände. Senken Sie das linke Knie auf den Boden. Brust, Schultern und Kopf heben und nach oben blicken.

10. Sandwich im Stehen
Stellen Sie beim Ausatmen das linke Bein neben das rechte. Strecken Sie die Beine. Ziehen Sie den Kopf so nah wie möglich an die Knie und die Hände zum Boden oder umfassen Sie Ihre Waden.

11. Hände Hoch
Beim Einatmen langsam wieder aufrichten. Strecken Sie die Arme über den Kopf und lehnen Sie sich leicht zurück.

12. Gebetsstellung
Ausatmen und Hände vor der Brust falten. Verharren Sie in dieser Position und achten Sie darauf, wie sich Ihr Körper anfühlt, bevor Sie mit der nächsten Runde des Sonnengrußes beginnen. Wiederholen Sie die Sequenz einige Male.

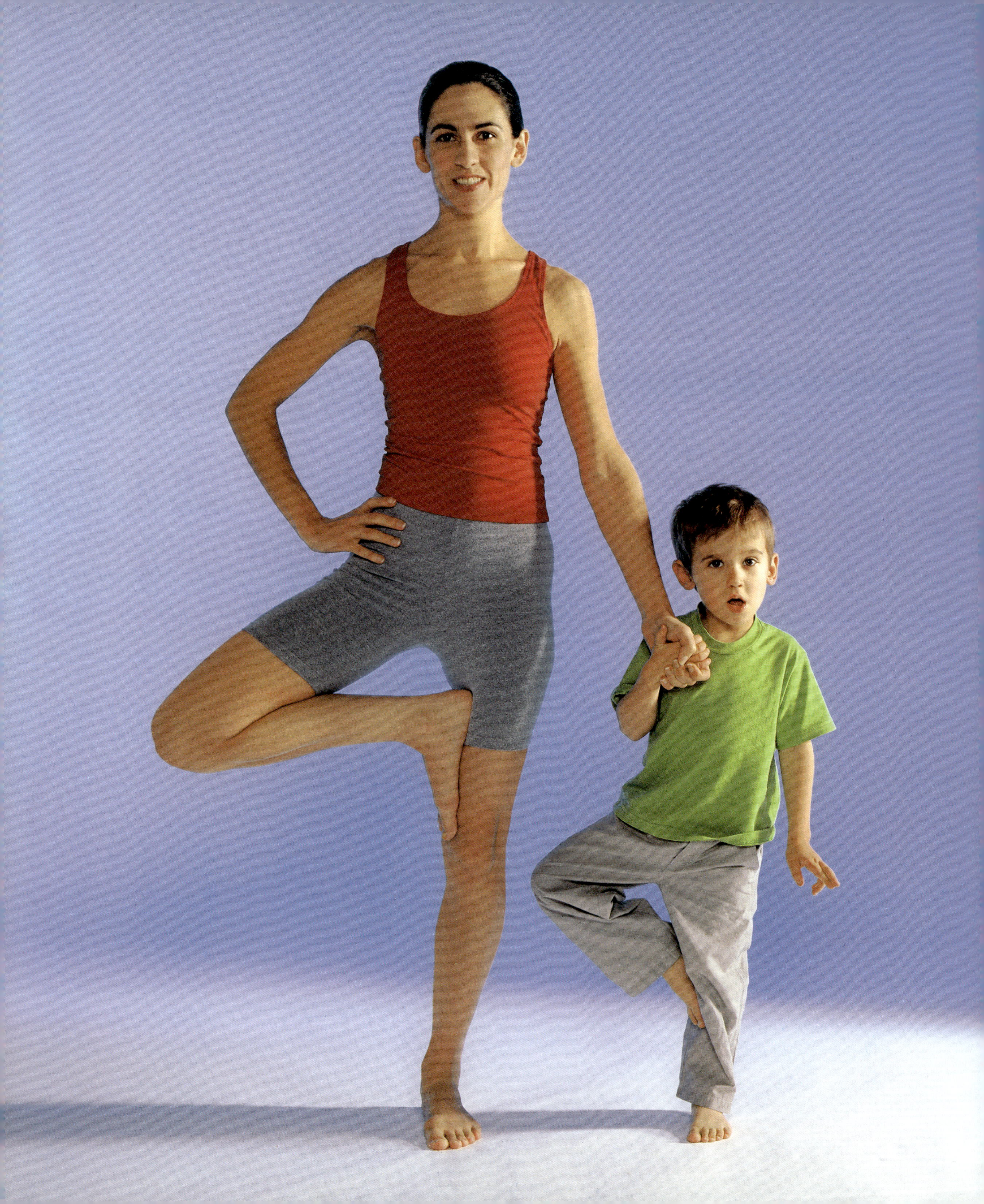

Einzelne Stellungen

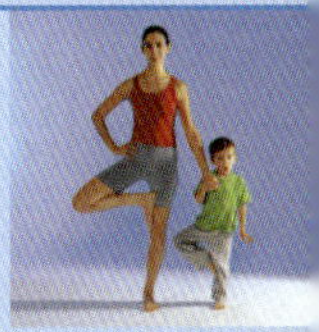

Dieses Kapitel enhält traditionelle Yogastellungen (*Asana*), die schon seit über tausend Jahren ausgeübt werden. Die alten Yogis aus Indien wussten schon damals, dass diese Positionen ihre Körper gesund und stark machten und dass sich die Wirkung jedes *Asana* auch im Geist widerspiegelt, der dadurch gesund, flexibel und stark wird.

Gemeinsam bilden die in diesem Buch gezeigten Stellungen ein ausgeglichenes, in sich geschlossenes Yogatraining für Sie und Ihr Kind. Wenn Sie auch nicht alle Übungen machen, sich vielleicht eigene ausdenken oder sich für andere Stellungen entscheiden, denken Sie daran, dass jede vollständige Yogaeinheit zumindest folgende Übungen beinhalten sollte: Seitenbeuge (wie das Dreieck auf Seite 50), Gleichgewichtsübung (wie der Baum auf Seite 49), Vorbeuge (wie das Sandwich im Sitzen auf Seite 54), Rückbeuge (wie das Kamel auf Seite 57), Drehung (wie das Segelboot auf Seite 56) und Umkehrposition (wie die Rakete auf Seite 58).

Der Berg

TADASANA Das ist die wichtigste Stehposition im Yoga. Sie lehrt uns, still und erdgebunden zu sein und so ruhig wie ein Berg zu stehen. Sie können die Bergstellung jederzeit üben, egal ob Sie sich gerade irgendwo anstellen oder auf den Bus warten. So gewöhnen Sie sich eine korrekte Körperhaltung an. Diese Position verhilft Ihnen augenblicklich zu mehr Energie und Konzentration.

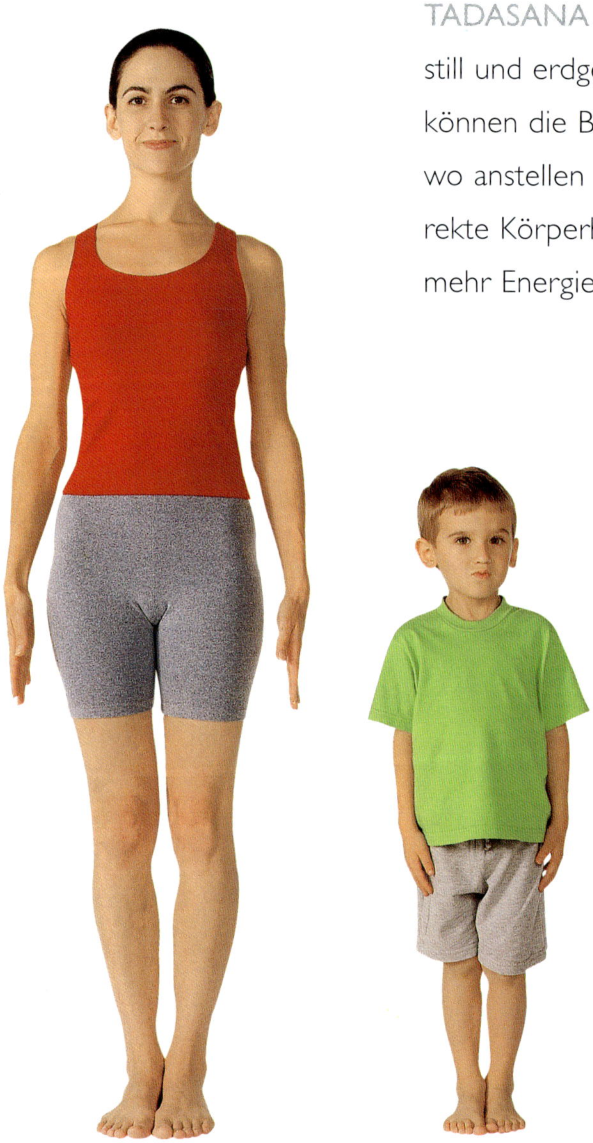

1 Stehen Sie mit geschlossenen Beinen. Spreizen Sie die Zehen etwas auseinander. Stellen Sie sich zwei Dreiecke vor, die die Ballen der großen Zehen, die der kleinen Zehen und die Fersen an jedem Fuß verbinden. Verteilen Sie Ihr Körpergewicht gleichmäßig auf diese Dreiecke. Die vorderen Oberschenkelmuskeln leicht nach oben ziehen, Unterleib leicht einziehen und Brust anheben. Rollen Sie die Schultern nach hinten und nach unten, aber bleiben Sie entspannt – ziehen Sie die Schultern nicht wie ein Soldat nach hinten, da diese Haltung die Lungen verschließt. Die Arme hängen locker neben dem Körper. Der Kopf liegt genau zwischen den Schultern, damit die Nackenmuskeln entspannt sind. Bleiben Sie so ruhig wie möglich stehen.

Stellen Sie sich vor, Sie wären ein Berg im Himalaja, vielleicht der Mount Everest, der sich majestätisch in den Himmel hebt.

Ein Berg ist still, ruhig und geduldig. Kannst du das auch sein, wenn du dich in der Bergstellung befindest?

HALTUNGSSCHÄDEN VERMEIDEN

Eine schlechte Körperhaltung kann ihren Ursprung in schlecht sitzenden Schuhen, krummer Haltung, einseitiger Gewichtsverlagerung oder übermäßiger Belastung der Fersen haben. Langfristig führt schlechte Haltung zu Problemen der Wirbelsäule, wie z.B. Senkrücken (übermäßige Krümmung oder „Lordose" der Lendenwirbelsäule), Buckel oder gekrümmte Schultern. Die Erlernung korrekter Haltungsgewohnheiten durch die Bergstellung kann dazu beitragen, diese Probleme zu vermeiden.

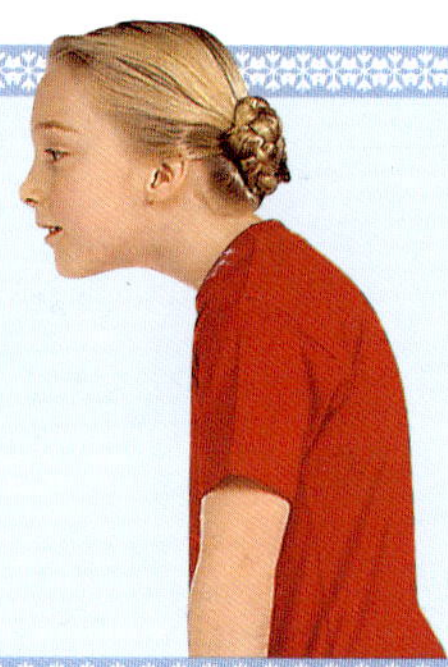

Der Baum

VRICHASANA Der Baum ist eine klassische Yogagleichgewichtsübung. Er verleiht uns Haltung und lehrt uns stark und verwurzelt zu sein, ohne steif zu werden – ähnlich einem Baum. Außerdem lernt man, langsam und tief in Harmonie mit dem Universum zu atmen.

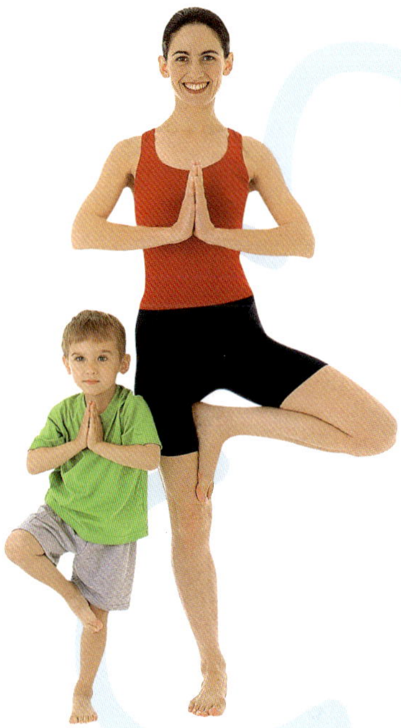

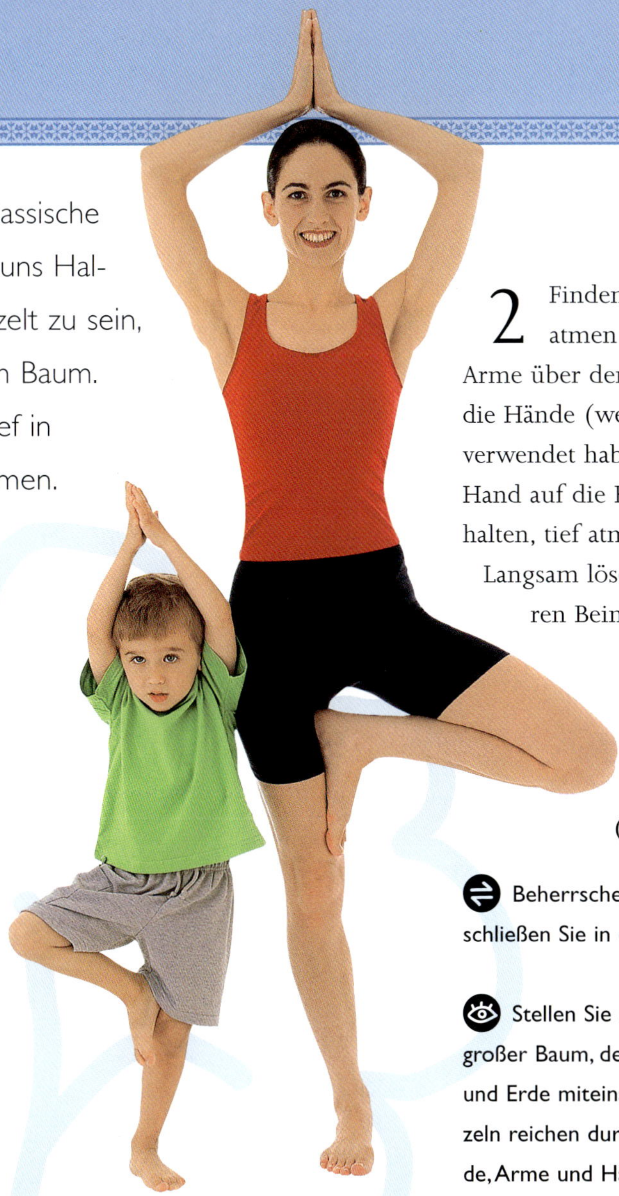

2 Finden Sie Ihr Gleichgewicht, atmen Sie ein, strecken Sie die Arme über den Kopf und falten Sie die Hände (wenn Sie einen Gürtel verwendet haben, stützen Sie die freie Hand auf die Hüfte). Gleichgewicht halten, tief atmen und ruhig werden. Langsam lösen und mit dem anderen Bein wiederholen.

Ist das Falten der Hände schwierig oder unangenehm, halten Sie die Arme auseinander (siehe Schritt 5, Seite 120).

Beherrschen Sie die Stellung gut, schließen Sie in der Endphase die Augen.

Stellen Sie sich vor, Sie wären ein großer Baum, der mitten im Wald Himmel und Erde miteinander verbindet. Die Wurzeln reichen durch Ihre Füße tief in die Erde, Arme und Hände sind Äste und Blätter.

1 Pressen Sie mit geschlossenen Beinen die Fußsohlen auf den Boden. Blicken Sie sanft auf einen Punkt an der Wand und werden Sie möglichst ruhig. Nun das rechte Bein heben und die Fußsohle so hoch wie möglich gegen den linken Oberschenkel stützen (rutscht der Fuß ab, tragen Sie Shorts oder legen Sie einen Gürtel um den Knöchel). Ist das zu schwierig, stützen Sie den Fuß gegen das Schienbein. Hände vor der Brust falten.

Spiele mit der Baumstellung

Ein Erwachsener übernimmt die Baumstellung. Flieg wie ein Vogel pfeifend und singend um den Baum herum und versuche, ob du ihn aus dem Gleichgewicht bringen kannst (Berühren ist nicht erlaubt!). Tauscht dann die Rollen.

Für ein anderes Spiel brauchst du mindestens zwei Personen. Eine Person – der Wolf – steht mit dem Rücken zu den anderen. Die übrigen Mitspieler müssen nun auf den Wolf zukriechen, ohne ihn dabei aufzuwecken. Sobald der Wolf jemanden kommen hört, ruft er: „Eins, zwei, drei, an meinen Zähnen kommt keiner vorbei!" und hüpft herum. Die anderen müssen die Baumstellung einnehmen. Wird jemand mit beiden Füßen am Boden ertappt, wird er gefressen und ist der neue Wolf.

Das Dreieck

TRIKONASANA Dies ist eine der bekanntesten Yogastellungen. Sie dehnt und formt die Hinterseiten der Beinmuskulatur und Rumpf- und Taillenseiten. Stabilität (*Sthira* im Sanskrit) und Leichtigkeit (*Sukha* im Sanskrit) sind zwei Qualitäten, die im Yoga immer eine besondere Bedeutung haben und nirgends so sehr wie im Dreieck. Das Dreieck ist die ausgeglichenste aller geometrischen Formen – denken Sie nur an die Stabilität eines Kamerastativs oder der ägyptischen Pyramiden.

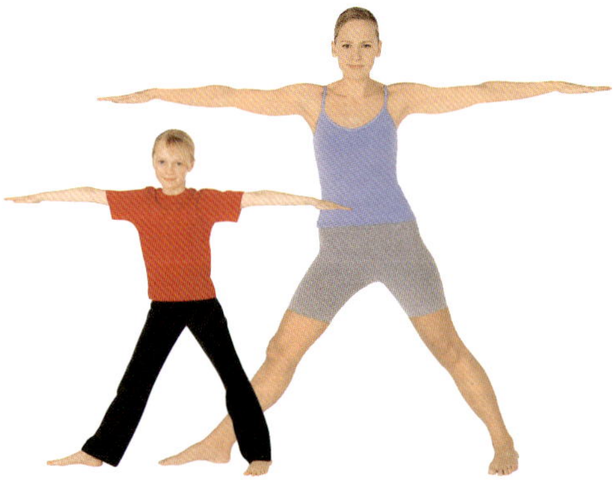

1 Stellen Sie die Füße ca. eine Beinlänge weit auseinander – oder springen Sie in die Grätsche. Strecken Sie die Arme seitlich aus, die Handflächen zeigen nach unten. Drehen Sie den rechten Fuß um 90° nach rechts, so dass er in die Richtung des rechten Ohrs zeigt und drehen Sie den linken Fuß etwas nach innen.

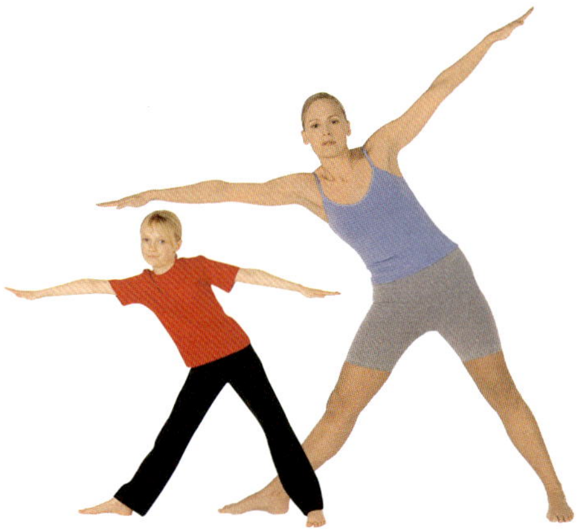

2 Beugen Sie sich beim Ausatmen aus der Hüfte nach rechts. Der rechte Arm führt. Lehnen Sie sich weder nach vorne noch nach hinten.

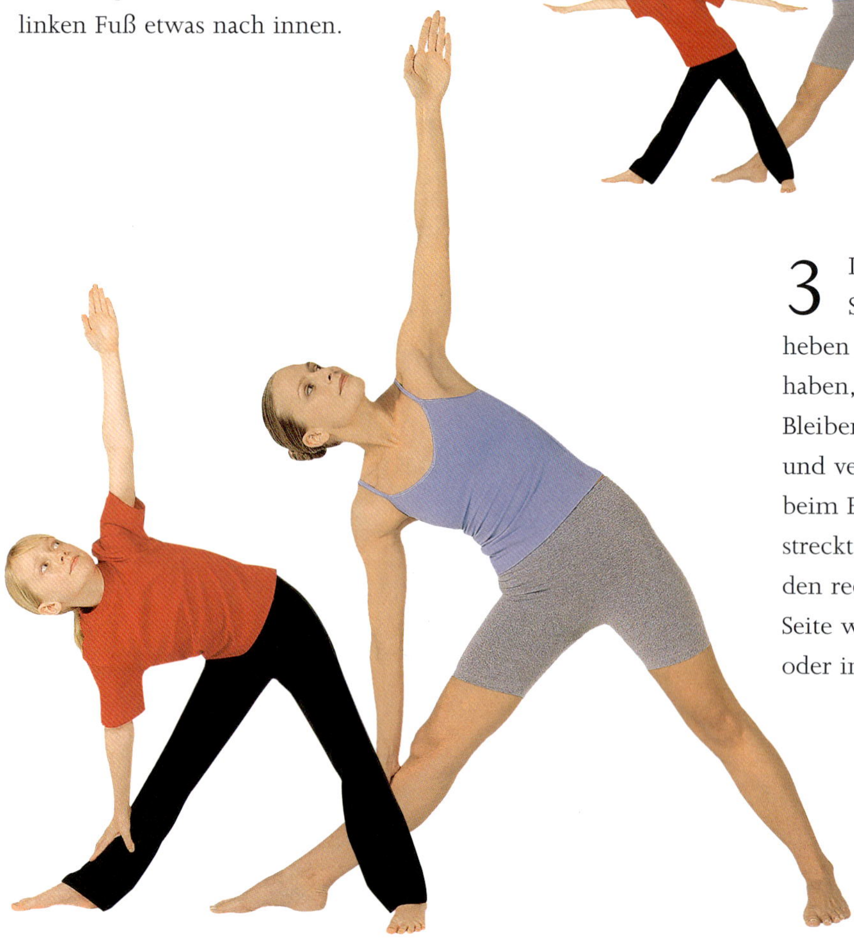

3 Die rechte Hand ruht auf dem rechten Schienbein oder Knöchel. Den linken Arm heben und, sobald Sie Ihr Gleichgewicht gefunden haben, den Brustkorb heben. Nach oben blicken. Bleiben Sie einige Augenblicke so, atmen Sie ruhig und versuchen Sie nicht zu wackeln. Richten Sie sich beim Einamten wieder auf, die Arme zur Seite gestreckt. Nun den linken Fuß um 90° nach links und den rechten Fuß nach innen drehen. Auf der anderen Seite wiederholen. Füße wieder zusammenstellen oder in den Halbmond wechseln (nächste Seite).

Wenn Sie sehr beweglich sind, können Sie vielleicht Ihren Fuß mit der Hand berühren. Drehen Sie den Oberkörper dabei jedoch nicht zum Boden.

Der Halbmond

ARDHA CHANDRASANA Der Halbmond vermittelt ein unglaubliches Gleichgewichtsgefühl und formt Beine, Hüften und Taille. Diese Position erfordert Körperbeherrschung, kleine Kinder werden daher viel Unterstützung brauchen. Verzweifeln Sie nicht, wenn Sie anfangs in einem Knäuel am Boden enden!

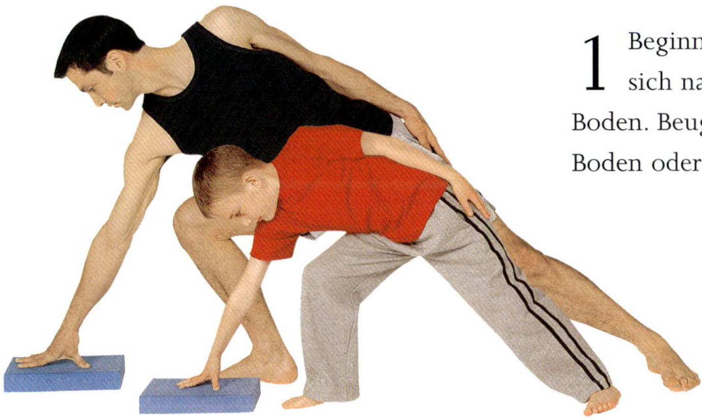

1 Beginnen Sie in der letzten Phase der Dreieckstellung (beugen Sie sich nach rechts). Senken Sie den linken Arm und blicken Sie auf den Boden. Beugen Sie das rechte Bein und legen Sie die rechte Hand auf den Boden oder einen Block (oder einen Bücherstapel) vor Ihrem rechten Fuß.

2 Ziehen Sie das linke Bein näher an sich heran. Gewicht auf den rechten Fuß verlagern und beim Einatmen linkes Bein heben. Fixieren Sie zur Stabilisierung einen Punkt auf dem Boden oder an der Wand. Position ruhig halten, aufrichten oder in die Endphase wechseln.

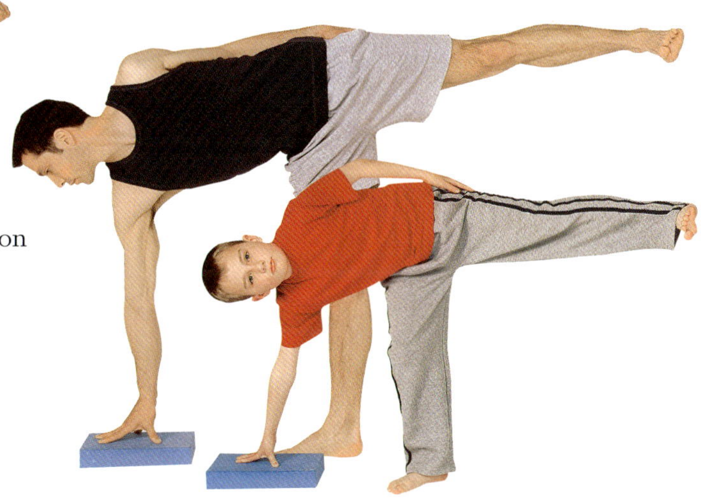

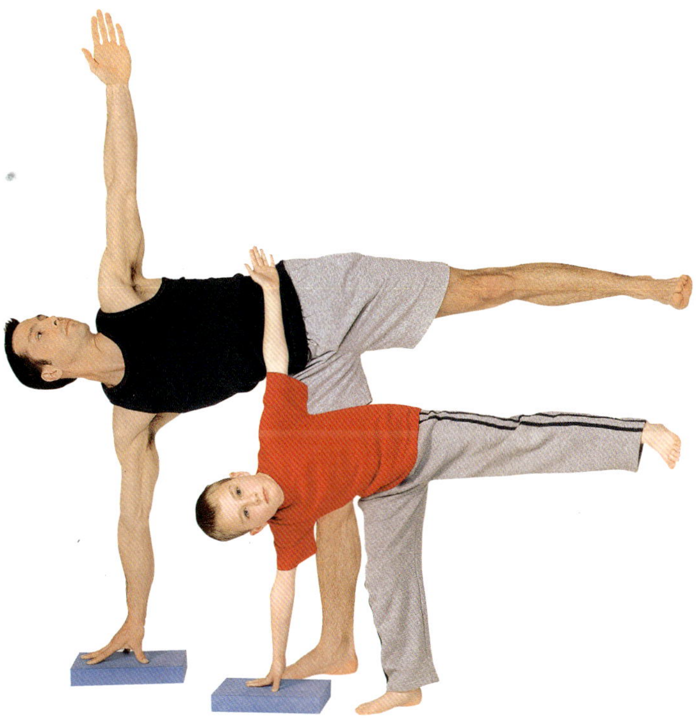

3 Wenn Sie Ihr Gleichgewicht gefunden haben, drehen Sie den Brustkorb und heben Sie den linken Arm in die Luft. Wenn Sie diese Position schon gut beherrschen, versuchen Sie dabei nach oben auf Ihre linke Hand zu sehen. Lösen Sie sich aus der Position, indem Sie wieder zum Dreieck übergehen, atmen Sie ein und richten Sie sich auf. Auf der linken Seite wiederholen.

Sollte Ihr Kind anfangs Schwierigkeiten haben, so wird es ihm leichter fallen, wenn es den Rücken an der Wand abstützt.

Der Pfeil

PARSVAKONASANA Diese Position, die man auch „erweitertes Dreieck“ (s. S. 50) nennt, stärkt Hüften und Beine und macht sie beweglich. Sie hat eine sehr belebende Wirkung. Der Name ergibt sich aus der geraden Linie, die der Körper von den Fuß- bis in die Fingerspitzen beschreibt.

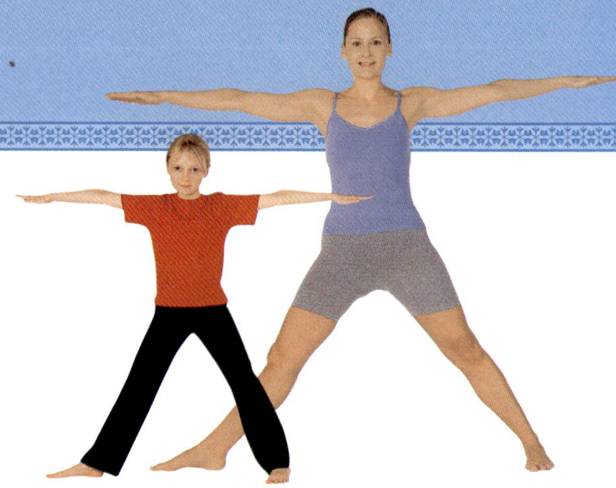

1 Spannen Sie mit geschlossenen Beinen die vorderen Oberschenkelmuskel an und heben Sie den Brustkorb. In eine Grätsche springen und die Arme seitlich ausstrecken, Handflächen nach unten. Den rechten Fuß um 90° nach rechts, den linken nach innen drehen.

Arjuna war ein großer indischer Bogenschütze, der für seine Konzentrationskraft berühmt war und nie ein Ziel verfehlte. Er symbolisiert Zielstrebigkeit. Stellen Sie sich in der Pfeilstellung vor, wie Sie durch die Luft auf Ihr Ziel zusausen.

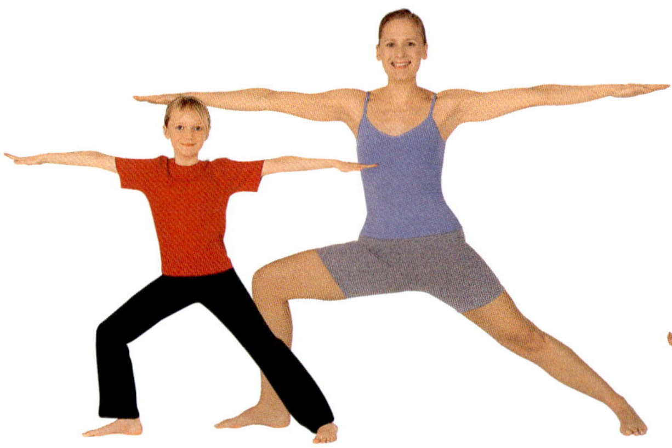

2 Beugen Sie beim Ausatmen Ihr rechtes Knie und machen Sie einen Ausfallschritt nach vorne, so dass sich das Knie direkt über dem Fuß befindet.

3 Legen Sie den rechten Vorderarm an den rechten Oberschenkel. Linken Arm über den Kopf strecken, so dass die linke Körperhälfte eine gerade Linie bildet. Rumpf nach oben drehen und entlang der Arminnenseite nach oben blicken. Linke Körperhälfte strecken. Um sich aus dieser Position zu lösen, einatmen, linken Arm senken und mit dem rechten Bein aufrichten. Auf der linken Seite wiederholen und in den geschlossenen Stand springen oder stellen.

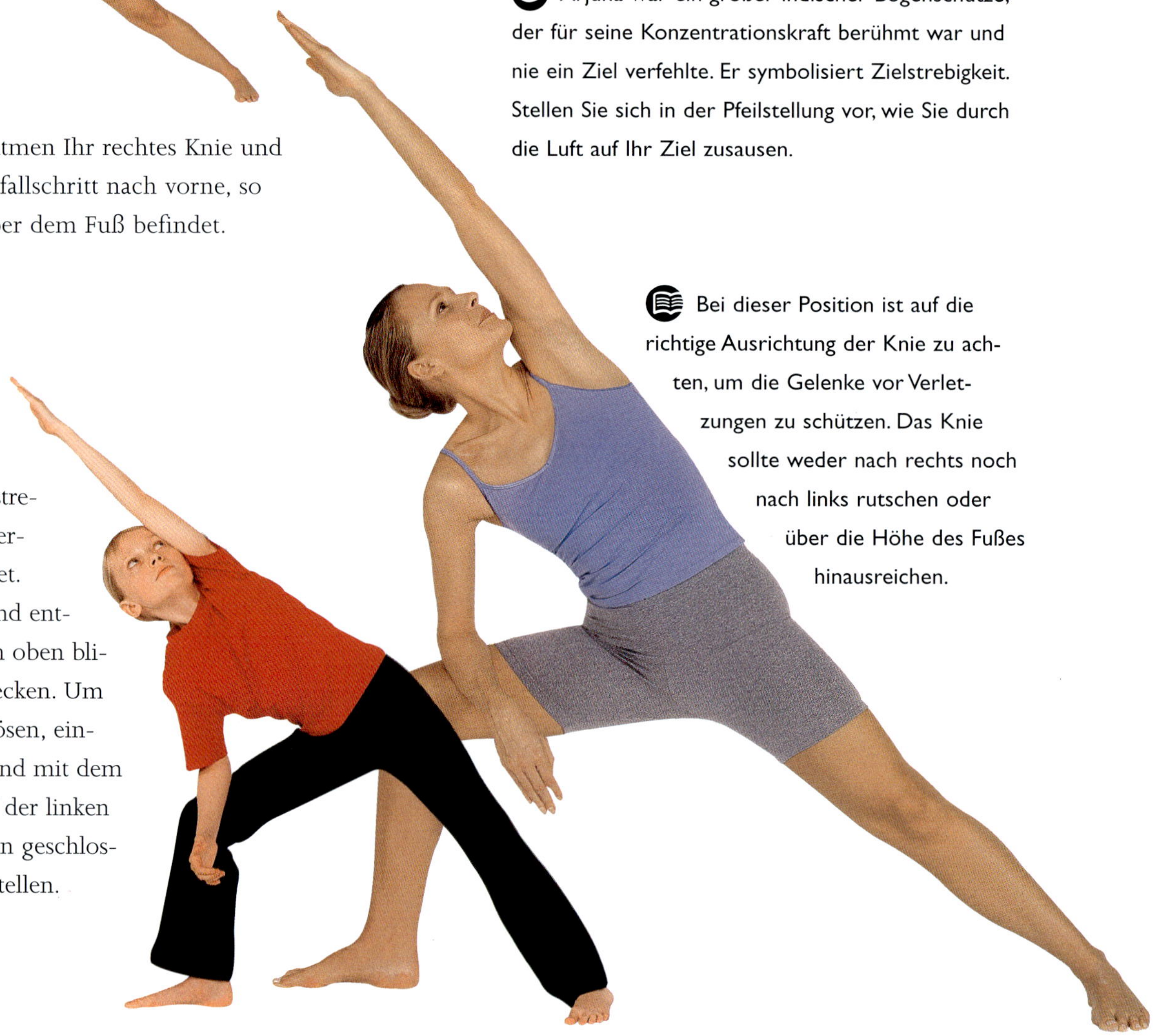

Bei dieser Position ist auf die richtige Ausrichtung der Knie zu achten, um die Gelenke vor Verletzungen zu schützen. Das Knie sollte weder nach rechts noch nach links rutschen oder über die Höhe des Fußes hinausreichen.

Der Krieger

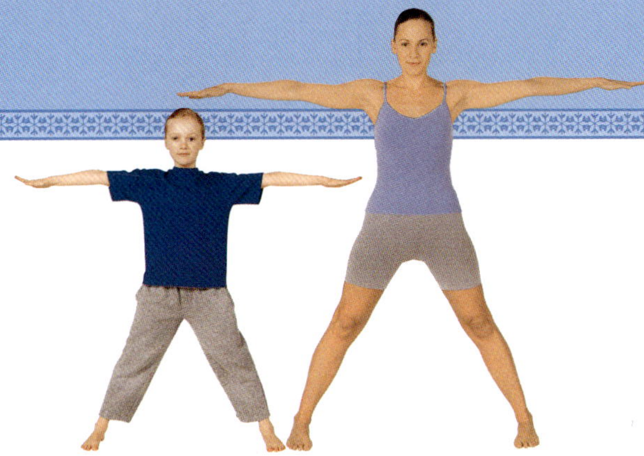

VIRABHADRASANA Diese Stellung ist nach Virabhadra, einem Krieger der indischen Mythologie, benannt. Sie stärkt die Bein- und Rückenmuskulatur und öffnet den Brustraum.

Virabhadra war ein furchterregender Krieger. Diese Position symbolisiert den Krieger, der mit erhobenem Schwert nach vorne stürzt. Da Yoga Gewalt ablehnt, dient diese Übung dazu, uns Kraft, Ausdauer und Tapferkeit zu geben und ein friedliebender Krieger zu werden, der für eine bessere Welt kämpft.

1 Stehen Sie mit geschlossenen Beinen. Verteilen Sie Ihr Körpergewicht gleichmäßig auf die Füße. Ziehen Sie die vorderen Oberschenkelmuskeln leicht an und heben Sie den Brustkorb. Der Kopf ist gerade. In die Grätsche springen und Arme seitlich ausstrecken, Handflächen nach unten.

2 Drehen Sie den rechten Fuß um 90° nach rechts, den linken Fuß um 45° nach innen. Linke Ferse und Rist des rechten Fußes sollten eine Linie bilden. Hüften, Brust und Schultern drehen, bis sie in die Richtung des rechten Fußes zeigen. Heben Sie beim Einatmen ein großes imaginäres Schwert mit den Armen über den Kopf. Falten Sie dabei die Hände.

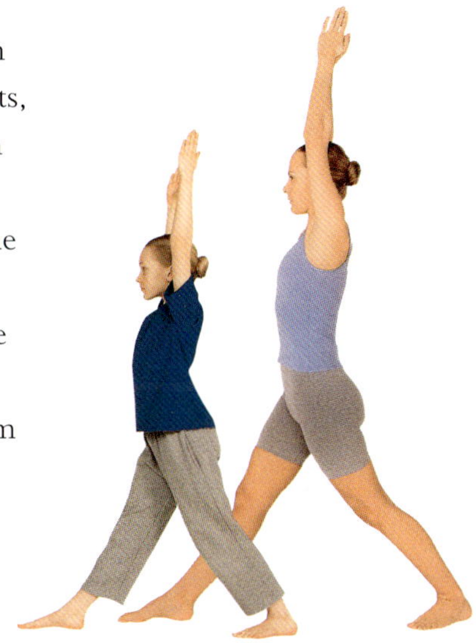

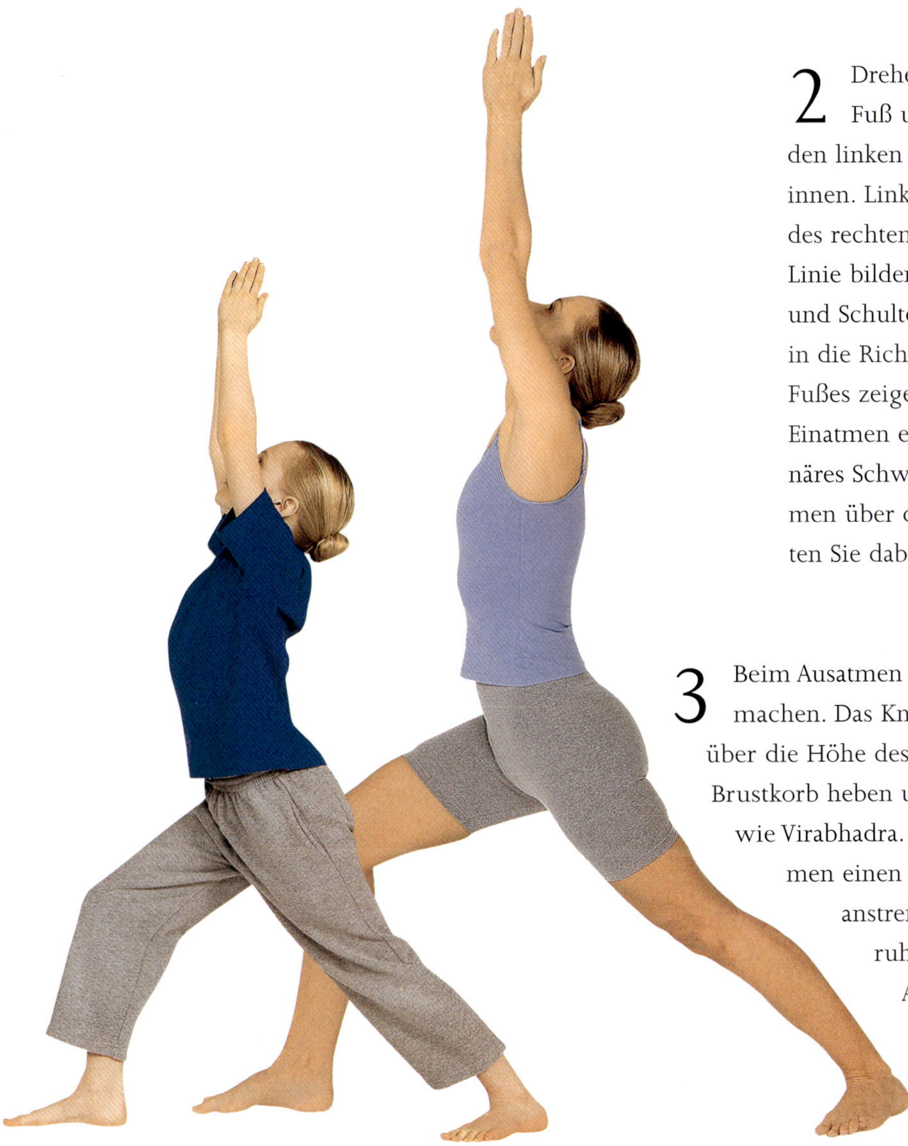

3 Beim Ausatmen das rechte Knie beugen und einen Ausfallschritt machen. Das Knie darf nicht seitlich verrutschen und auch nicht über die Höhe des Fußes hinausreichen. Nach oben blicken, Brustkorb heben und strecken. Fühlen Sie sich stark und standhaft wie Virabhadra. Atmen Sie tief ein und stoßen Sie beim Ausatmen einen grimmigen „Haa"-Laut aus. Diese Position kann anstrengend sein, bleiben Sie anfangs einige Sekunden ruhig stehen. Dann rechtes Bein aufrichten und Arme senken. Auf der linken Seite wiederholen.

Sandwich im Sitzen

PASCHIMOTTANASANA ist eine einfache Vorbeuge, die eine äußerst beruhigende Wirkung auf das Nervensystem hat. Im Sanskrit bedeutet *Paschimottanasana* „intensive Dehnung des Westens". Im Yoga entspricht der Rücken dem Westen und die Vorderseite dem Osten. Das ist deshalb so, weil man sich traditionellerweise immer der aufgehenden Sonne zuwendet.

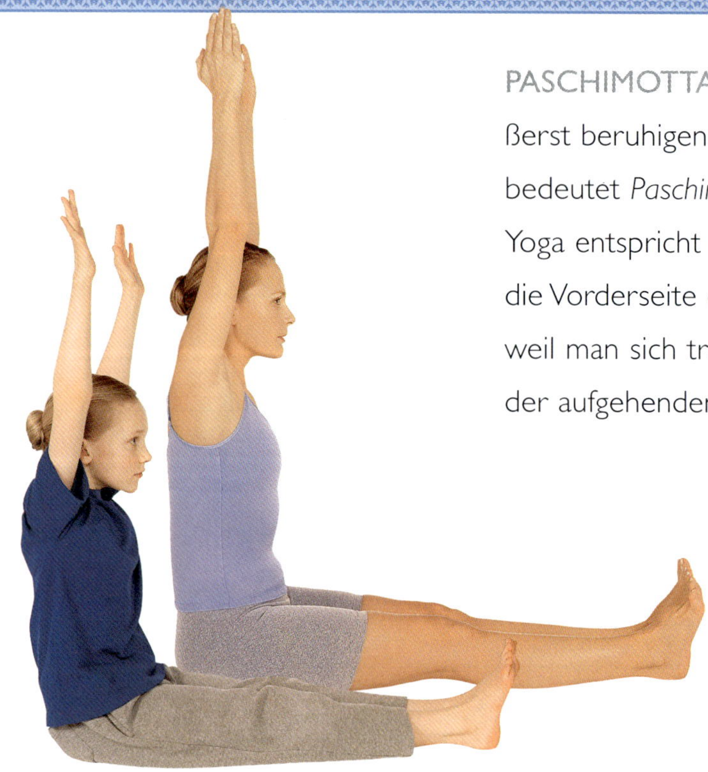

1 Setzen Sie sich mit ausgestreckten Beinen auf den Boden. Der Rücken ist so gerade wie möglich. Heben Sie beim Einatmen die Arme über den Kopf.

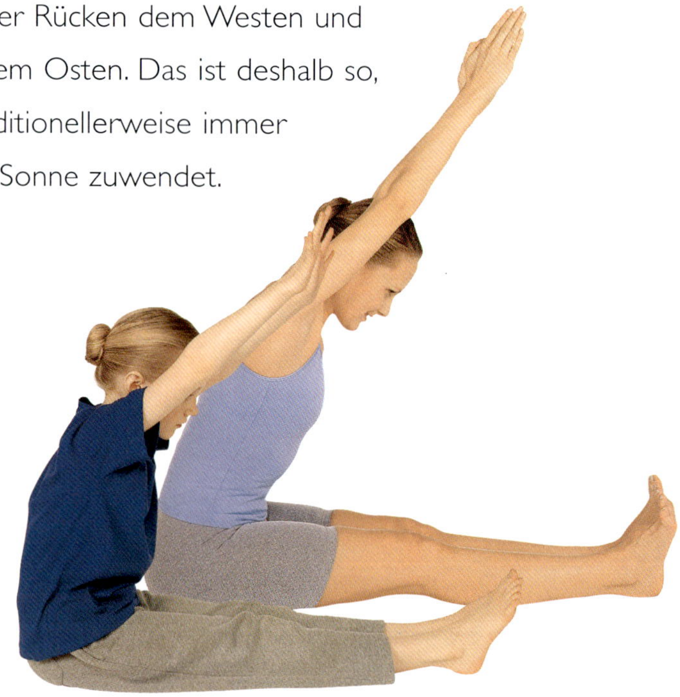

2 Beugen Sie sich beim Ausatmen aus den Hüften heraus nach vorne. Rumpf nach vorne und nach oben strecken. Öffnen Sie den Brustkorb und dehnen Sie die Wirbelsäule. Machen Sie sich nicht krumm, um tiefer zu kommen.

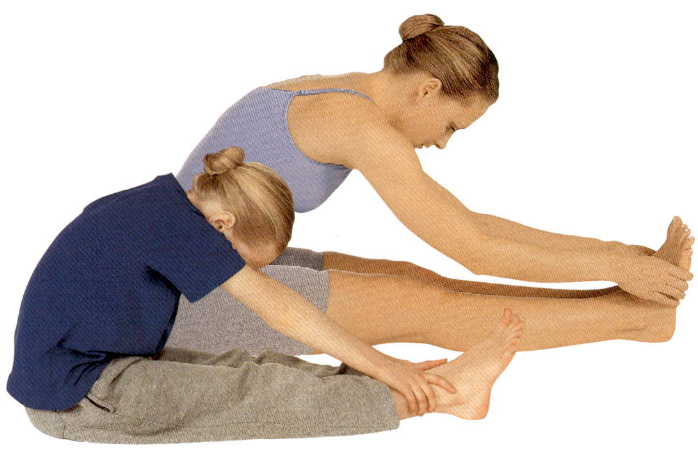

3 Oberkörper beim Einatmen aufrichten und beim Ausatmen wieder nach vorne beugen. Drei- bis fünfmal wiederholen. Halten Sie sich bei der letzen Vorbeuge an Ihren Füßen, Knöcheln oder Schienbeinen fest und halten Sie diese Position. Rumpf aufrichten und entspannen.

Wenn Ihr Kind müde oder angespannt ist, legen Sie Kissen auf seine Beine, auf denen es den Kopf ablegen kann. Die Stellung sollte möglichst bequem sein. Während das Kind 1 bis 2 Minuten in dieser Stellung verharrt, können Sie ein beruhigendes Lied singen oder entspannende Musik spielen. Ihr Kind sollte leicht atmen können. Bei Verkühlungen kann diese Stellung unangenehm sein.

Stellen Sie sich Ihren Ober- und Unterkörper als zwei Brotscheiben vor, die Sie aufeinander legen, um ein Sandwich zu machen. Welche Füllung enthält Ihr Sandwich? Jedes Mal, wenn Sie sich aufsetzen, überlegen Sie sich eine neue Füllung.

Halber Schmetterling

Diese Position beinhaltet eine sanfte Dehnung der Hüften und des Rückens. Sie regt die Verdauung an und hilft uns Abfallstoffe auszuscheiden. Wie das Sandwich im Sitzen ist der Schmetterling sehr beruhigend.

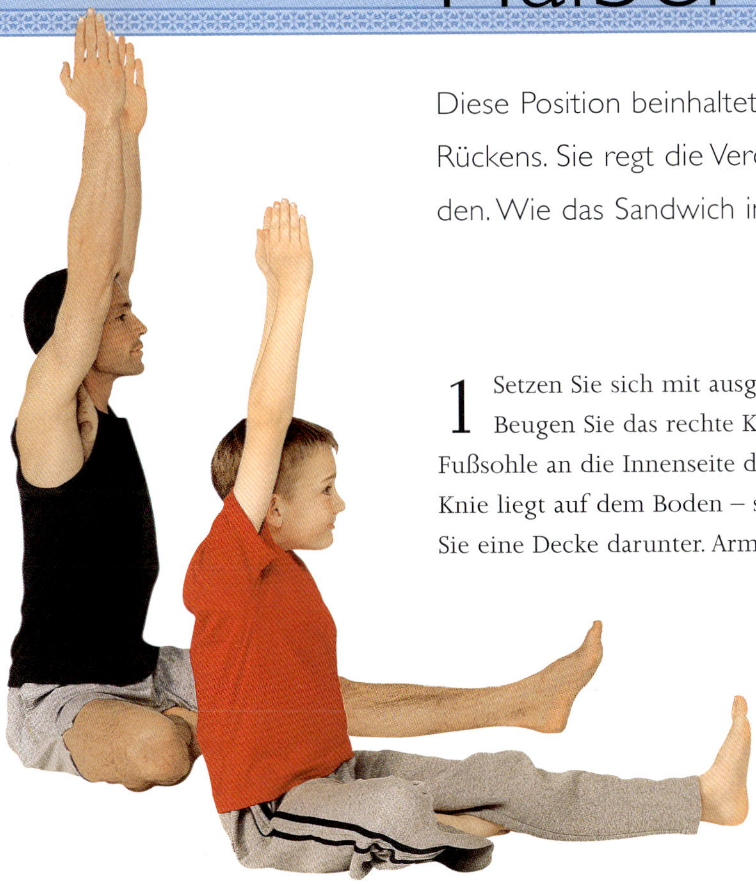

1 Setzen Sie sich mit ausgestreckten Beinen auf den Boden. Beugen Sie das rechte Knie seitwärts und legen Sie die rechte Fußsohle an die Innenseite des linken Oberschenkels. Das rechte Knie liegt auf dem Boden – sollte Ihnen das schwer fallen, legen Sie eine Decke darunter. Arme über den Kopf heben und strecken.

2 Nach vorne beugen und Brust und Kopf auf das linke Bein senken. Der Brustkorb bleibt erhoben und offen (fallen Sie nicht in sich zusammen), der Rücken ist gedehnt. Schultern und Brust sind auf gleicher Höhe.

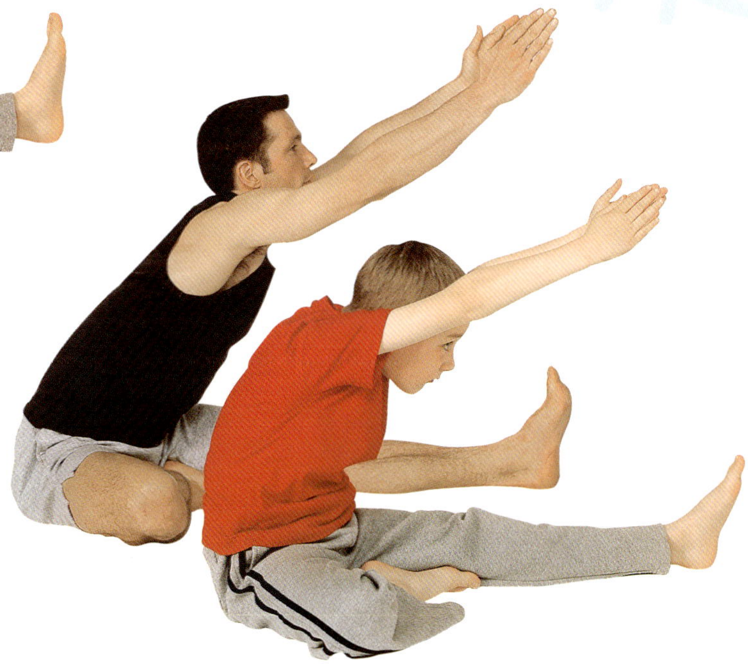

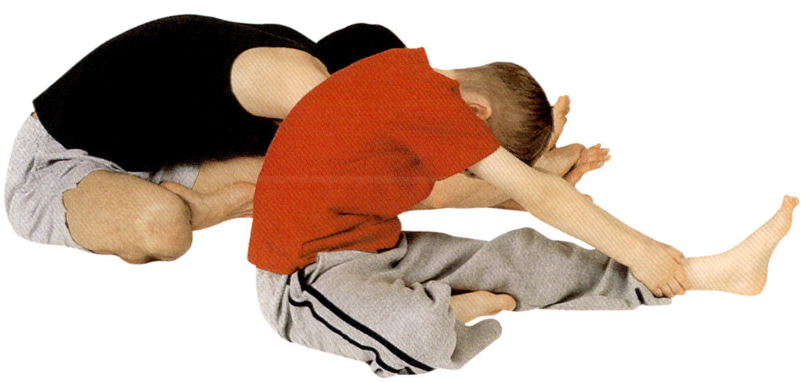

3 Halten Sie Ihr linkes Schienbein oder Ihren linken Fuß und versuchen Sie sich zu entspannen – Sie können die Stirn dabei auch auf einem Kissen ablegen und die Augen schließen. Setzen Sie sich anschließend wieder auf und wiederholen Sie die Position mit dem gebeugten linken Bein.

Das Segelboot

ARDHA MATSEYENDRASANA Diese klassische Drehung wringt altes, stockendes Blut aus dem Bereich der Wirbelsäule – so ähnlich als würde man Wasser aus einem Tuch wringen – und schafft so Platz für frisches Blut und Nährstoffe. Diese Stellung stimuliert sowohl Körper als auch Geist und massiert und dehnt die inneren Organe.

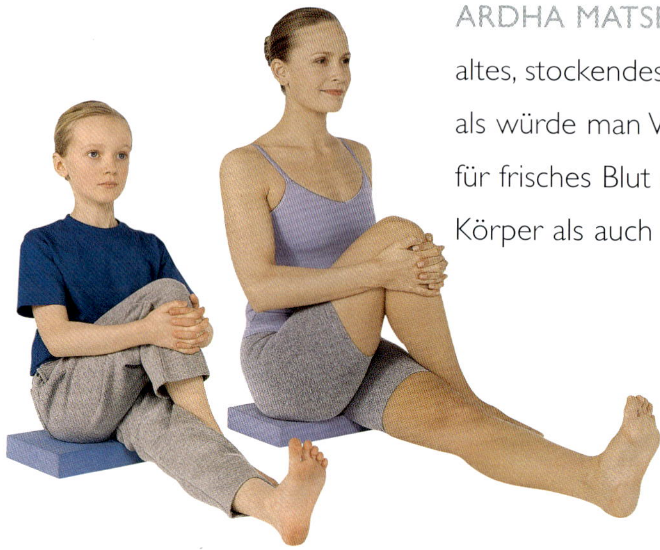

1 Setzen Sie sich mit ausgestreckten Beinen auf ein Kissen. Beugen Sie das rechte Bein und setzen Sie den rechten Fuß an die Außenseite Ihres linken Knies. Legen Sie die Hände um das Knie und sitzen Sie aufrecht.

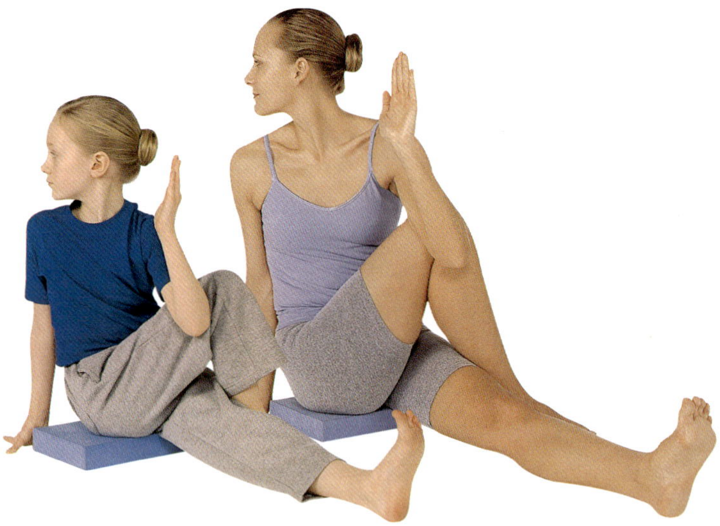

2 Drehen Sie sich nach rechts und legen Sie den linken Ellbogen an die Außenseite des rechten Knies, wobei die Handfläche nach rechts zeigt. Stützen Sie sich mit der rechten Hand hinter Ihnen am Boden ab. Drehen Sie den gesamten Oberkörper nach rechts und sehen Sie nach hinten. Halten Sie die Stellung einige Sekunden lang, dann entspannen sie sich. Strecken Sie die Beine aus und wiederholen Sie die Drehung auf der anderen Seite.

Stellen Sie sich vor, Sie wären ein stattliches Segelboot, das den Atlantik überquert. Wie fühlen Sie sich in einem Sturm, wenn die Wellen haushoch sind? Oder an einem heißen Tag, wenn Sie kein Wind vorwärts treibt? Welche Fracht führen Sie mit sich? Wohin fahren Sie?

Da die inneren Organe die Bewegungsfreiheit des Zwerchfells während der Drehung einschränken, ist es schwieriger, lange und ruhige Atemzüge auszuführen. Halten Sie jedoch den Atem niemals an. Versuchen Sie so ausgiebig und tief wie möglich zu atmen.

Bei einer anspruchsvolleren Variante dieser Drehung führt man den linken Arm unter dem rechten Bein durch und den rechten Arm hinter dem Rücken vorbei und hält sich an den Händen oder am Handgelenk.

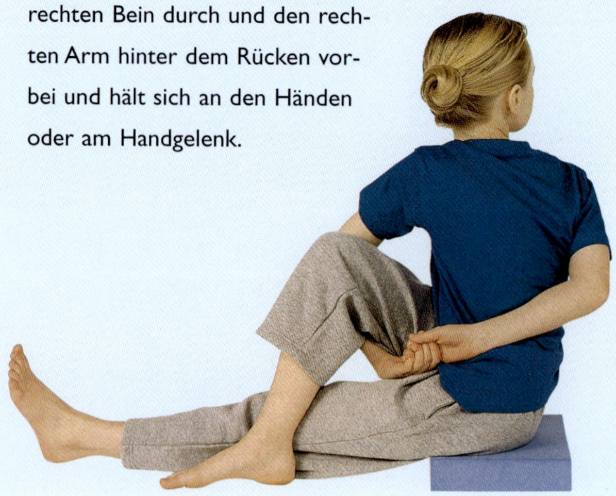

Das Kamel

USHTRASANA Diese Rückbeuge dehnt die Wirbelsäule, öffnet Brust und Schultern und ist gut gegen Asthma und Bronchitis. Die gekrümmte Körperhaltung, zu der sowohl Erwachsene als auch Kinder neigen, wenn Sie lange am Schreibtisch sitzen, wird mithilfe dieser Stellung korrigiert. Kamele symbolisieren Ausdauer und Genügsamkeit. Hier greifen Sie auf Ihre eigenen Reserven der Geduld und Ausdauer zurück

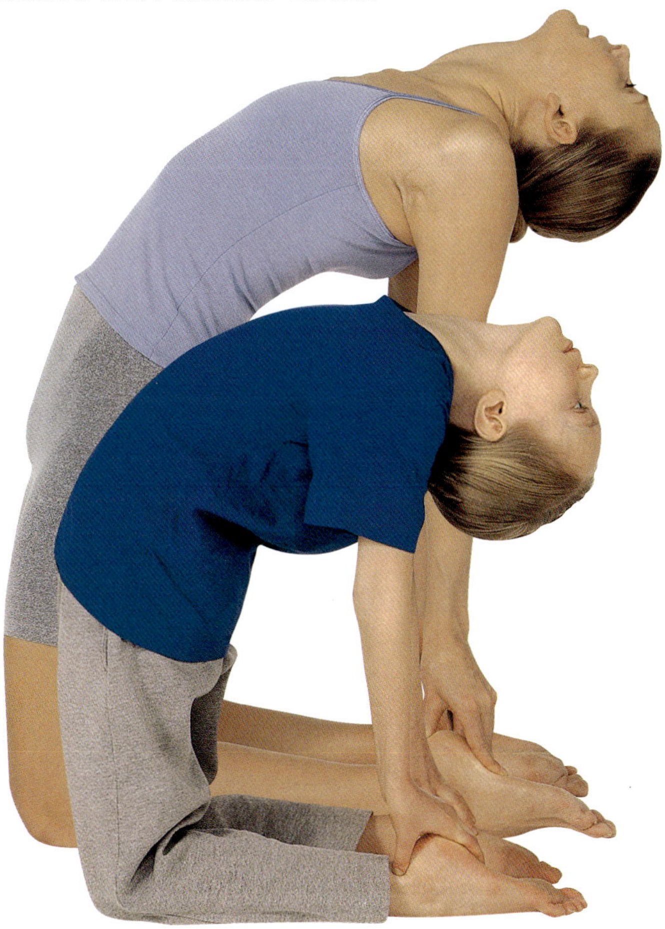

3 Drücken Sie die Hüften nach vorne, so dass die Oberschenkel vertikal sind. Heben Sie den Brustkorb. Blicken Sie nach oben und atmen Sie einige Male tief ein.

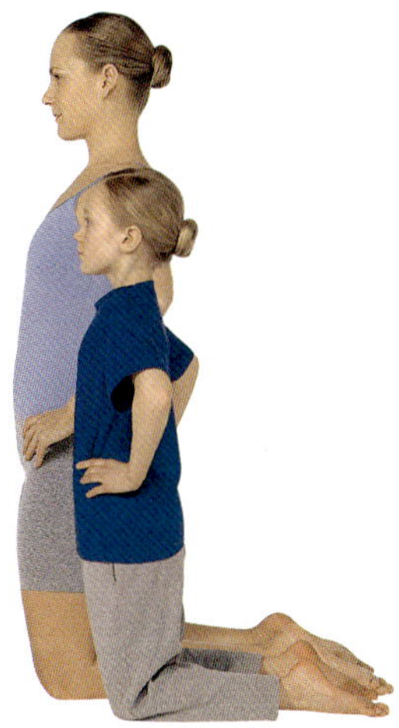

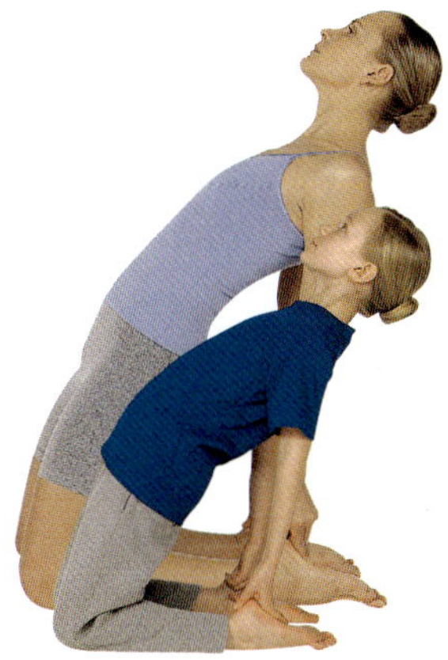

1 Knien Sie sich etwa hüftbreit hin. Legen Sie die Hände auf die Hüften.

Wenn Sie die Übung zum ersten Mal machen, heben Sie die Fersen mit den Zehen etwas an. Sie können auch auf einer Decke knien.

2 Lehnen Sie sich nun vorsichtig zurück und legen Sie zuerst die rechte und dann die linke Hand auf die Fersen. Wenn Sie die Fersen nicht finden, drehen Sie sich dabei um. Legen Sie den Kopf sanft zurück und blicken Sie nach oben.

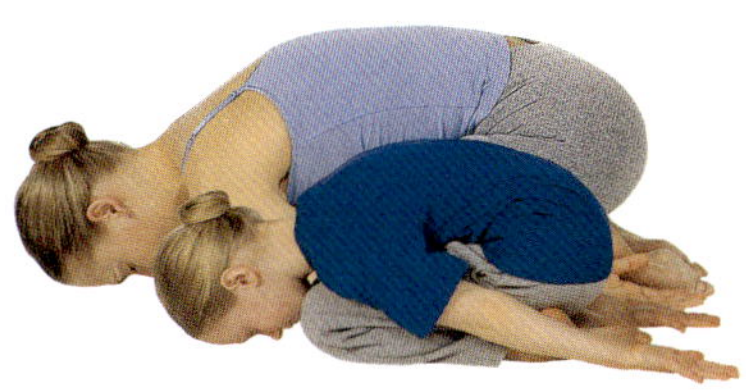

Verzichten Sie auf die Übung, wenn Sie Nackenschmerzen haben.

4 Lösen Sie die Hände nacheinander. Knien Sie nieder und senken Sie die Stirn auf den Boden, die Arme liegen auf den Seiten. Das ist die Maus (s. S. 68). Sie gibt Ihnen eine angenehme Gegendehung der Wirbelsäule.

Kannst du den Gang eines Kamels nachmachen? Kamele werden manchmal auch „Wüstenschiffe“ genannt. Stell dir vor, wie es wäre, ein Kamel zu sein, das weite Strecken durch die Wüste wandert und Gewürze und Gewänder auf seinem Rücken trägt.

Die Rakete

SARVANGASANA Die Rakete wird manchmal auch die „Mutter aller Positionen" genannt, weil sie den gesamten Körper belebt und stärkt. Umkehrpositionen wie diese wirken der Schwerkraft entgegen und eignen sich bestens, eine Yogaeinheit zu beenden.

1 Legen Sie sich auf eine Decke. Beine anheben und die Hüften vom Boden rollen, den Rücken rund machen und die Beine über den Kopf strecken, Arme auf dem Boden lassen.

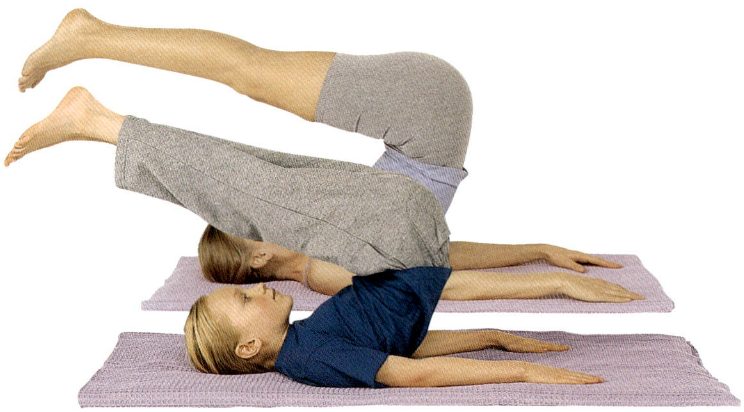

Während Erwachsene diese Position so lange halten können, wie es ihnen angenehm ist, sollten Kinder dies nur kurz tun. Einige Sekunden sind für den Anfang ausreichend.

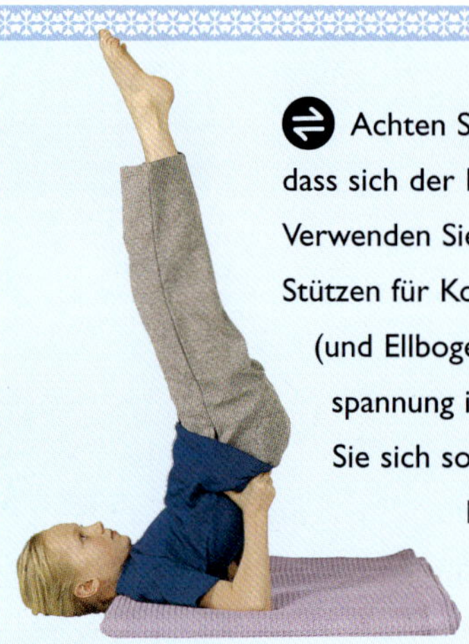

Achten Sie in dieser Stellung darauf, dass sich der Nacken nicht verspannt. Verwenden Sie immer genug Decken als Stützen für Kopf, Nacken und Schultern (und Ellbogen). Sobald Sie eine Verspannung im Nacken verspüren, legen Sie sich so, dass die Schultern auf der Decke, der Kopf auf dem Boden aufliegt.

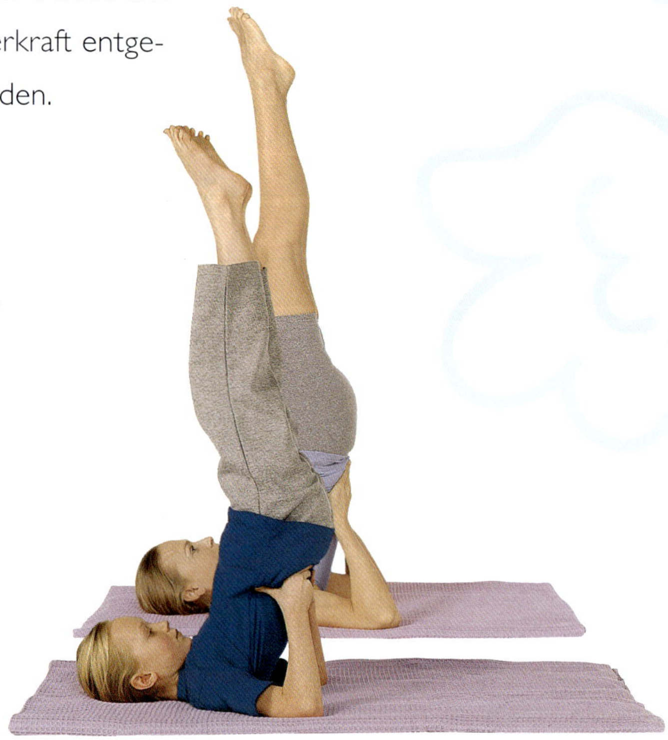

2 Den Rücken mit den Händen abstützen und Beine und Körper senkrecht nach oben strecken, wie eine Rakete, die auf den Mond zuschießt. Tief atmen und beim Ausatmen „shhh" machen. Dadurch verlängert sich die Atmung und Sie werden ruhig. Halten Sie die Position, solange sie Ihnen angenehm erscheint, und senken Sie dann den Körper auf dieselbe Weise, wie Sie ihn gehoben haben.

Dehnen Sie nach dieser Übung den Nacken. Aufsetzen und die mittleren drei Fingerspitzen beider Hände auf den hinteren Nacken legen, Kopf einige Sekunden lang vorsichtig zurücklegen.

Danach legen Sie sich mit geschlossenen Augen auf eine Decke. Stellen Sie sich vor, Sie wurden aus der Erdatmosphäre in den Weltraum geschossen. Ihr Körper ist schwerelos. Sie sind völlig entspannt, während Sie an Sternen und Planeten vorbeischweben. Kurz darauf landen Sie mit dem Fallschirm wieder sanft auf Ihrer Decke.

AUF DEN KOPF STELLEN

Wenn Ihr Kind für die Raketenstellung noch zu klein ist, können Sie ihm die Vorzüge der Umkehrpositionen mit dieser gemeinsamen Übung näher bringen.

Babys können Sie auch mit dem Kopf an Ihren Füßen auf Ihre Beine legen. Halten Sie die Hand des Kindes und kippen Sie es in eine schräge Position, indem Sie Ihre Beine beugen.

Für diese Stellung müssen Sie sehr kräftig sein (bzw. Ihr Kind sehr leicht). Geben Sie auf Ihren Rücken Acht. Sobald Sie Schmerzen verspüren, hören Sie auf.

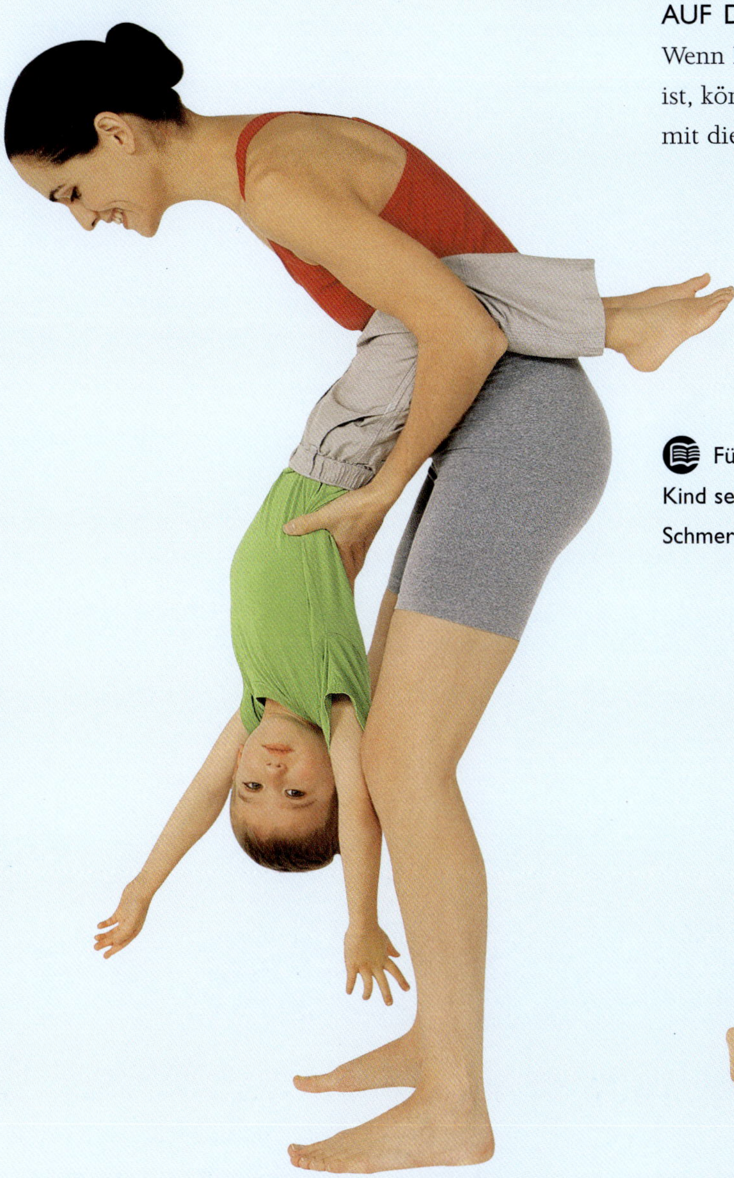

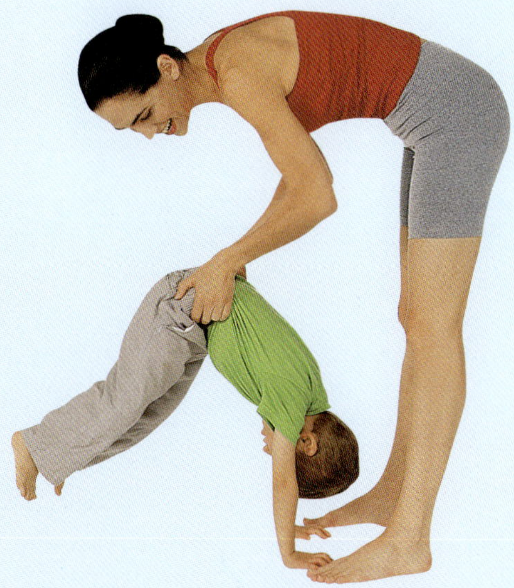

1 Lassen Sie Ihr Kind an Ihnen hoch springen (oder heben Sie es auf) und schlingen Sie seine Beine um Ihre Taille. Stützen Sie seine Hüften mit Ihren Händen und senken Sie es langsam rückwärts nach unten.

2 Das Kind muss sich nun mit den Händen am Boden abstützen. Lassen Sie seine Beine los und stützen Sie seine Hüften, während das Kind die Beine in einem Purzelbaum nach hinten zu Boden senkt.

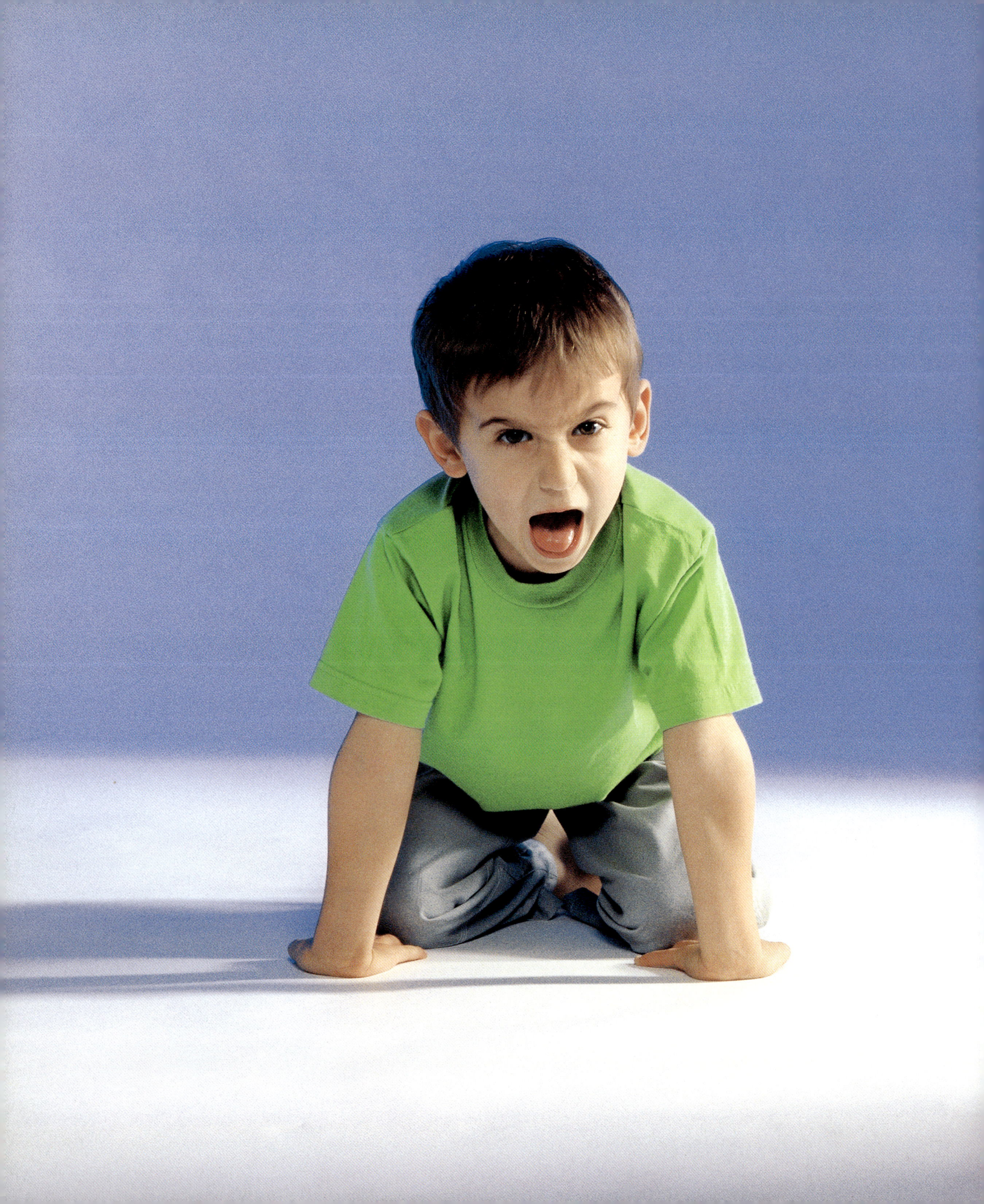

Tierische Magie

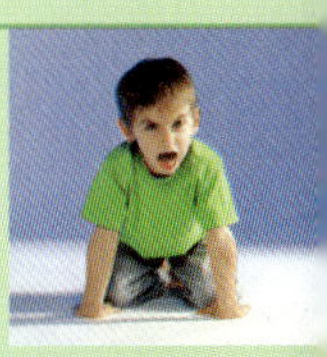

Kinder lieben Tiere und dieses Kapitel stellt einige Yogastellungen vor, die sich an Tieren orientieren. Die indischen Yogis lebten einst zurückgezogen in den Wäldern und hatten genügend Zeit, um die Natur zu studieren. Sie entdeckten, dass sie durch das Verkörpern von bestimmten Tieren deren Kraft und Fähigkeiten erlangen konnten. Wenn sie z. B. einen Löwen nachahmten, wurden ihre Stimmen klar und kräftig, wenn sie eine Schlange imitierten, wurde ihre Wirbelsäule locker und biegsam.

Jede einzelne Position hat ihre besonderen Vorzüge für Körper und Geist. Es macht außerdem großen Spaß, in die Haut eines Tieres zu schlüpfen und sich vorzustellen, wie es sich anfühlt, eine Maus, ein Löwe oder eine Taube zu sein. Ermutigen Sie Ihr Kind, seine Fantasie spielen zu lassen. Erfinden Sie Ihre eigenen Tierfiguren, imitieren Sie deren Laute und überlegen Sie sich, was diese sagen würden, wenn sie sprechen könnten. Sie können sich auch als Ihr Lieblingstier verkleiden.

Der Albatros

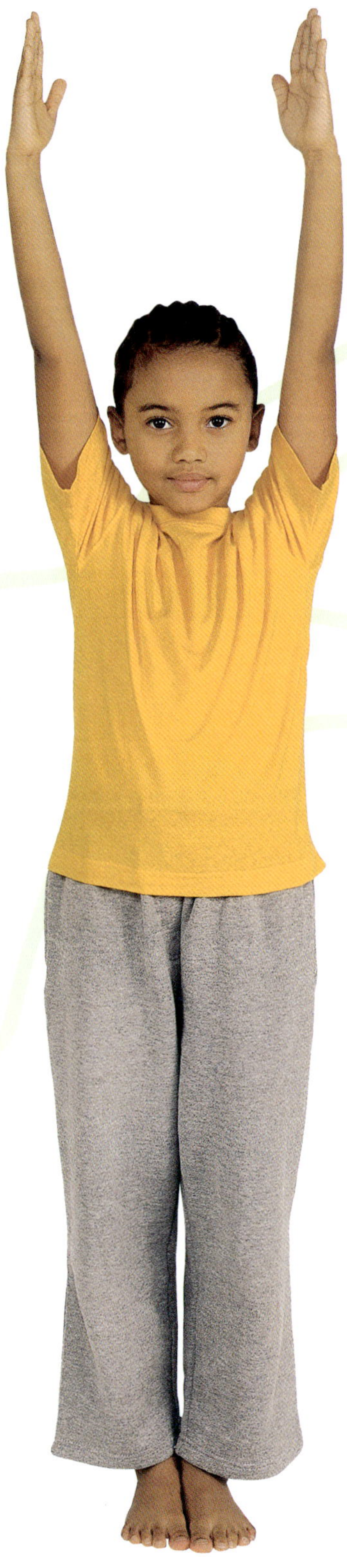

Diese einfache Stellung ist äußerst effektiv, wenn sie langsam und konzentriert ausgeführt wird. Durch die Anpassung der Atmung an die Bewegung werden Körper und Geist in Harmonie gebracht, Konzentration und Ausgeglichenheit gefördert. Der Albatros ist eine gute Vorbereitung auf die Atemübungen in Kapitel 6.

1 Stehen Sie mit geschlossenen Beinen. Verteilen Sie Ihr Körpergewicht gleichmäßig auf Ihre Fußsohlen und ziehen Sie die Oberschenkelmuskeln sanft nach oben. Rollen Sie die Schultern nach hinten und nach unten, aber lassen Sie sie locker. Die Arme liegen an den Seiten, Kopf und Nacken sind entspannt. Bleiben Sie dabei so ruhig wie möglich. Heben Sie nun beim Einatmen langsam die Arme auf die Seite und dann über den Kopf.

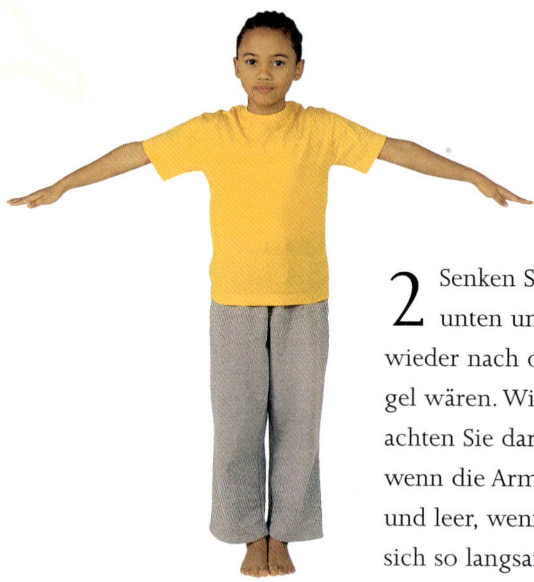

2 Senken Sie die Arme beim Ausatmen nach unten und heben Sie sie beim Einatmen wieder nach oben – als ob Ihre Arme riesige Flügel wären. Wiederholen Sie diese Bewegung und achten Sie darauf, dass Ihre Lungen gefüllt sind, wenn die Arme den höchsten Punkt erreichen, und leer, wenn Sie die Arme senken. Bewegen Sie sich so langsam und anmutig wie möglich.

Stellen Sie sich vor, Sie wären ein prächtiger Albatros, der auf einem Felsen sitzt und auf das Meer blickt. Sie bereiten sich auf eine lange Reise vor. Beim Abheben schlagen Sie nun mit Ihren riesigen Flügeln, während Sie majestätisch über die Wellen hinweggleiten.

Muss Ihr Kind schneller atmen, sollte es auch seine Flügel etwas schneller schlagen. Besonders kleinen Kindern wird es schwer fallen, die Atmung der Bewegung anzupassen. In diesem Fall sollten sie einfach Spaß daran haben, wie ein Vogel zu flattern.

Der Hahn

Das ist eine weitere, sehr einfache Übung, die Atmung und Bewegung vereint und Ihnen hilft, tief und ausgiebig zu atmen. Bei dieser Übung geht es in erster Linie darum, das Ausatmen zu verlängern und dadurch ruhiger zu werden. Beim Ausatmen ahmen Sie jedes Mal den Morgenschrei des Hahnes nach.

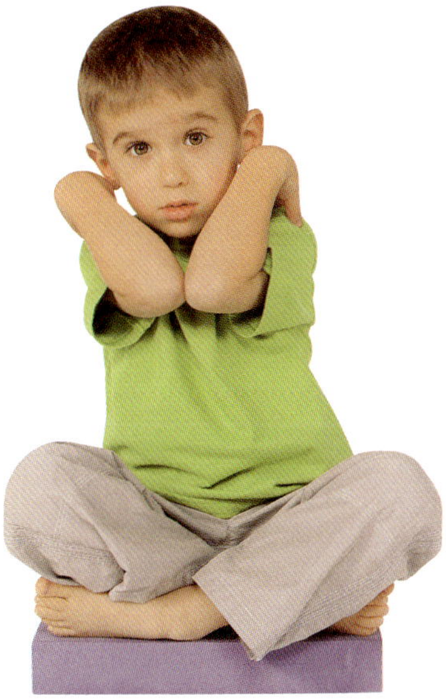

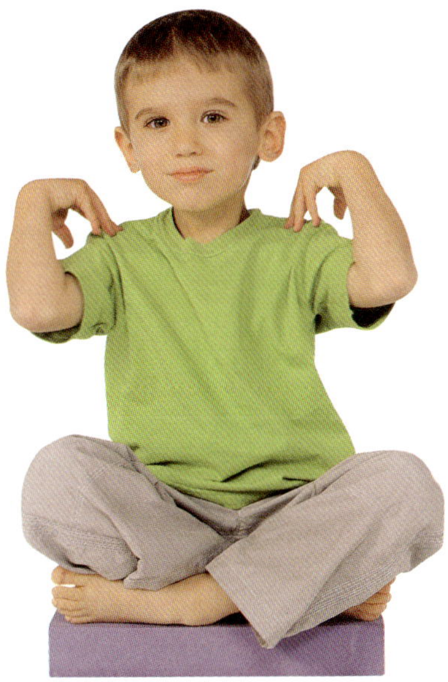

Stellen Sie sich vor, Sie hätten strahlende rote, schwarze und goldene Federn, die in der Morgensonne leuchten.

1 Setzen Sie sich auf ein Kissen oder einen Block und legen Sie die Fingerspitzen auf die Schultern. Führen Sie die Ellbogen vor Ihrem Körper zusammen. Das sind Ihre Flügel.

2 Spreizen Sie die Ellbogen, ziehen Sie sie nach oben und beschreiben Sie mit den Ellbogen große Kreise in der Luft. Atmen Sie ein, wenn Sie die Ellbogen heben, und aus, wenn Sie die Ellbogen senken. Nun ändern Sie die Richtung.

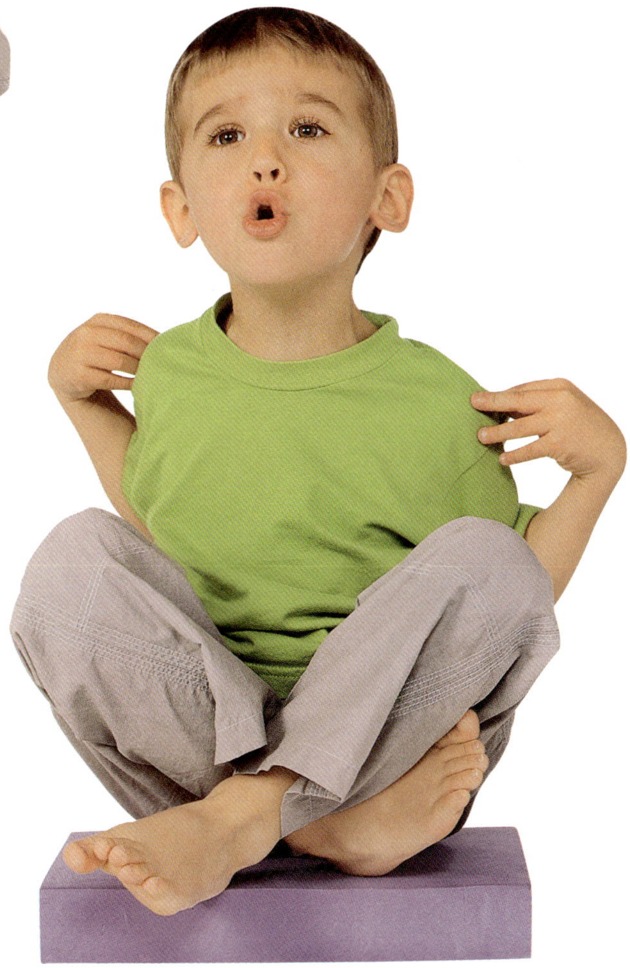

3 Wenn Sie die Kombination aus Atmung und Bewegung beherrschen, versuchen Sie beim Ausatmen, wie ein Hahn „Kikeriki" zu krähen. Halten Sie die letzte Silbe „ki", solange Sie können. Wiederholen Sie diese Übung einige Male, übertreiben Sie es aber nicht – Atmung und Bewegung sollten nicht anstrengend werden.

Der Taubenkönig

Diese Rückbeuge macht Ihre Hüften biegsam und kräftigt die Rücken- und Nackenmuskulatur. Der Brustkorb ist weit offen, wodurch Sie tief durchatmen können. Der Taubenkönig ist auch gesund für die Harnwege.

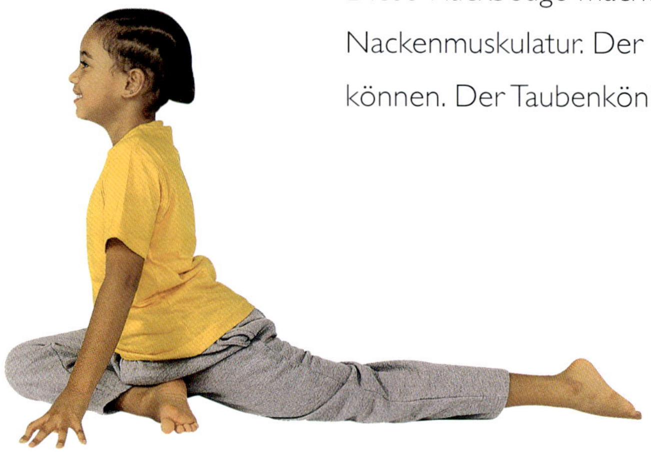

1 Knien Sie auf allen Vieren, die Hände sind genau unter den Schultern, die Knie unter den Hüften. Stützen Sie sich mit den Armen ab, rutschen Sie mit dem rechten Knie nach vorne und führen Sie den rechten Fuß über das linke Knie, so dass Sie auf der Außenseite Ihres rechten Schienbeins ruhen. Schieben Sie nun das linke Bein nach hinten, bis es flach auf dem Boden aufliegt. Der rechte Knöchel sollte den linken Hüftknochen berühren. Legen Sie ein Kissen unter die rechte Pobacke, wenn Ihre Hüften in der Luft sind.

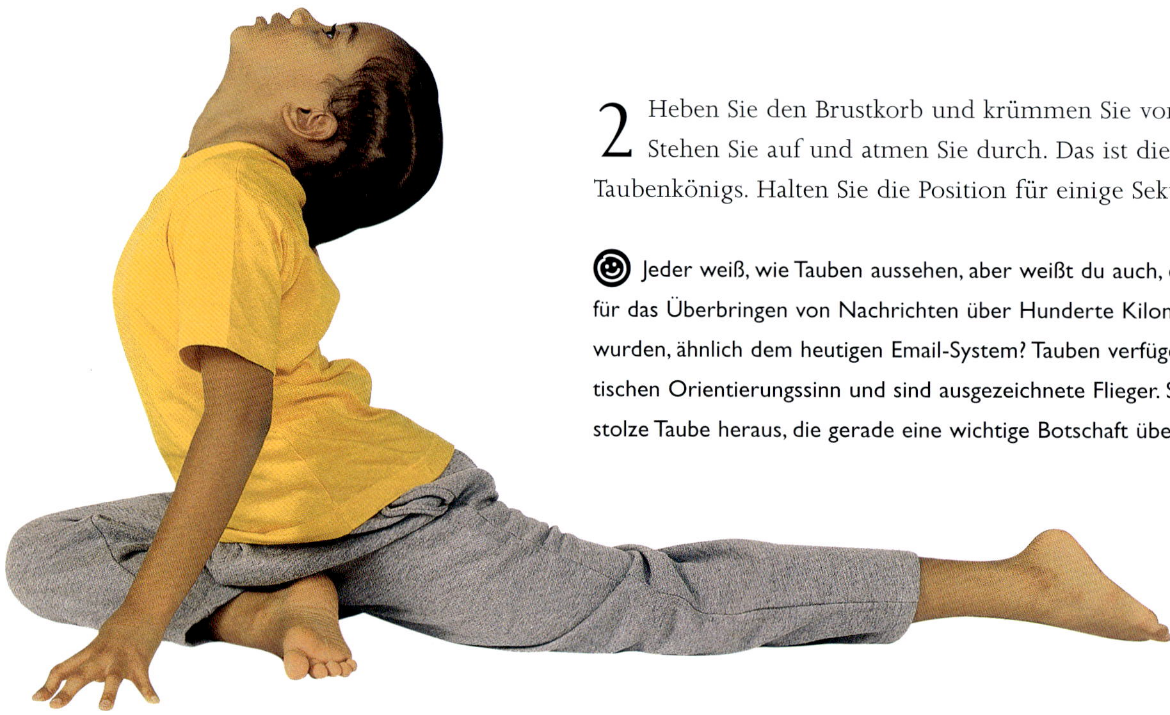

2 Heben Sie den Brustkorb und krümmen Sie vorsichtig den Rücken. Stehen Sie auf und atmen Sie durch. Das ist die erste Phase des Taubenkönigs. Halten Sie die Position für einige Sekunden

☺ Jeder weiß, wie Tauben aussehen, aber weißt du auch, dass diese Tiere früher für das Überbringen von Nachrichten über Hunderte Kilometer hinweg verwendet wurden, ähnlich dem heutigen Email-System? Tauben verfügen über einen fantastischen Orientierungssinn und sind ausgezeichnete Flieger. Streck die Brust wie eine stolze Taube heraus, die gerade eine wichtige Botschaft überbracht hat.

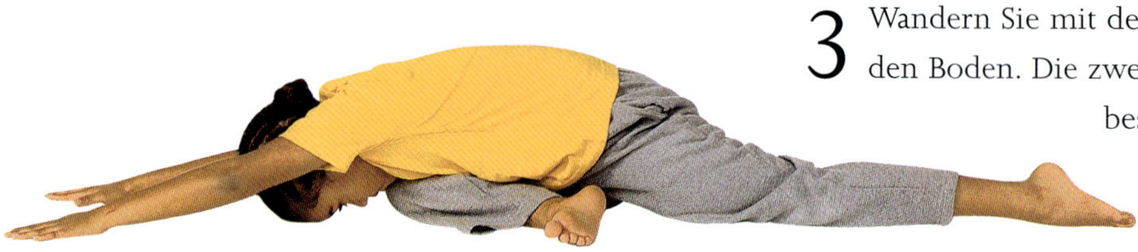

3 Wandern Sie mit den Händen nach vorne und legen Sie die Stirn auf den Boden. Die zweite Phase hat eine sehr beruhigende Wirkung, besonders wenn Sie dabei sanft wie eine Taube gurren. Zum Abschluss führen Sie die Hände wieder zurück und knien Sie auf allen Vieren. Auf der linken Seite wiederholen.

Der Adler

Das ist eine konzentrationsfördernde Gleichgewichtsübung. Sie kräftigt Gelenke und Muskeln der Beine und löst Verspannungen in der Schulter und dem oberen Rückenbereich.

1 Stehen Sie mit geschlossenen Beinen so ruhig und gerade, wie Sie können. Fixieren Sie einen Punkt an der Wand. Heben Sie den linken Arm vor Ihren Körper, die Handflächen zeigen nach oben. Heben Sie den rechten Arm darunter, so dass sich die Arme an den Ellbogen überkreuzen.

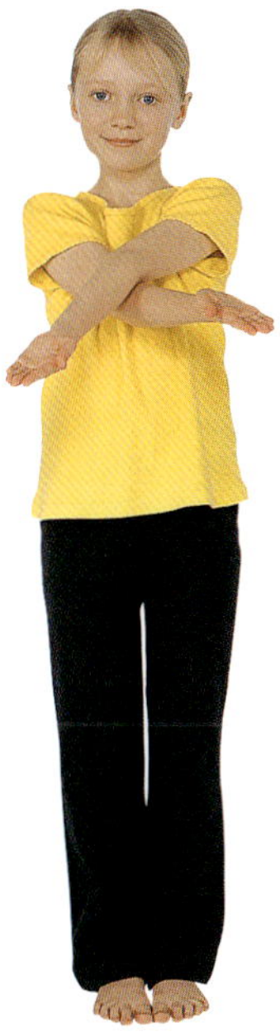

2 Biegen Sie den linken Arm ab, so dass der Unterarm vertikal ist, die Handfläche zeigt nach rechts. Biegen Sie den rechten Arm ab und verschränken die Arme ineinander. Versuchen Sie die Handflächen aneinander zu bringen.

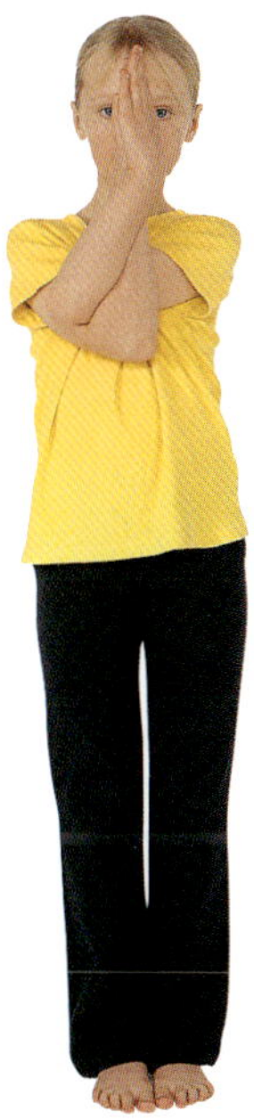

3 Beugen Sie nun mit verschränkten Armen Ihre Knie und kreuzen Sie das rechte Bein über die Vorderseite des linken. Der rechte Fuß sollte hinten am linken Knöchel klemmen (Das ist eine sehr komplizierte Stellung – zu Beginn genügt es auch, wenn Sie nur auf einem Bein stehen). Lösen Sie Arme und Beine und wiederholen Sie die Übung auf der anderen Seite.

Beginnen Sie beim ersten Mal nur mit Schritt 2, entspannen Sie dann die Arme und verschränken Sie die Beine wie in Schritt 3. Später können Sie beide Positionen kombinieren.

Stellen Sie sich vor, Sie wären ein Adler, der von einem Felsen aus das Land mit Argusaugen bewacht.

Adler sind für ihre unglaubliche Sehkraft und Stärke bekannt. Sie symbolisieren die Fähigkeit, unsere Ziele klar vor Augen zu haben, und die Kraft, sie zu erreichen. Sieh dir Bilder von Adlern an oder besuche ein Vogelreservat, das Raubvögel hält. Du kannst auch versuchen, den Schrei eines Adlers zu imitieren. Segle auf der Suche nach Beute durch den Raum und komm ab und zu auf deinen Felsen zurück und nimm die Adlerstellung ein. Dann flieg wieder davon.

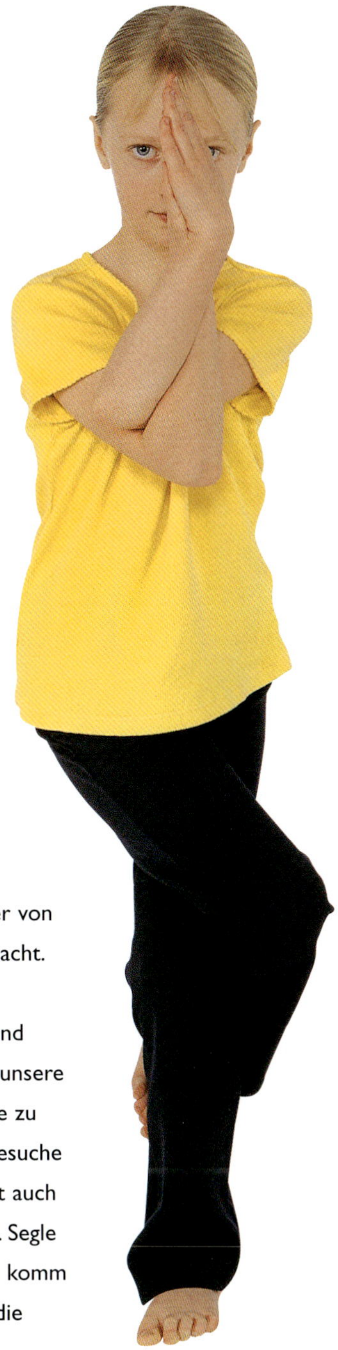

Der Löwe

Das Gebrüll eines Löwen zu imitieren macht großen Spaß und ist außerdem gesund für Mandeln und Rachen. Diese Übung kräftigt die Stimme und verleiht uns mehr Selbstbewusstsein beim Sprechen oder Singen. Der Löwe wird manchmal sogar als Therapie gegen das Stottern eingesetzt und ist toll, um Spannungen abzubauen.

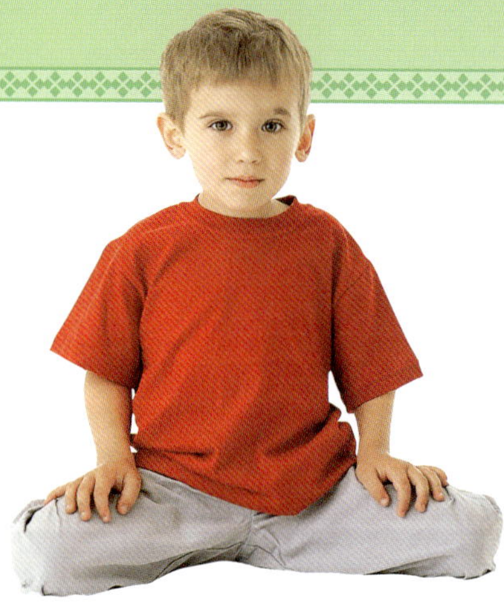

1 Knien Sie sich mit geöffneten Beinen auf den Boden und setzen Sie sich auf die Fersen. Die großen Zehen berühren einander.

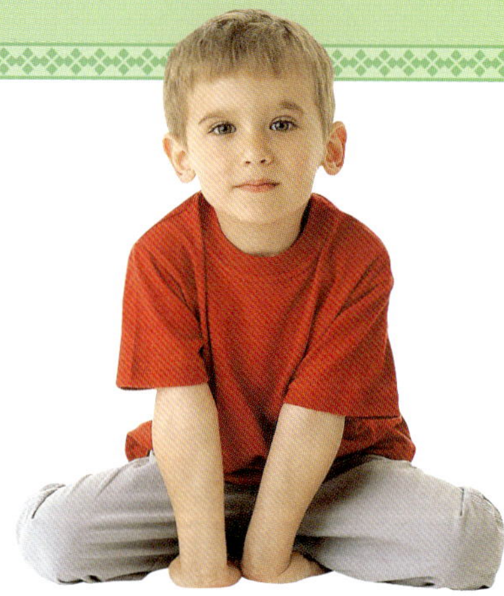

2 Lehnen Sie sich leicht nach vorne, der Po bleibt auf den Fersen. Legen Sie die Hände auf den Boden, die Finger zeigen Richtung Körper.

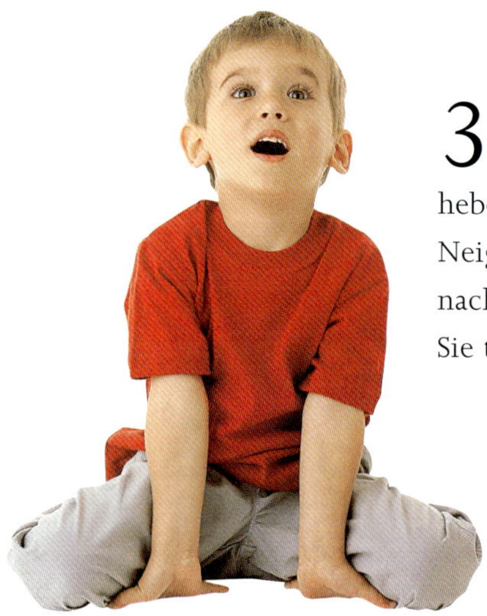

3 Machen Sie den Rücken lang und heben Sie die Brust. Neigen Sie den Kopf nach hinten und atmen Sie tief ein.

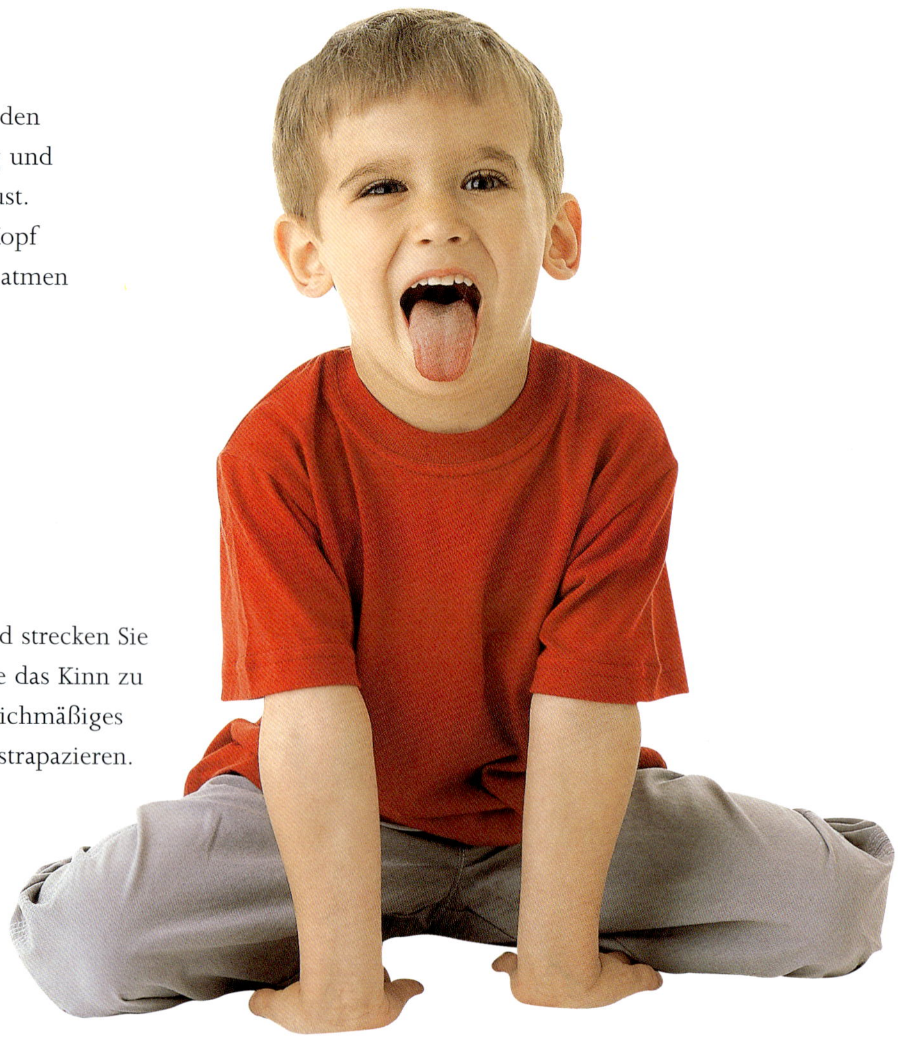

4 Öffnen Sie den Mund so weit wie möglich und strecken Sie die Zunge heraus. Versuchen Sie mit der Zunge das Kinn zu berühren. Geben Sie beim Ausatmen ein langes, gleichmäßiges und wildes Brüllen von sich, ohne ihre Stimme zu strapazieren.

Stell dich in die Löwenposition und bitte deine Eltern dich zu füttern. Bedank dich mit lautem Gebrüll.

Der Ausschlagende Esel

Das ist eine dynamische Stellung, die auf den vollen Handstand oder „verkehrten Baum", wie er im Yoga genannt wird, vorbereitet. Diese Übung kräftigt Arme und Schultern und versorgt das Gehirn mit frischem Blut, wodurch sich Erinnerungsvermögen, Lernfähigkeit und die allgemeine Lebenskraft verbessern.

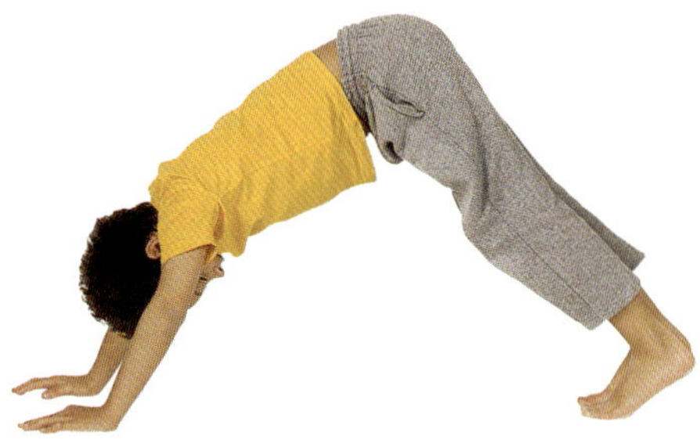

1 Beginnen Sie auf allen Vieren, die Hände liegen schulterbreit auseinander. Drücken Sie mit den Zehen die Hüften so hoch wie möglich nach oben, so dass Rücken und Beine ein Dreieck bilden. Drücken Sie die Fersen gegen den Boden.

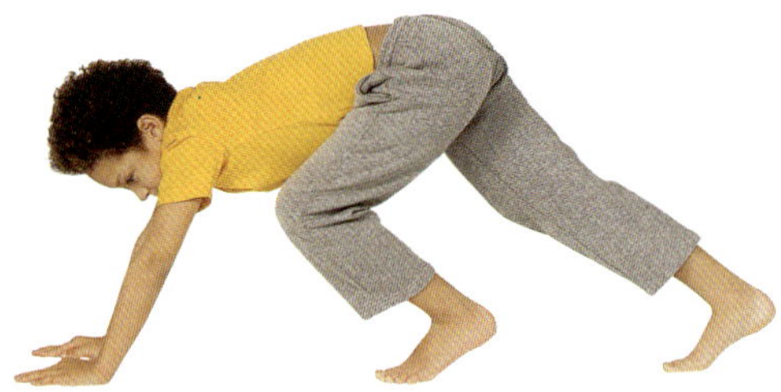

2 Setzen Sie den linken Fuß ca. 30 cm weiter nach vorne und verlagern Sie Ihr Gewicht auf die Hände.

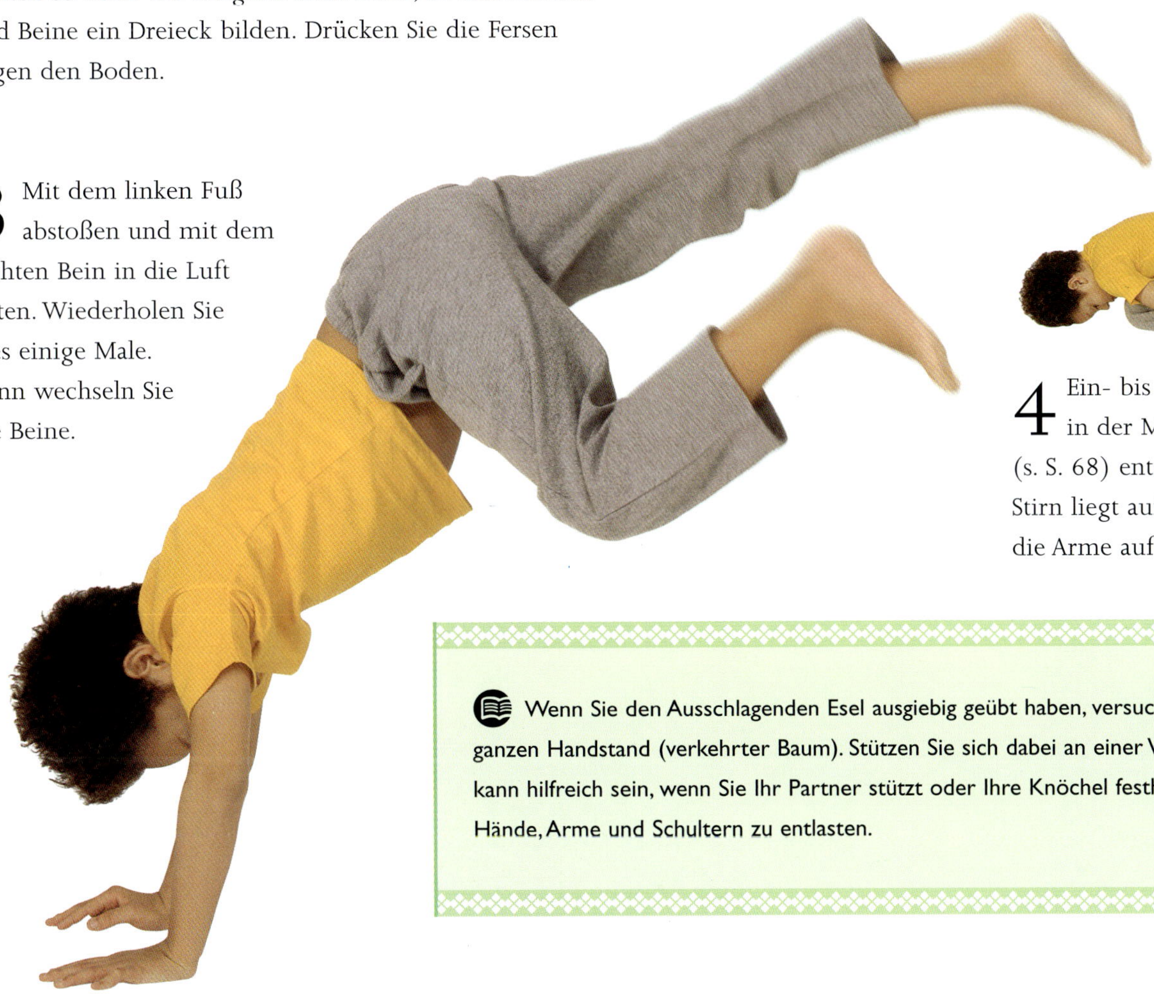

3 Mit dem linken Fuß abstoßen und mit dem rechten Bein in die Luft treten. Wiederholen Sie dies einige Male. Dann wechseln Sie die Beine.

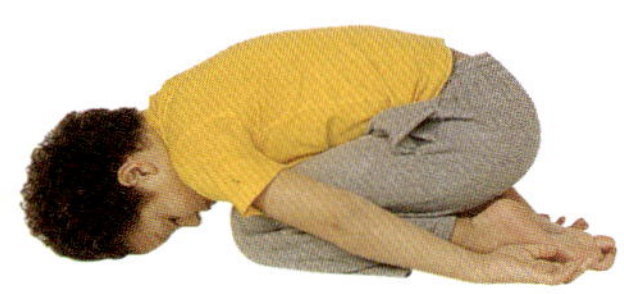

4 Ein- bis zwei Minuten in der Maus-Position (s. S. 68) entspannen. Die Stirn liegt auf dem Boden, die Arme auf den Seiten.

Wenn Sie den Ausschlagenden Esel ausgiebig geübt haben, versuchen Sie einen ganzen Handstand (verkehrter Baum). Stützen Sie sich dabei an einer Wand ab. Es kann hilfreich sein, wenn Sie Ihr Partner stützt oder Ihre Knöchel festhält, um Ihre Hände, Arme und Schultern zu entlasten.

Die Maus

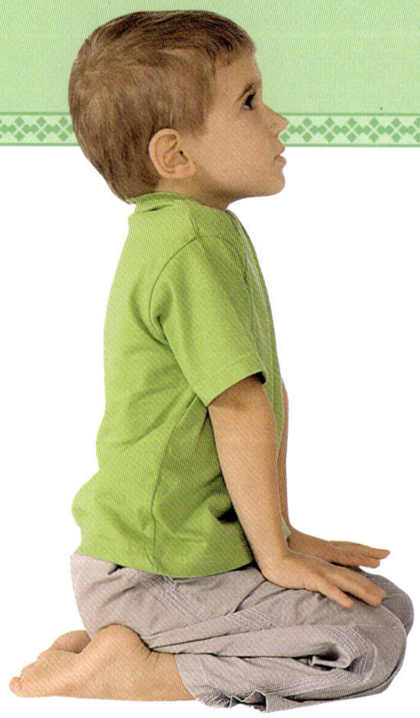

Diese Stellung, die man auch „Kindsstellung“ nennt, eignet sich bestens, um zur Ruhe zu kommen, wenn man überreizt oder übermüdet ist. Sie ist auch eine gute Entspannungsübung am Ende einer Yogastunde oder nach Umkehrpositionen wie Esel (s. S. 67) oder Rakete (s. S. 58). Die Maus verleiht Energie, beruhigt und hilft beim Einschlafen.

1 Knien Sie mit geschlossenen Beinen. Die Hände ruhen auf den Oberschenkeln. Diese Stellung eignet sich für Meditationszwecke, sie heißt „Diamantstellung“ (*Vajrasana*).

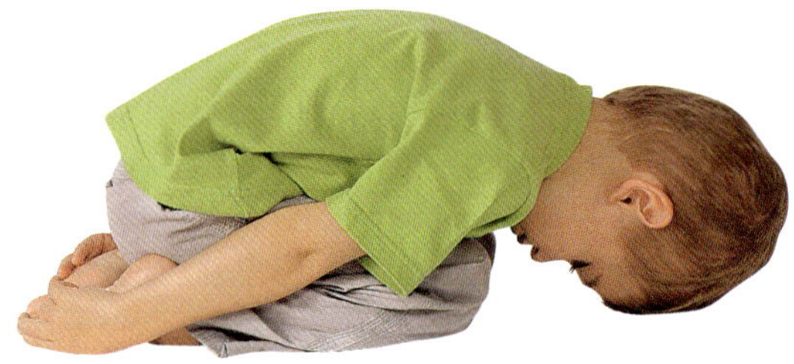

2 Stützen Sie die Hände am Boden ab, lehnen Sie sich nach vorne und senken Sie die Stirn auf den Boden. Legen Sie wenn nötig ein Kissen unter die Stirn. Die Arme liegen mit den Handflächen nach oben entspannt an der Seite. Bleiben Sie ein bis zwei Minuten so liegen und konzentrieren Sie sich auf die Atmung. Lösen Sie sich langsam, der Kopf wird zuletzt gehoben. Setzen Sie sich auf die Fersen.

Da ist eine Maus im Haus! Stellen Sie sich vor, es wäre Winter und Sie hätten sich in Ihrem gemütlichen Loch zum Schlafen eingerollt. Versuchen Sie, so leise und ruhig wie möglich zu sein.

Ein Feuer machen

Stell dir vor, du musst mit deinem Atem ein kleines Feuer entfachen. (Wusstest du, dass die Menschen ihr Essen auf richtigem Feuer kochten, bevor es Strom und Gaskocher gab, und es heute viele Orte auf der Welt gibt, wo dies noch immer gemacht wird?) Knie dich in die Mausstellung, aber leg deine Hände und Ellbogen vor dich auf den Boden. Heb nun deinen Kopf und stell dir in einiger Entfernung vor dir ein kleines Feuer vor. Du musst nun vorsichtig darauf blasen, um es zu entfachen. Atme ein, zieh deine Lippen zusammen, als ob du pfeifen wolltest, und atme langsam und vorsichtig in Richtung des Feuers aus. Fünfmal wiederholen und in der Maus ausruhen.

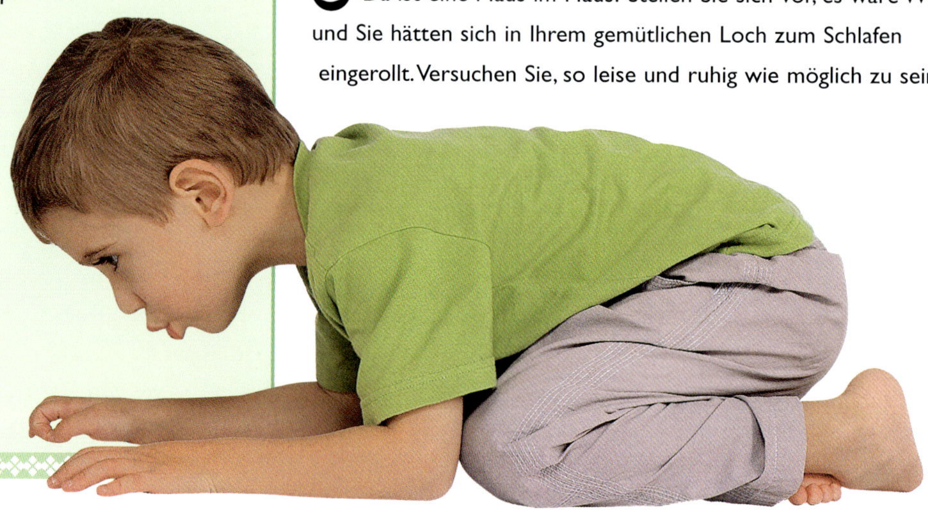

Die Katze

Diese einfache dynamische Übung lockert Genick, Schultern und Wirbelsäule. Sie lehrt uns auch, unsere Atmung den Bewegungen anzupassen.

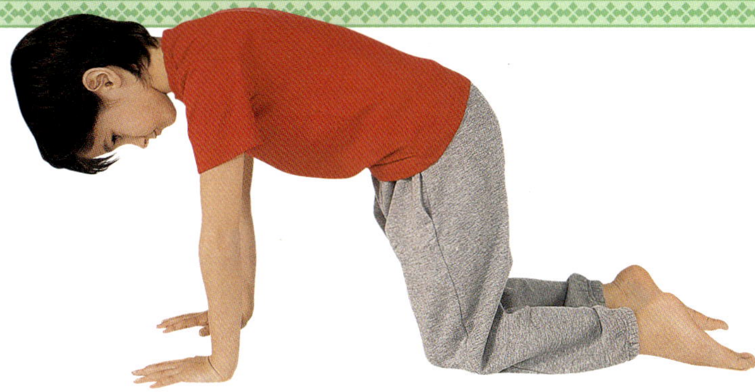

1 Beginnen Sie auf allen Vieren, wobei die Hände direkt unter den Schultern, die Knie unter den Hüften sind. Der Rücken sollte so gerade wie möglich sein. Das ist die Ausgangsposition.

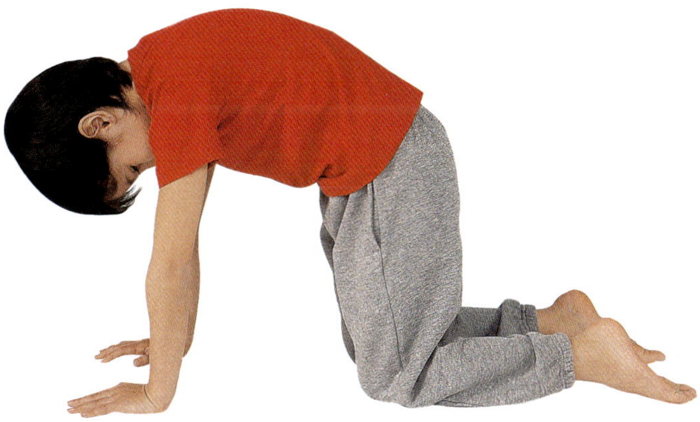

2 Heben Sie nun beim Ausatmen den Rücken so hoch Sie können und drücken Sie Ihr Gewicht in die Arme. Der Rücken ist rund, der Kopf gesenkt. Das ist die „zornige Katze", die erste Position.

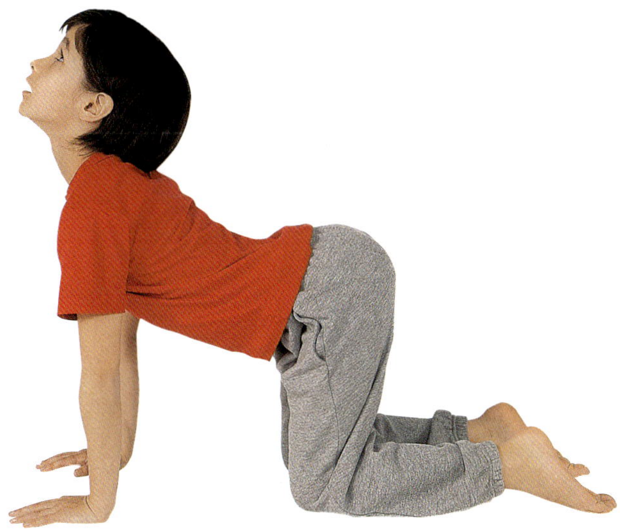

3 Schieben Sie beim Einatmen das Becken nach vorne und drücken Sie den Bauchnabel nach unten. Machen Sie einen Hohlrücken, werfen Sie den Kopf zurück und blicken Sie nach oben. Das ist die „glückliche Katze". Wiederholen Sie Schritt 2 und 3 einige Male und achten Sie darauf, dass Atmung und Bewegung übereinstimmen. Miauen Sie beim Ausatmen und halten Sie den Ton so lange es geht.

Hast du schon einmal eine Katze beobachtet, die sich nach einem langen Schlaf streckt? Sie macht einen Buckel und dann einen Hohlrücken, um die Wirbelsäule auf beiden Seiten zu dehnen. Das sind die Bewegungen der zornigen und glücklichen Katze.

Maus, Katze und Hund

Maus (s. gegenüber), Katze und Abwärts blickender Hund (s. S. 44) lassen sich auch in einer fließenden Minisequenz ausführen. Beginnen Sie mit der Maus und gehen Sie dann auf allen Vieren zur Katze über. Heben Sie die Hüften zum Hund in die Höhe. Wiederholen Sie die Sequenz in umgekehrter Reihenfolge. Beginnen Sie so oft Sie wollen von Neuem. Quieken, miauen und bellen Sie auch dabei.

Die Schlange

Diese Stellung, in der Sie eine Schlange imitieren, die ihren Kopf hebt, macht den Rücken kräftig und geschmeidig. Sie ist besonders gut für Menschen, die an Asthma oder anderen Atemwegserkrankungen leiden, da sie das Zwerchfell stärkt (der wichtigste Muskel beim Atmen – und von Asthmakranken meist nicht vollständig genutzt) und den Körper bei der Ausscheidung von Kohlendioxid unterstützt.

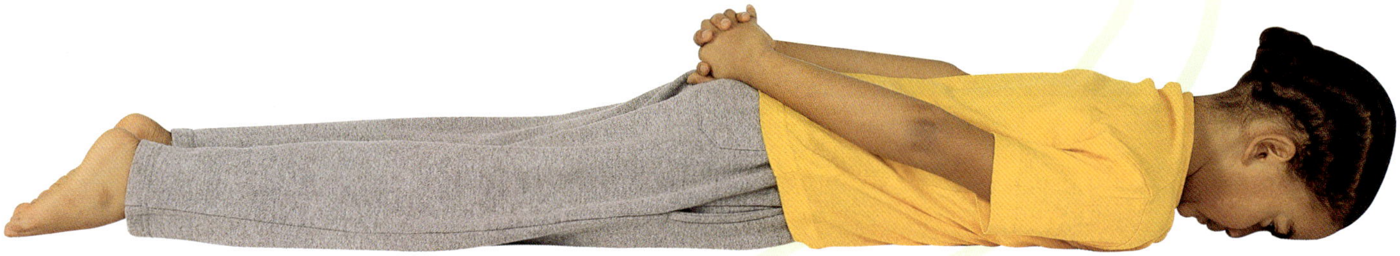

1 Legen Sie sich in die Bauchlage, die Stirn berührt den Boden. Bringen Sie die Hände hinter dem Rücken zusammen und verschränken Sie die Finger ineinander. Versuchen Sie so ruhig und zentriert wie möglich zu sein.

2 Strecken Sie beim Einatmen die Arme nach hinten und heben Sie Kopf, Nacken und Brust vom Boden – so hoch wie möglich ohne dabei die Muskeln zu überdehnen. Senken Sie beim Ausatmen Brustkorb, Genick und Kopf wieder auf den Boden. Wiederholen Sie diese Bewegung einige Male. Zischen Sie bei der Abwärtsbewegung wie eine Schlange. Geben Sie die Hände auseinander und stützen Sie den Kopf auf den Händen ab. Setzen Sie sich auf die Fersen und senken Sie die Stirn zu Boden. Die Maus (s. S. 68) gibt derWirbelsäule eine gute Gegendehnung.

Denken Sie während dieser Übung an die Eigenschaften einer Schlange. Schlangen sind scheue und zurückgezogene Tiere. Sie verfügen über eine unglaublich biegsame Wirbelsäule.

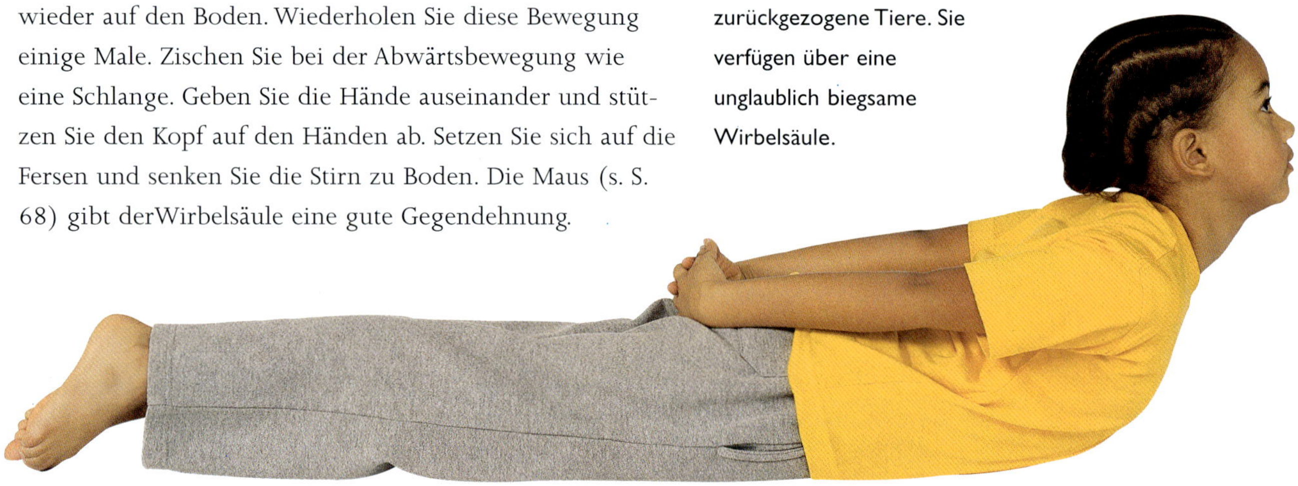

Die Stechmücke

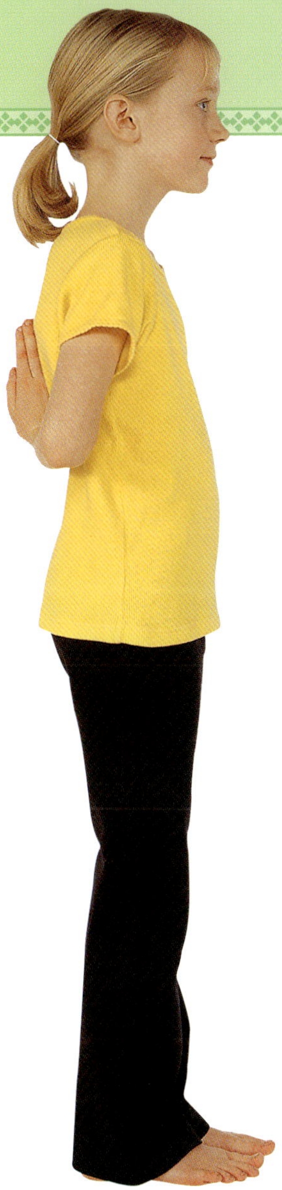

Diese Figur imitiert die Bewegung einer Stechmücke, die auf ihr Opfer zufliegt. Die Vorbeuge fördert die Beweglichkeit der Beine, Hüften und des Rückens und kräftigt sanft die Bauchmuskulatur. Die Position der Arme und Hände verhindert, dass die Schultern nach vorne rutschen und hilft dabei, tief zu atmen.

1 Stehen Sie mit geschlossenen Beinen. Führen Sie die Hände hinter den Rücken, ziehen Sie die Schultern nach unten und die Ellbogen nach hinten. Legen Sie die Handflächen aneinander, die Fingerspitzen zeigen nach oben. Schieben Sie die Hände zwischen die Schulterblätter.

Wenn es Ihnen schwer fällt, die Hände hinter dem Rücken zu falten, halten Sie sich stattdessen an den Ellbogen fest. Das belastet die Handgelenke und Schultern etwas weniger.

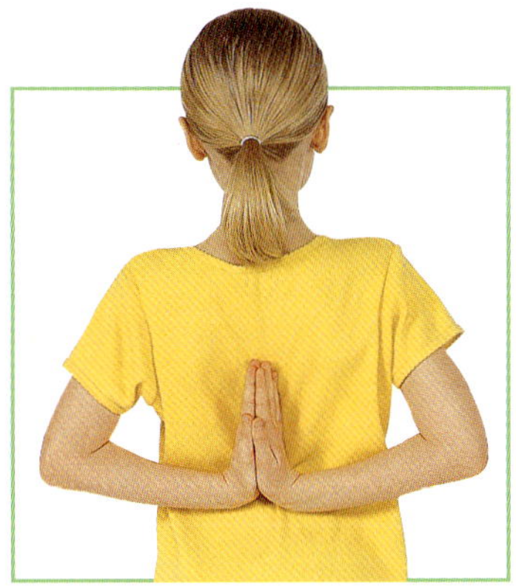

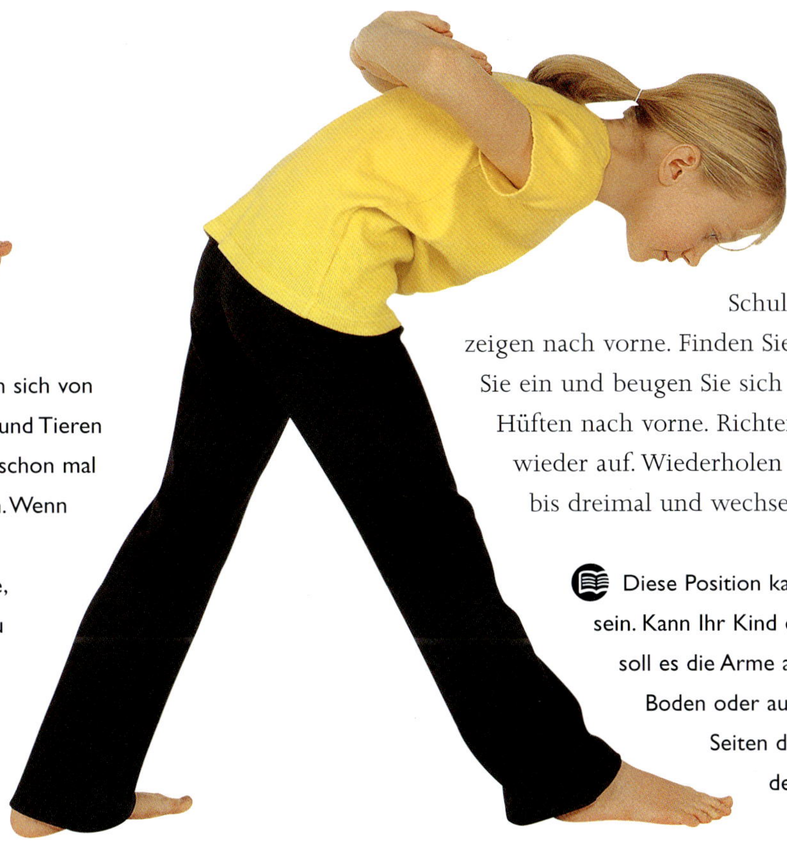

2 Drehen Sie den linken Fuß um 45° vom rechten Fuß weg. Machen Sie mit dem rechten Fuß einen großen Ausfallschritt, Schultern, Brust und Hüften zeigen nach vorne. Finden Sie Ihr Gleichgewicht, atmen Sie ein und beugen Sie sich beim Ausatmen aus den Hüften nach vorne. Richten Sie sich beim Einatmen wieder auf. Wiederholen Sie diese Bewegung zwei- bis dreimal und wechseln Sie dann die Seite.

Diese Position kann für kleine Kinder schwierig sein. Kann Ihr Kind das Gleichgewicht nicht halten, soll es die Arme ausstrecken und die Hände am Boden oder auf Bücherstapeln, die auf beide Seiten des vorderen Fußes gelegt werden, abstützen.

Stechmücken ernähren sich von Blut, das sie aus Menschen und Tieren saugen. Du wurdest sicher schon mal von einer Mücke gestochen. Wenn du dich nach vorne beugst, surre dabei wie eine Mücke, die zustechen will. Wenn du dich aufrichtest, mach ein schlürfendes, saugendes Geräusch wie eine Mücke, die Blut saugt.

Der Kleine Schmetterling

Diese Figur ist besonders bei Kindern sehr beliebt. Sie öffnet die Hüften und macht sie beweglich und ist auch gesund für das Becken und den Unterleib. Die Vorbeuge gibt dem Rücken eine kräftige Dehnung.

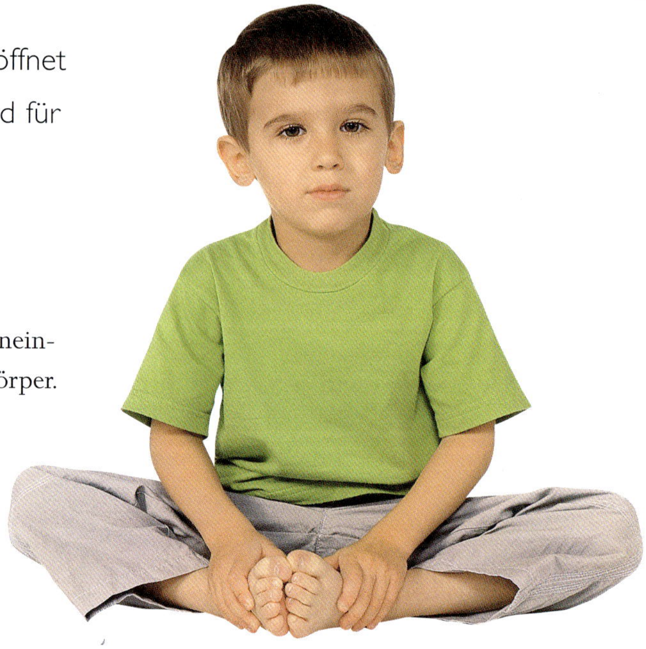

1 Setzen Sie sich auf den Boden und legen Sie die Fußsohlen aneinander. Bringen Sie die Fersen so nahe wie möglich an den Körper. Umfassen Sie Füße oder Knöchel. Sitzen Sie aufrecht und gerade.

Wenn es Ihnen schwer fällt, den Rücken gerade zu halten, setzen Sie sich auf den Rand einer gefalteten Decke oder einen Block.

2 Bewegen Sie die Knie ca. eine Minute lang nach oben und nach unten.

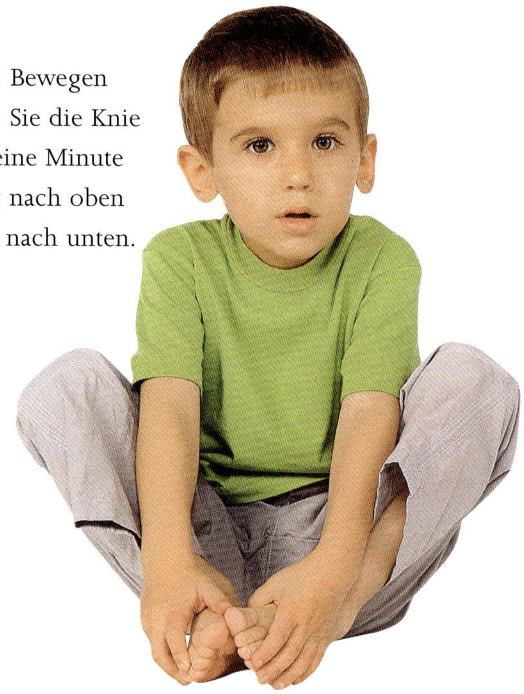

Stellen Sie sich vor, Ihre Beine wären die Flügel eines farbenfrohen Schmetterlings, der an einem Sommertag auf einer Blumenwiese spielt. Die Vorbeuge symbolisiert einen Schmetterling, der sich vorlehnt, um an die Pollen einer Blüte zu kommen.

Welche Farbe hättest du als Schmetterling? Hättest du Streifen, Punkte oder ein sternförmiges Muster auf deinen Flügeln? Zeichne ein Bild von dir. Auf welchen Blumen würdest du landen? Welche Farben hätten sie? Riechen sie gut? Zeichne auch sie auf.

3 Beugen Sie sich vorsichtig mit geradem Rücken aus der Hüfte nach vorne. Wenn Sie am tiefsten Punkt angelangt sind, krümmen Sie den Rücken. Ziehen Sie nicht an den Füßen, da dies die Knöchel belastet. Halten Sie die Position, dann richten Sie sich auf und strecken Sie die Beine.

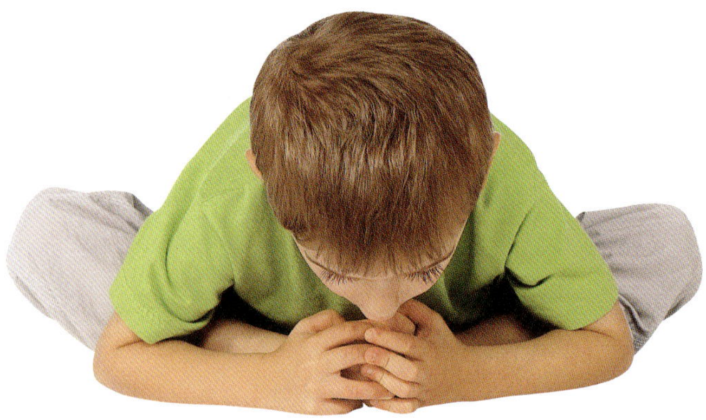

Der Große Schmetterling

Diese Gleichgewichtsübung kann man an den Kleinen Schmetterling anhängen. Sie erfordert aber einiges Geschick. Geben Sie nicht gleich auf, es fühlt sich toll an, wenn man schließlich sein Gleichgewicht halten kann.

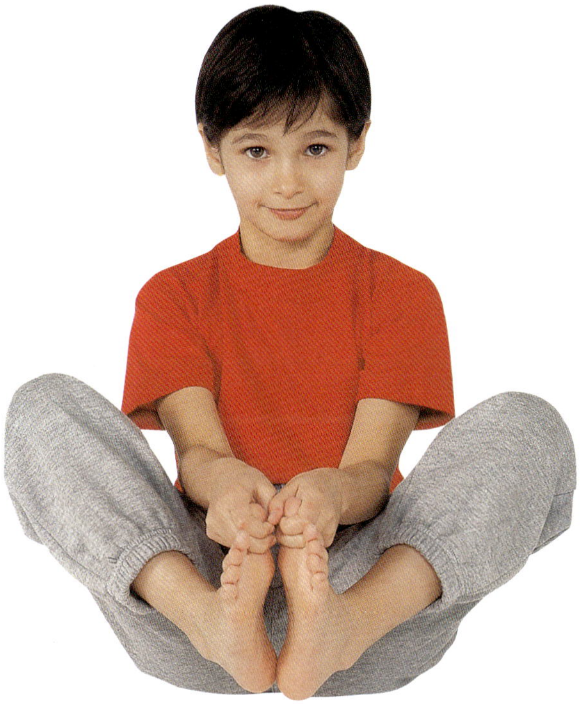

1 Machen Sie Schritt 1 des Kleinen Schmetterlings (siehe gegenüberliegende Seite) und halten Sie dann Ihre großen Zehen mit dem Zeige- und Mittelfinger fest. Verlagern Sie Ihr Gewicht auf den Teil Ihres Beckens zwischen den Sitzknochen und dem Steißbein. Heben Sie nun langsam die Füße.

2 Strecken Sie allmählich die Beine aus – sie können aber auch leicht gebeugt bleiben. Halten Sie in dieser Position mit geradem Rücken das Gleichgewicht. Polstern Sie den Boden gut aus, da Sie anfangs zurückrollen könnten.

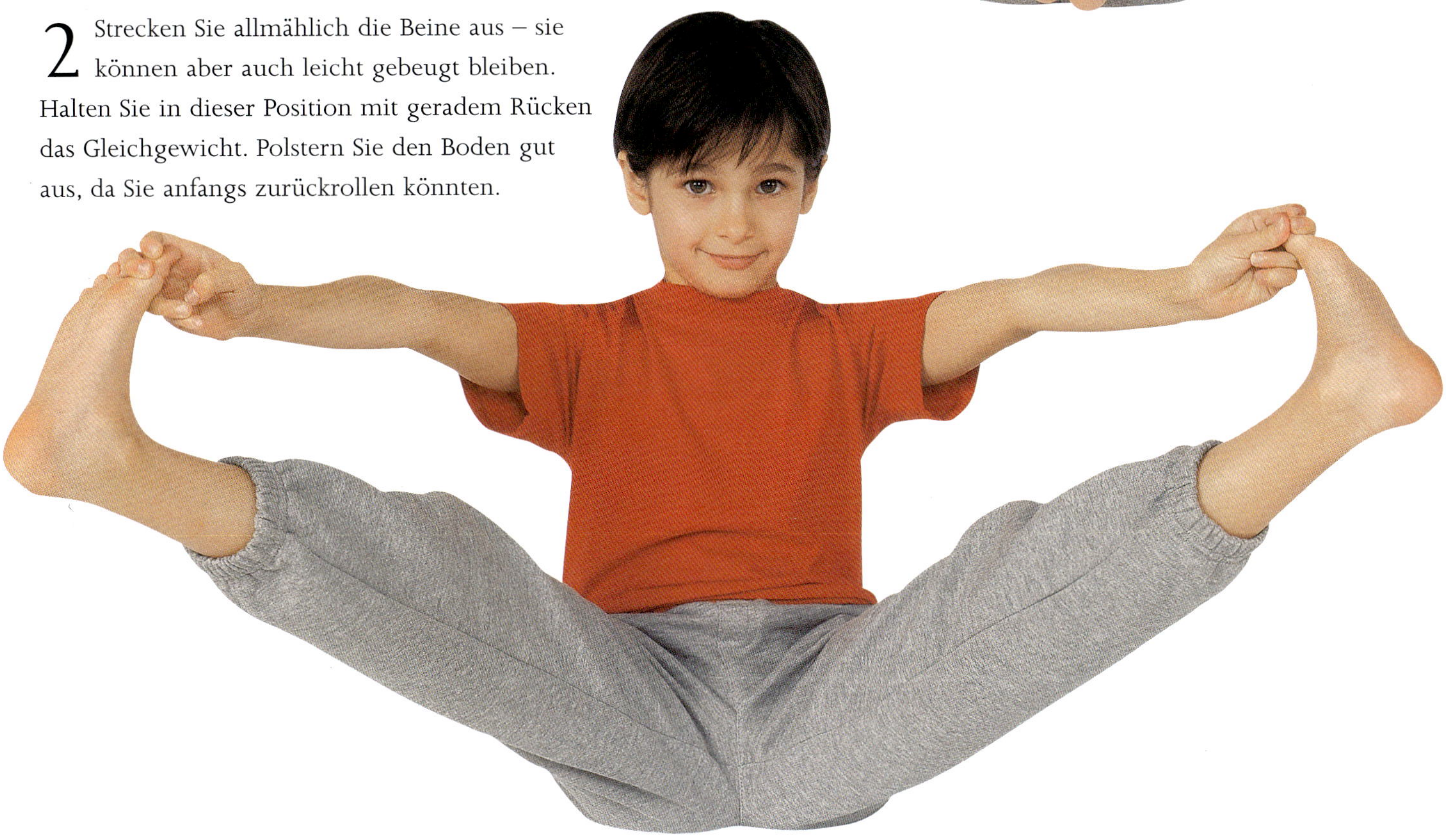

Die Spinne

Die hockende Position ist gut für die Füße, Knöchel und Hüften. In Kulturen, in denen die Menschen hockender Weise kochen, sich unterhalten oder ihre Notdurft verrichten, sind Hüftprobleme bei älteren Personen so gut wie unbekannt. In der Spinne wird der Unterleib durch die Position der Hände leicht kontrahiert, wodurch nicht nur die Muskeln in diesem Bereich gekräftigt, sondern auch Verdauung und Ausscheidung angeregt werden. Die letzte Position der Spinne ist eine anspruchsvolle Gleichgewichtsübung, die Hände, Handgelenke und Arme kräftigt und die Wirkung der Bauchmuskelübung noch erhöht.

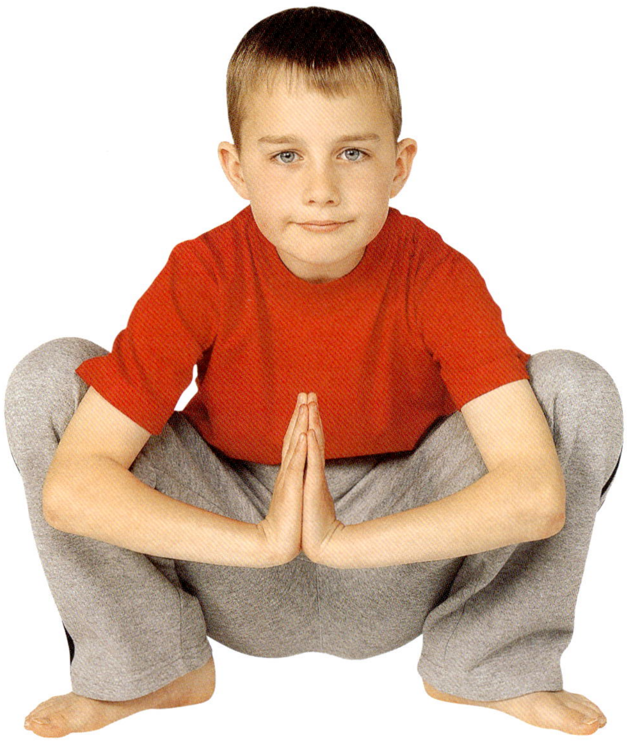

1 Stehen Sie aufrecht, die Füße etwa schulterbreit auseinander. Beugen Sie die Knie und hocken Sie sich nieder. Falten Sie die Hände und drücken Sie die Knie mit den Ellbogen auseinander. Halten Sie diese Position einige Atemzüge lang.

Wenn es Ihnen schwer fällt, die Fußsohlen auf dem Boden zu halten, legen Sie eine gefaltete Decke unter die Fersen. Sie können die Handgelenke auf die gleiche Weise stützen – aufgrund des ungleichmäßigen Körperwachstums bei Kindern kann es sein, dass ihre Arme noch nicht lang genug sind, um die Hände auf den Boden zu drücken.

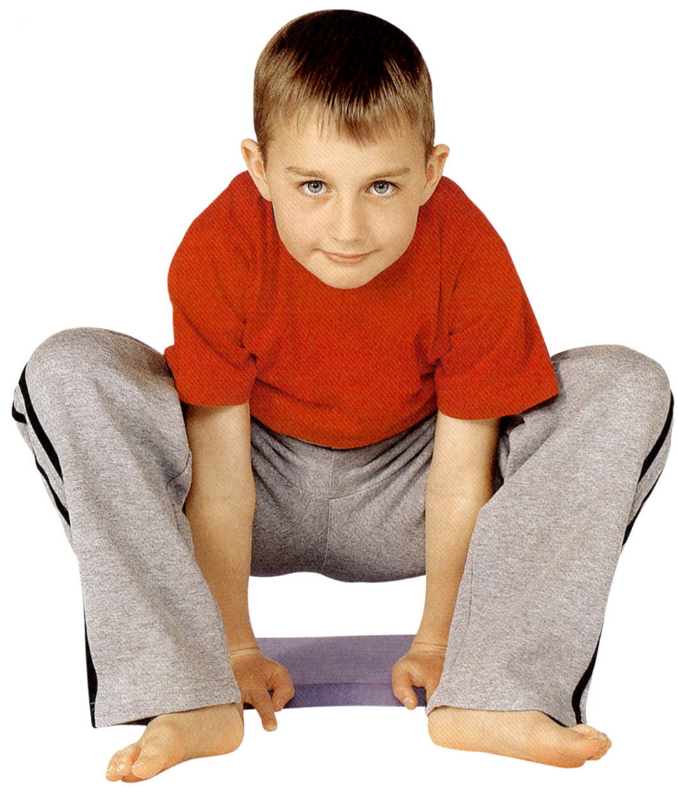

2 Geben Sie die Hände auseinander, lehnen Sie sich nach vorne, heben Sie die Hüften etwas und strecken Sie die Arme durch Ihre Beine. Legen Sie die Hände auf den Boden hinter Ihre Füße, wobei die Finger nach vorne zeigen und die Ellbogen leicht gebeugt sind. Senken Sie nun den Körper, bis Sie auf Ihren Oberarmen „sitzen“. Das ist die erste Position der Spinne – hören Sie hier auf, wenn Sie möchten.

3 Verlagern Sie das Körpergewicht auf Ihre Hände und schieben Sie die Füße nach vorne, bis sie in der Luft sind. Versuchen Sie in dieser Position das Gleichgewicht zu halten.

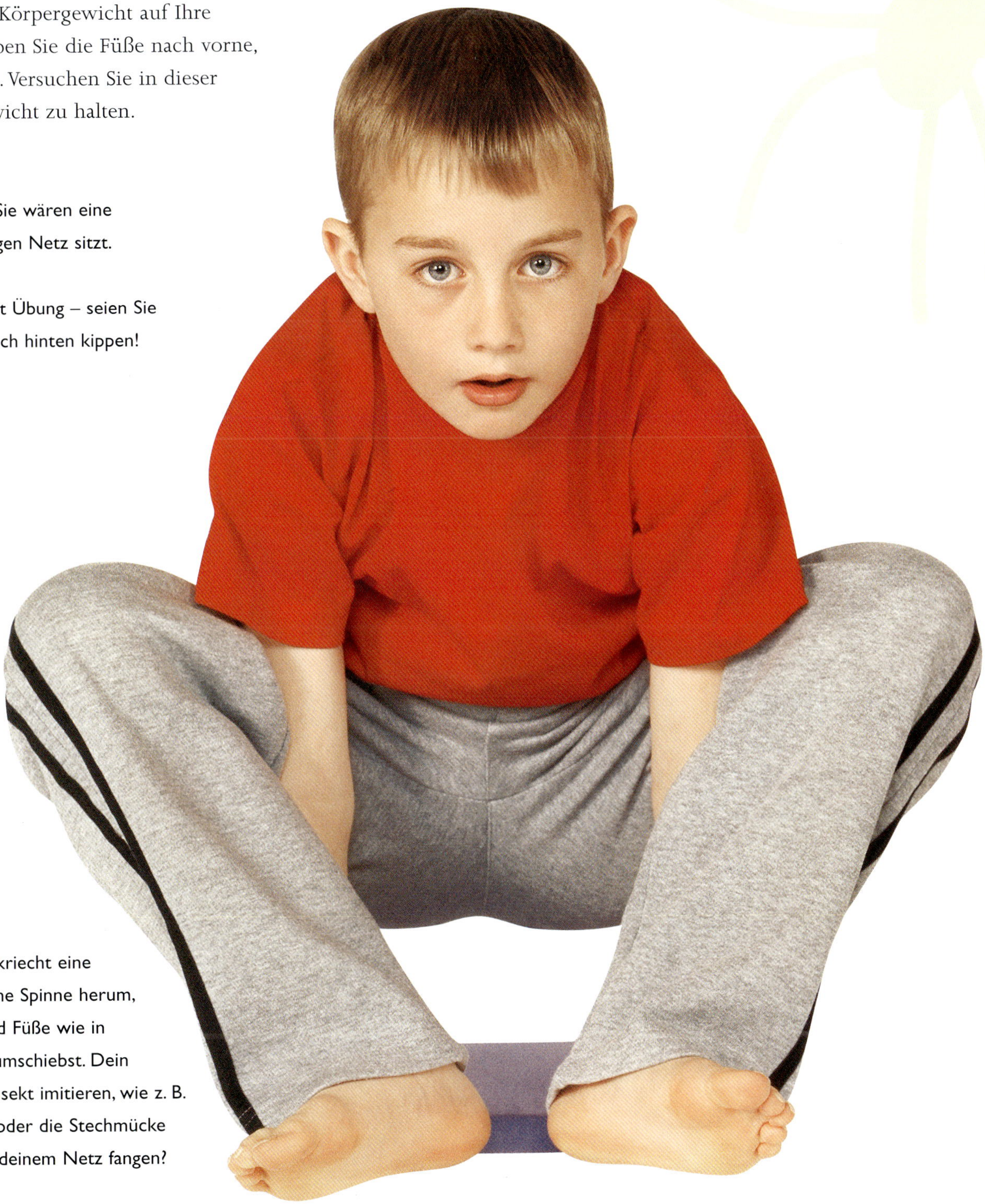

Stellen Sie sich vor, Sie wären eine Spinne, die in einem riesigen Netz sitzt.

Die Spinne erfordert Übung – seien Sie darauf gefasst, dass Sie nach hinten kippen!

Pass auf, pass auf, da kriecht eine Spinne herauf! Lauf wie eine Spinne herum, indem du deine Hände und Füße wie in Schritt 2 beschrieben herumschiebst. Dein Partner soll ein anderes Insekt imitieren, wie z. B. den Toten Käfer (s. S. 43) oder die Stechmücke (s. S. 71). Kannst du sie in deinem Netz fangen?

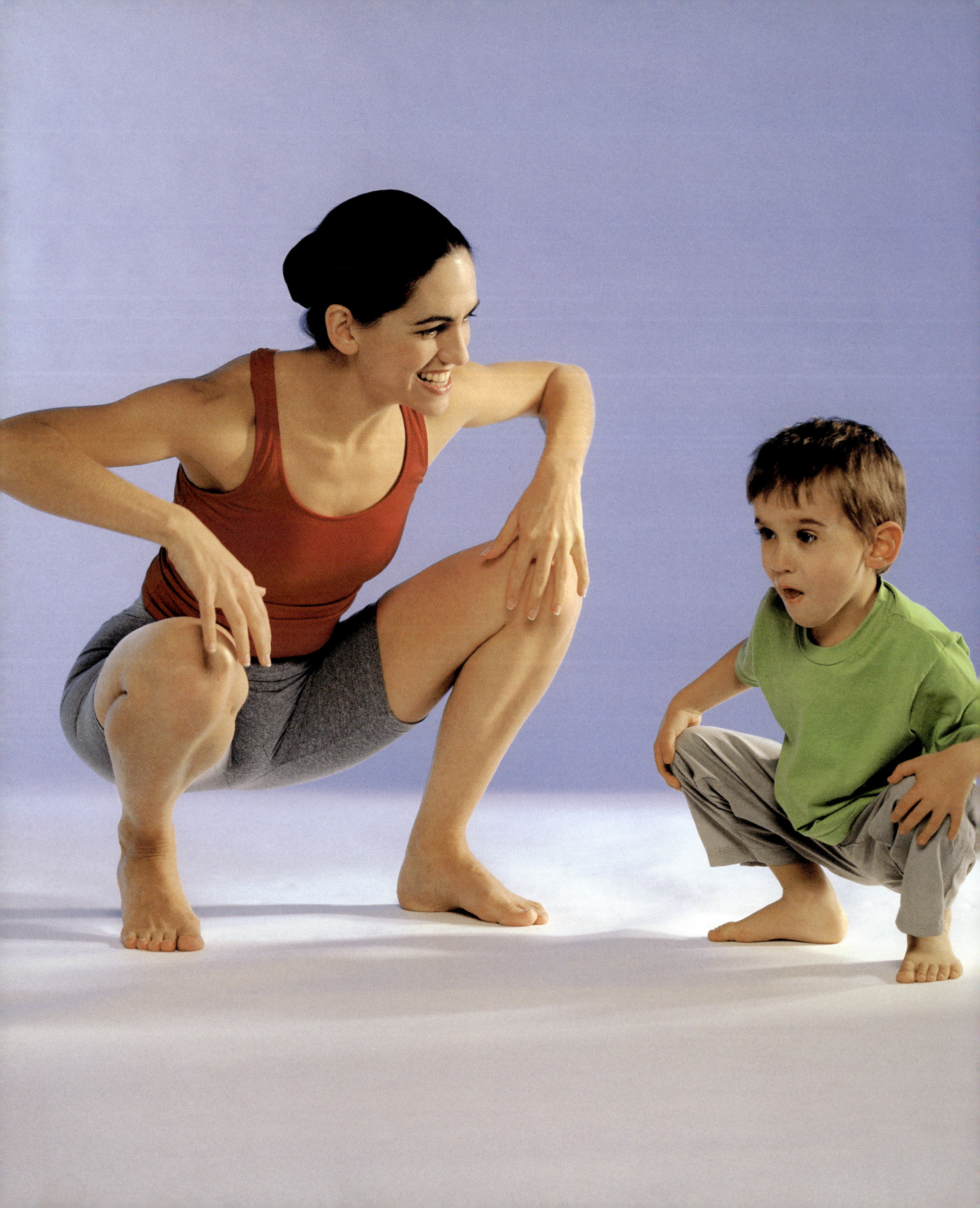

Aktivitäten, Reisen und Spiele

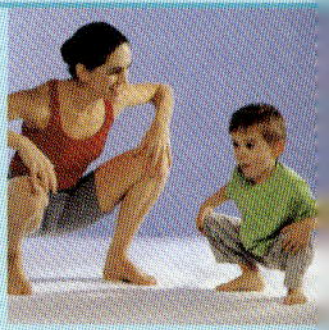

Yoga mit Kindern erfordert Fantasie und Kreativität Dieses Kapitel liefert zahlreiche Ideen, wie man Yoga zu einer aufregenden Entdeckungsreise machen kann. Die Positionen zu Beginn des Kapitels sind Aktivitäten, wie Puddingrühren oder Holzhacken, die man in eine Geschichte oder ein Abenteuer einbinden kann. Darauf folgen viele lustige Bewegungsarten, wie z. B. der Krabbengang. Mit den Tierfiguren aus Kapitel 4 haben Sie nun alle nötigen Elemente, um auf eine Safari zu gehen, einen Berg zu besteigen oder einen Fluss zu durchqueren. Das Kapitel endet mit Spielen für mehrere Spieler, die auf Yogaelementen beruhen.

An welchen Spielen und Aktivitäten Ihr Kind interessiert ist, hängt von seinem Alter ab. Kleinkinder lieben einfallsreiche Fantasiespiele, während ältere Kinder eher an den Yogastellungen selbst Interesse zeigen. Versuchen Sie die Yogastunden den individuellen Bedürfnissen und Vorlieben Ihres Kindes anzupassen.

Reis sortieren

Bei dieser Übung stellen wir uns vor, wir würden einen Haufen Reis in gute und schlechte Körner sortieren, indem wir uns zuerst zu einem Fuß und dann zum anderen hinunterbeugen. Diese Bewegung ist für den gesamten Beckenbereich gesund, da sie ihn mit frischem Blut versorgt. Sie erhöht die Beweglichkeit der Beinrückenseiten und dehnt und formt den unteren Rücken und die Taille.

Sie können für diese Übung auch Bonbons verwenden. Mischen Sie Bonbons zweier verschiedener Farben und sortieren Sie diese. Oder Sie nehmen Bohnen.

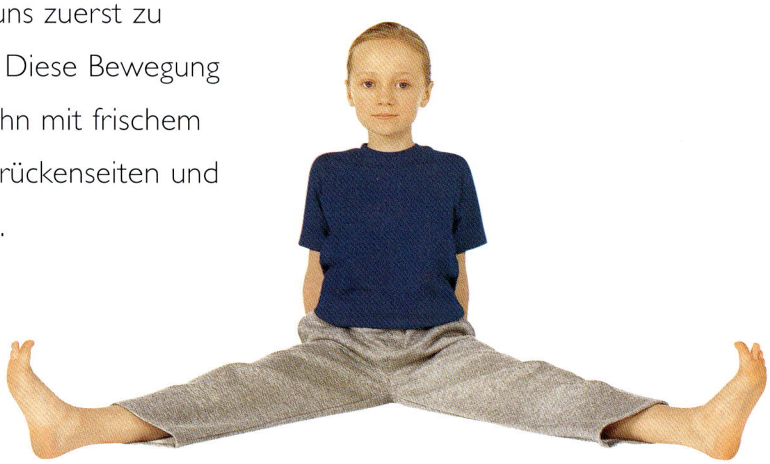

1 Gerade auf den Boden setzen und die Beine weit auseinander spreizen. Mit den Händen hinter dem Rücken abstützen, die Wirbelsäule strecken. Sie können auch auf einem Kissen sitzen. Ein- und ausatmen.

Überdehnen Sie nicht die Innenseiten der Knie. Wenn Sie mit den Händen nicht an die Füße gelangen, legen Sie die Körner neben die Knie oder Schienbeine.

Wusstest du, dass Reis auf völlig nassen Feldern wächst? In Asien zählt Reis zu den wichtigsten Nahrungsmitteln und viele Menschen essen ihn jeden Tag.

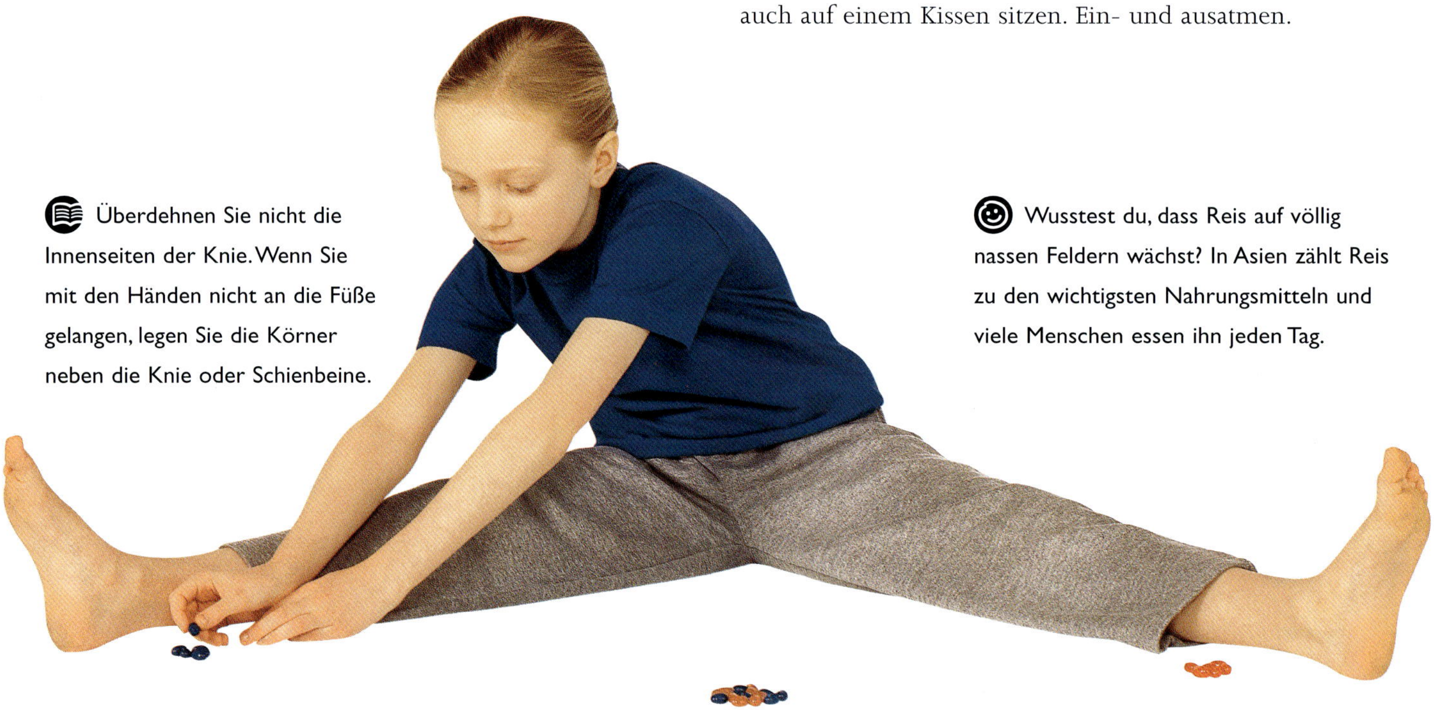

2 Strecken Sie sich mit geradem Rücken nach vorne und nehmen Sie ein Reiskorn aus dem imaginären Haufen zwischen Ihren Beinen. Ist es ein gutes Korn, dann legen Sie es neben Ihren rechten Fuß. Ist es ein schlechtes Korn, dann legen Sie es neben den linken. Wiederholen Sie den Vorgang, bis keine Körner mehr übrig sind.

Pudding rühren

Nach dem Sortieren des Reises ist es Zeit, Reispudding zu kochen. Bei dieser Übung, deren Nutzen dem des Reissortierenes ähnlich ist, führen Sie mit dem gesamten Oberkörper große kreisförmige Rührbewegungen aus. Sie können beide Bewegungen in einer Folge ausführen.

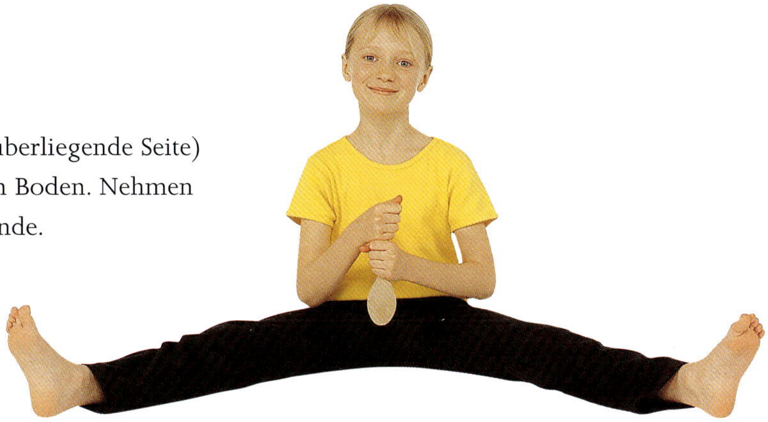

1 Setzen Sie sich wie beim Reissortieren (siehe gegenüberliegende Seite) mit gespreizten Beinen und geradem Rücken auf den Boden. Nehmen Sie einen echten oder imaginären Holzlöffel in beide Hände.

Stellen Sie sich einen großen Topf mit Reispudding vor, der gut gerührt werden muss, um nicht klumpig zu werden.

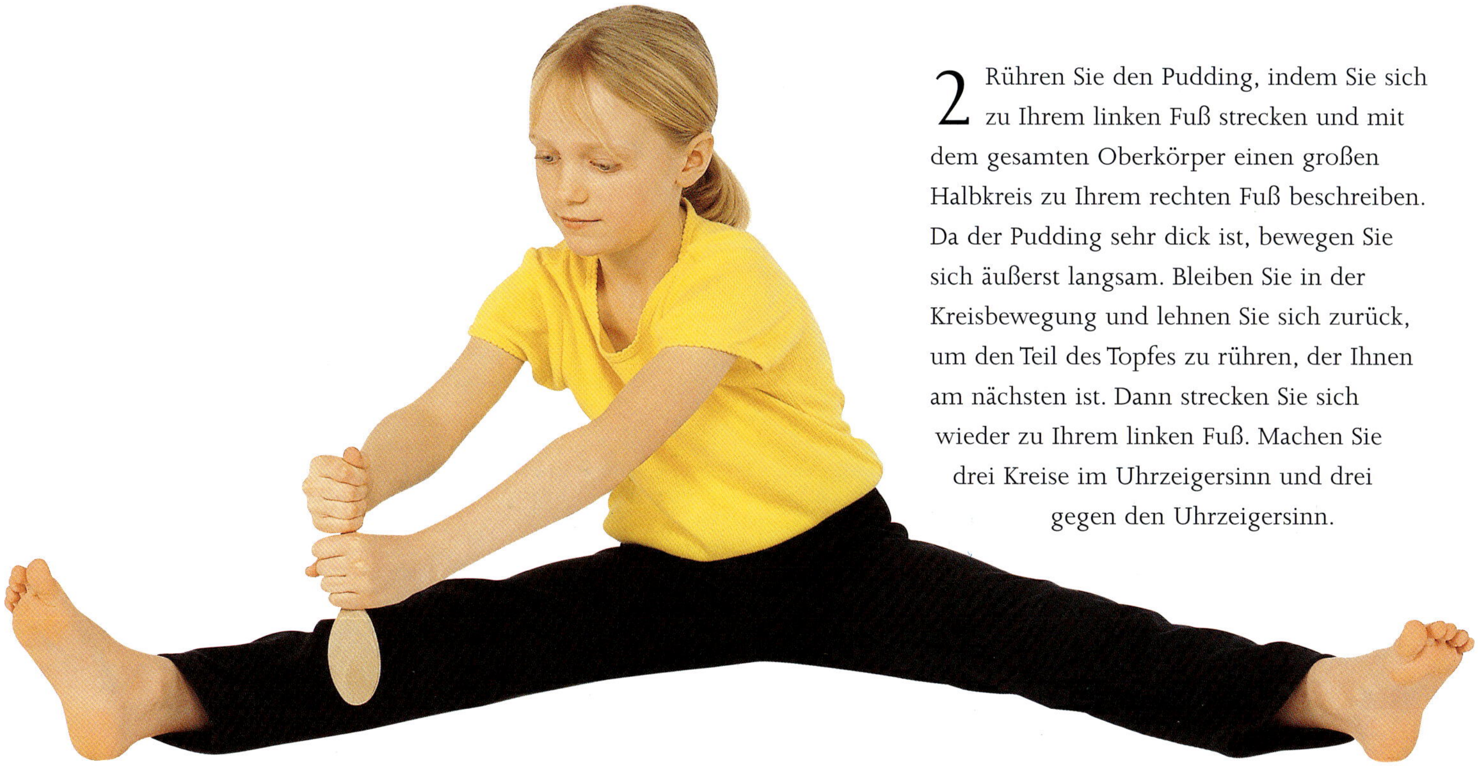

2 Rühren Sie den Pudding, indem Sie sich zu Ihrem linken Fuß strecken und mit dem gesamten Oberkörper einen großen Halbkreis zu Ihrem rechten Fuß beschreiben. Da der Pudding sehr dick ist, bewegen Sie sich äußerst langsam. Bleiben Sie in der Kreisbewegung und lehnen Sie sich zurück, um den Teil des Topfes zu rühren, der Ihnen am nächsten ist. Dann strecken Sie sich wieder zu Ihrem linken Fuß. Machen Sie drei Kreise im Uhrzeigersinn und drei gegen den Uhrzeigersinn.

Stellen Sie sich vor, Sie bereiten ein köstliches indisches Gericht zu, das sich *Khir* nennt und aus Reis, Nüssen, getrockneten Früchten und Milch besteht. Als Buddha kurz vor dem Verhungern war, wurde ihm *Khir* von einem kleinen Mädchen gereicht. Dank dieser netten Geste kam er wieder zu Kräften, um weiter zu wandern und nur einige Kilometer entfernt die Erleuchtung zu finden.

Holz hacken

Diese Position ist gesund für die Hüften und den unteren Rücken. In Teilen Asiens und Afrikas, wo viele Menschen hocken, anstatt auf Sesseln zu sitzen, sind Rückenprobleme selten. Die Unterleibsorgane werden massiert und die Nahrungsausscheidung angeregt – deshalb bevorzugen viele Menschen diese Haltung, um ihre Notdurft zu verrichten. Die „Hackbewegung“ kräftigt die Muskeln zwischen den Schulterblättern und verhindert, dass man die Schultern krümmt. Der „Ha“-Laut reinigt Lungen und Rachen.

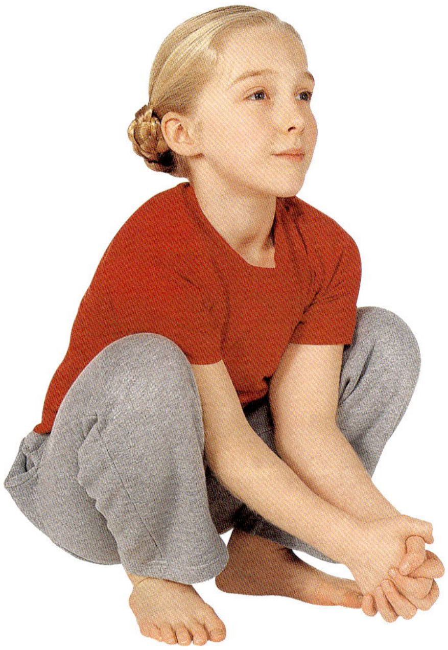

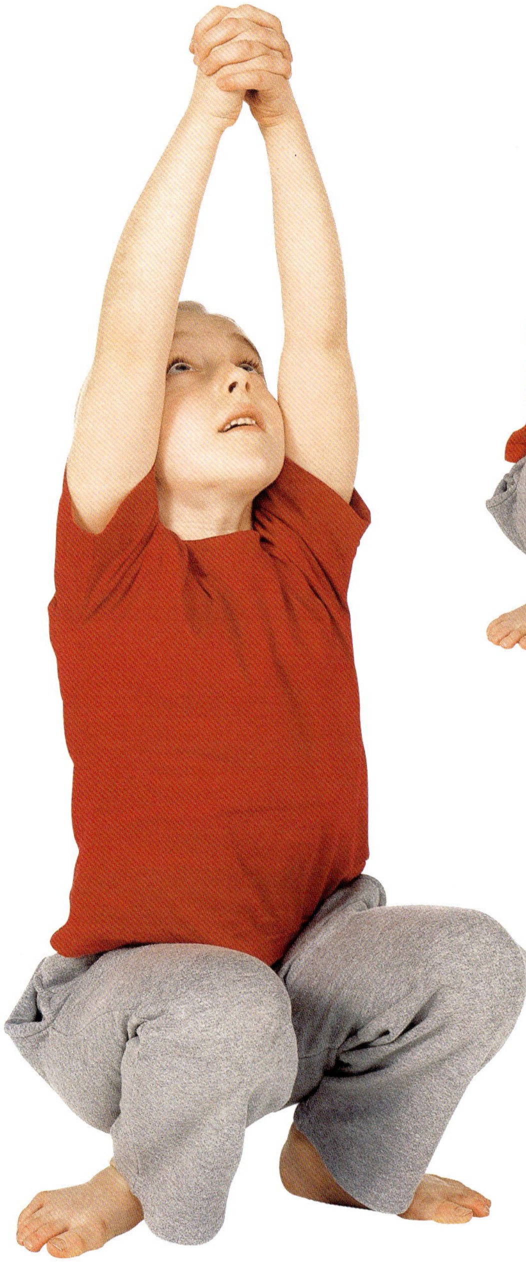

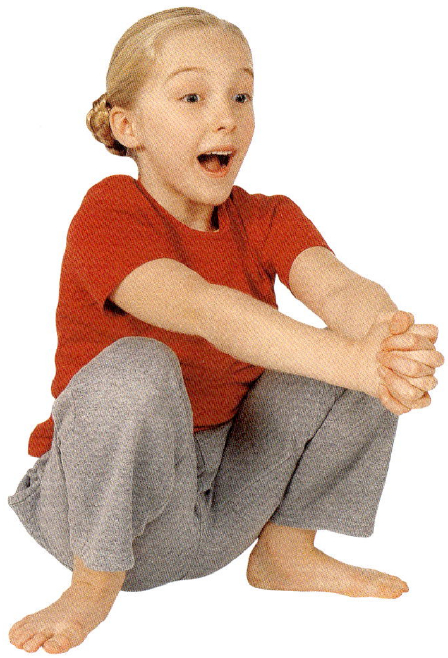

1 Stehen Sie hüftbreit und hocken Sie sich nieder, die Fersen bleiben auf dem Boden. Wenn Ihnen das unangenehm ist, stellen Sie die Füße etwas weiter auseinander. Sollten die Fersen den Boden nicht berühren, legen Sie eine Decke darunter.

2 Ergreifen Sie Ihre imaginäre Axt, indem Sie die Hände falten und die Finger ineinander verschränken. Heben Sie die Arme weit über den Kopf und strecken Sie die Wirbelsäule. Sehen Sie zu Ihren Händen hoch.

3 Lassen Sie die Arme beim Ausatmen schnell vor Ihrem Körper nach unten fallen, als ob Sie ein Stück Holz hacken würden – stoßen Sie dabei einen „Ha“-Laut aus. Arme wieder heben und Hackbewegung fünfmal wiederholen.

Das Baby wiegen

Das ist eine fantastische Übung für die Beweglichkeit der Hüften und Knie. Aufgestautes Blut wird aus den Beinen zurück zum Herzen transportiert, wo es wieder mit Sauerstoff versorgt wird.

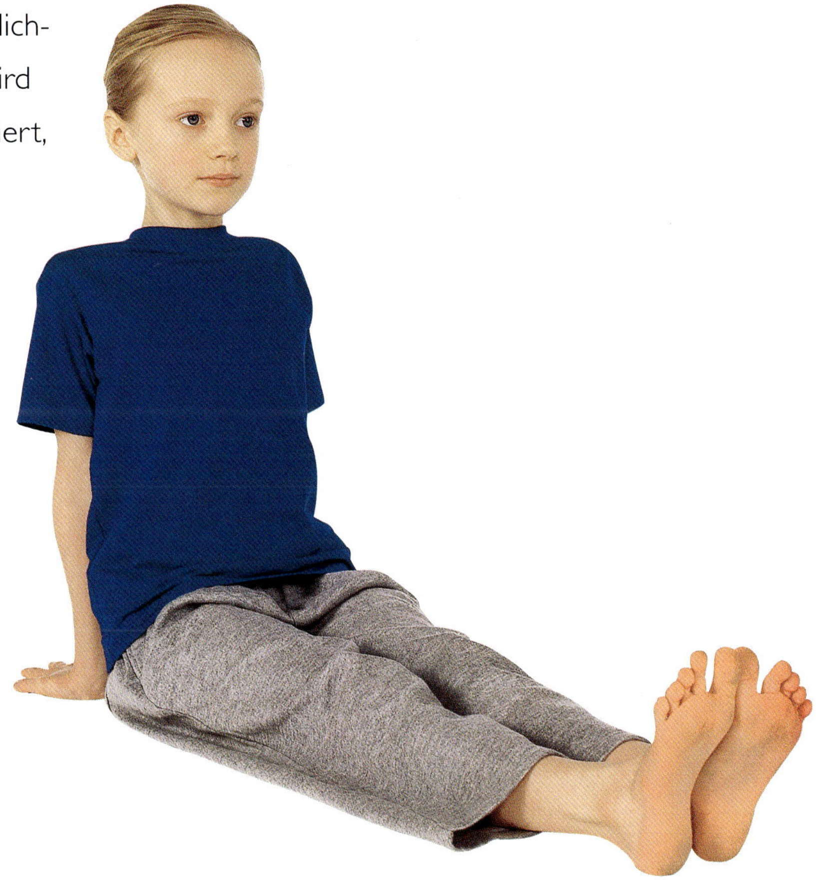

1 Setzen Sie sich mit ausgestreckten, geschlossenen Beinen auf den Boden. Stützen Sie sich mit den Händen hinter dem Rücken ab. Sitzen Sie gerade und machen Sie den Rücken lang.

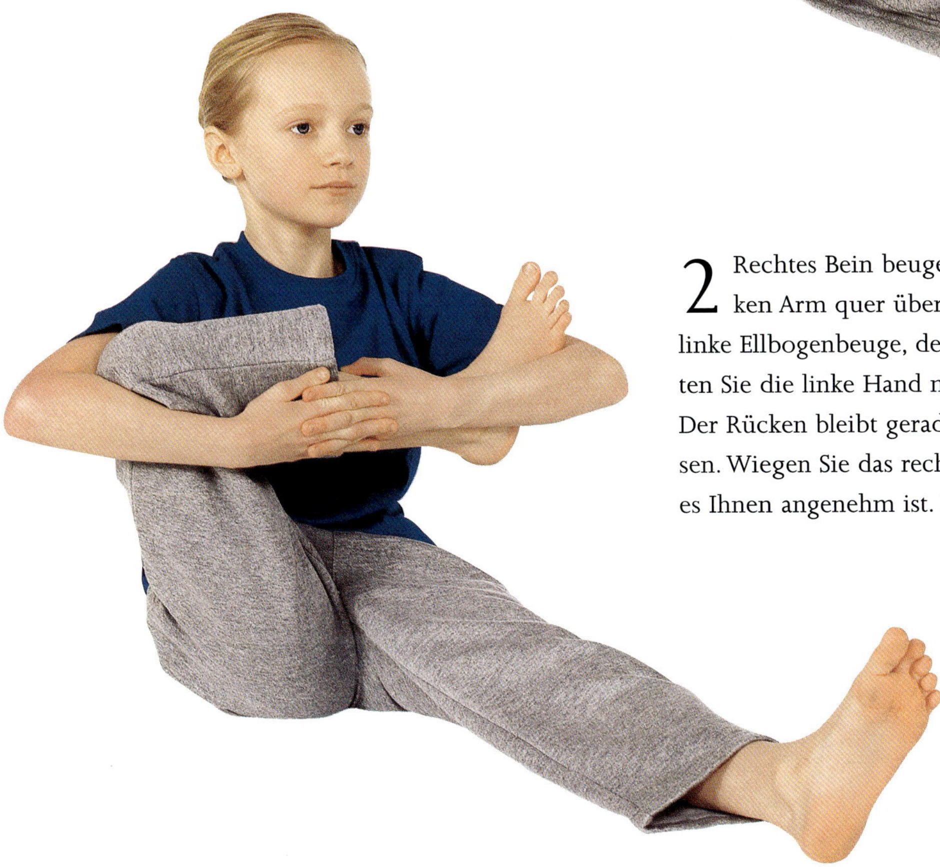

2 Rechtes Bein beugen. Den rechten Fuß heben und mit dem linken Arm quer über den Körper ziehen. Legen Sie den Fuß in die linke Ellbogenbeuge, den rechten Arm um Ihr rechtes Knie und halten Sie die linke Hand mit der rechten fest. Halten Sie diese Position. Der Rücken bleibt gerade – setzen Sie sich, wenn nötig, auf ein Kissen. Wiegen Sie das rechte Bein sanft von links nach rechts, solange es Ihnen angenehm ist. Mit dem linken Bein wiederholen.

Wenn Sie es nicht schaffen, den Fuß und das Knie in den Ellbogen zu wiegen, verwenden Sie stattdessen die Hände.

Stellen Sie sich vor, Sie wiegen ein wunderschönes Baby in Ihrem Arm. Sie können dabei auch ein Wiegenlied singen.

Rudern

Diese Übung hat viele Vorzüge. Die Ruderbewegung nach vorne öffnet die Kniesehnen und die Rückenseite des Körpers und massiert die Unterleibsorgane und -muskeln. Die Ruderbewegung nach hinten stärkt den Rücken und die Bauchmuskeln, die gemeinsam der Schwerkraft entgegenwirken. Die Bewegung der Arme hält Schultern und obere Rückenmuskeln beweglich.

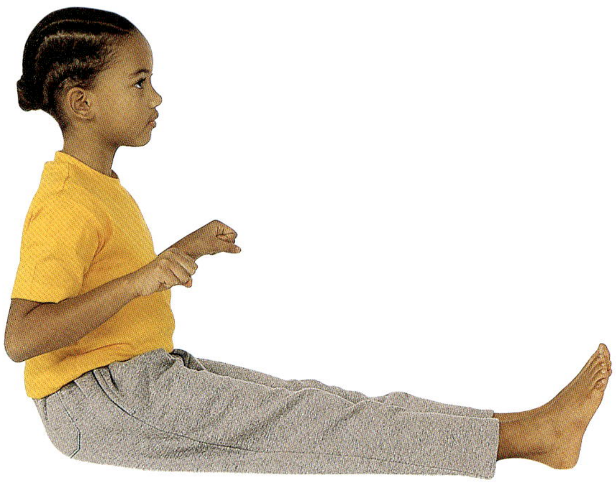

1 Setzen Sie sich mit geschlossenen, ausgestreckten Beinen auf den Boden. Ballen Sie die Hände zu Fäusten, als ob Sie die Ruder eines Bootes halten würden.

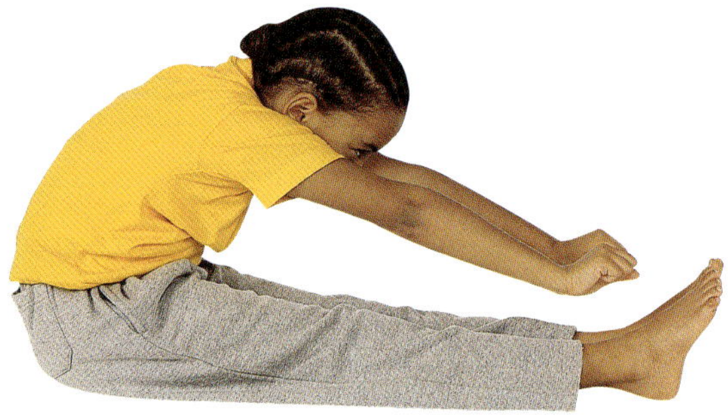

2 Heben Sie die Arme über den Kopf und lehnen Sie sich dann aus den Hüften nach vorne zu den Füßen. Der Rücken bleibt so gerade wie möglich.

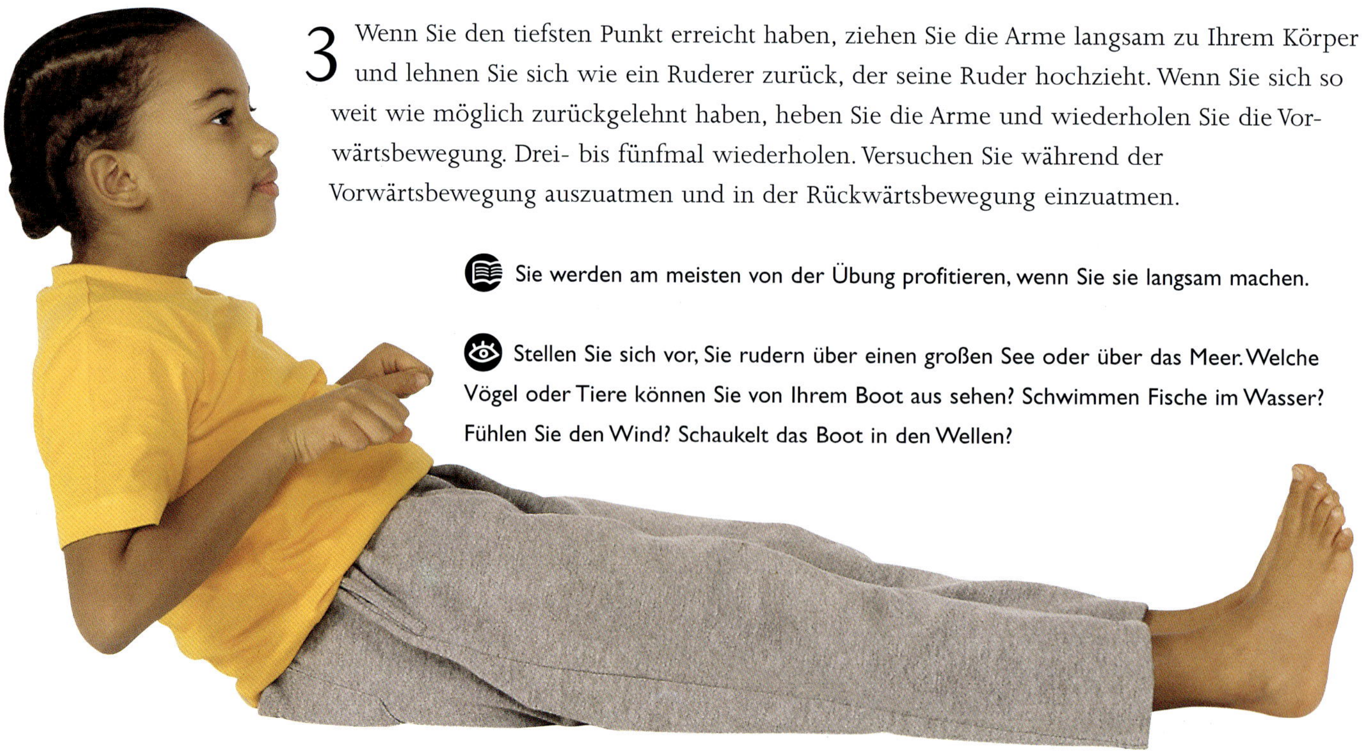

3 Wenn Sie den tiefsten Punkt erreicht haben, ziehen Sie die Arme langsam zu Ihrem Körper und lehnen Sie sich wie ein Ruderer zurück, der seine Ruder hochzieht. Wenn Sie sich so weit wie möglich zurückgelehnt haben, heben Sie die Arme und wiederholen Sie die Vorwärtsbewegung. Drei- bis fünfmal wiederholen. Versuchen Sie während der Vorwärtsbewegung auszuatmen und in der Rückwärtsbewegung einzuatmen.

Sie werden am meisten von der Übung profitieren, wenn Sie sie langsam machen.

Stellen Sie sich vor, Sie rudern über einen großen See oder über das Meer. Welche Vögel oder Tiere können Sie von Ihrem Boot aus sehen? Schwimmen Fische im Wasser? Fühlen Sie den Wind? Schaukelt das Boot in den Wellen?

Radfahren

Diese Übung ist gut für Hüften und Knie und kräftigt den Bauch und die untere Rückenmuskulatur. Da es sich hier um eine sanfte Umkehrposition handelt, wird das Gehirn mit frischem, sauerstoffreichem Blut versorgt und altes, aufgestautes Blut wird aus den Beinen gezogen.

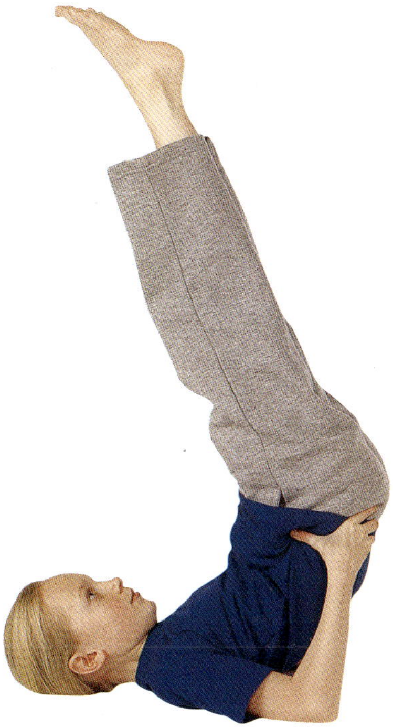

1 Legen Sie sich auf den Rücken und schwingen Sie Ihre Beine nach oben, so dass die Hüften in der Luft sind. Stützen Sie die Hüften mit den Händen ab. Sie können aber auch mit flachem Rücken auf dem Boden liegen und nur die Beine in die Luft strecken.

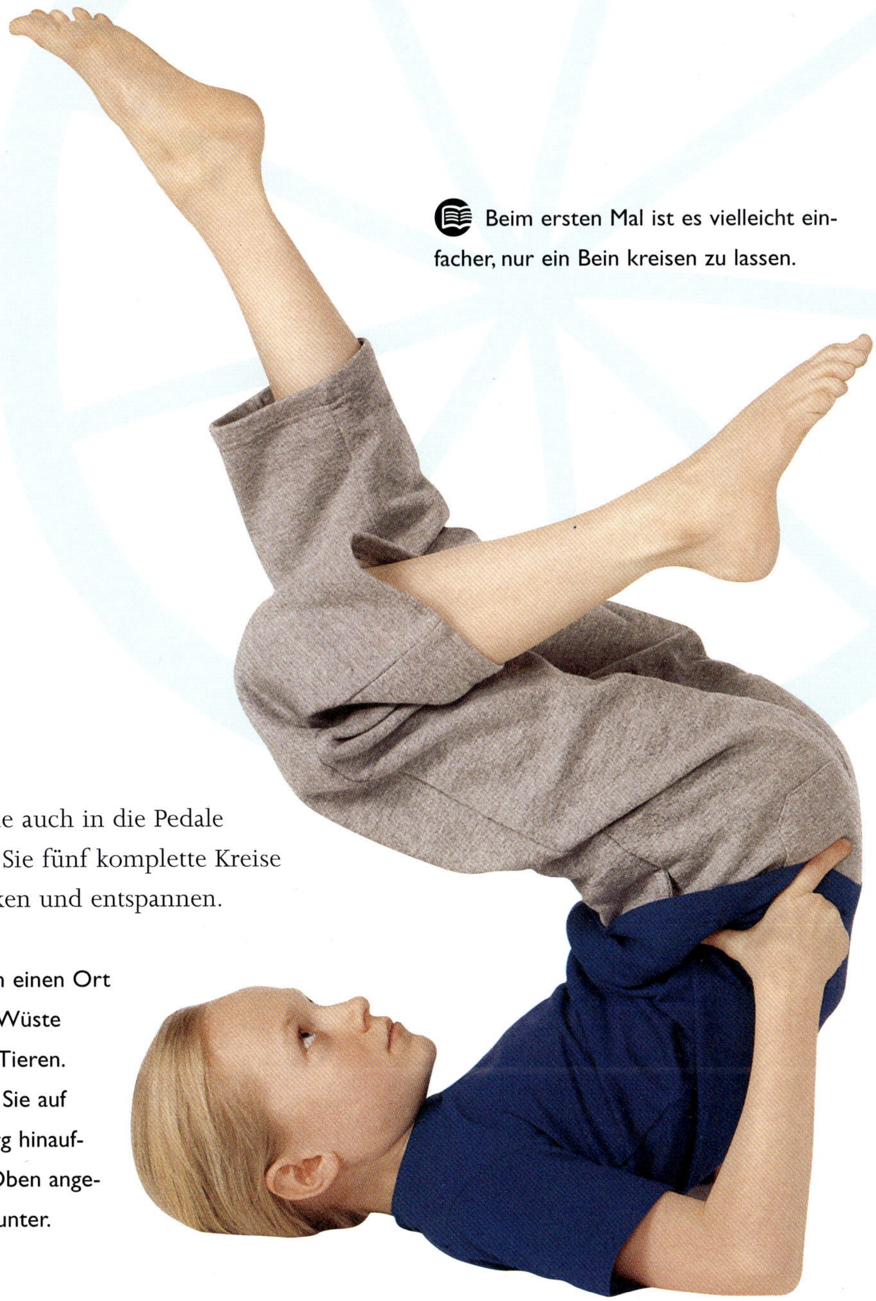

Beim ersten Mal ist es vielleicht einfacher, nur ein Bein kreisen zu lassen.

2 Kreisen Sie langsam die Beine, so wie Sie auch in die Pedale eines Fahrrades treten würden. Machen Sie fünf komplette Kreise nach vorne und fünf nach hinten. Beine senken und entspannen.

Erfinden Sie ein Radabenteuer. Suchen Sie sich einen Ort aus, den Sie gerne besuchen würden, vielleicht die Wüste Sahara oder den Regenwald mit vielen exotischen Tieren. Denken Sie an all die interessanten Figuren, denen Sie auf Ihrer Reise begegnen könnten. Wenn Sie einen Berg hinauffahren, denken Sie daran, ganz langsam zu treten. Oben angelangt, fahren Sie so schnell wie möglich wieder hinunter.

Eine Brücke bauen

Die Brücke macht die Wirbelsäule sehr geschmeidig und gibt wie alle Rückbeugen neue Kraft. Man baut sie am besten in das Training ein, wenn man sich müde und lustlos fühlt und einen frischen Kick nötig hat.

1 Legen Sie sich auf den Rücken, beugen Sie die Knie und stellen Sie die Füße hüftbreit auseinander. Die Knie zeigen zur Decke, die Arme liegen seitlich neben dem Körper.

Wärmen Sie sich mit den Übungen aus Kapitel 2 auf, bevor Sie diese Position ausprobieren. Die Brücke erfordert Kraft und Konzentration, verzweifeln Sie also nicht, wenn die Übung nicht sofort gelingt. Eine einfachere Variante ist die Dynamische leichte Brücke auf Seite 36.

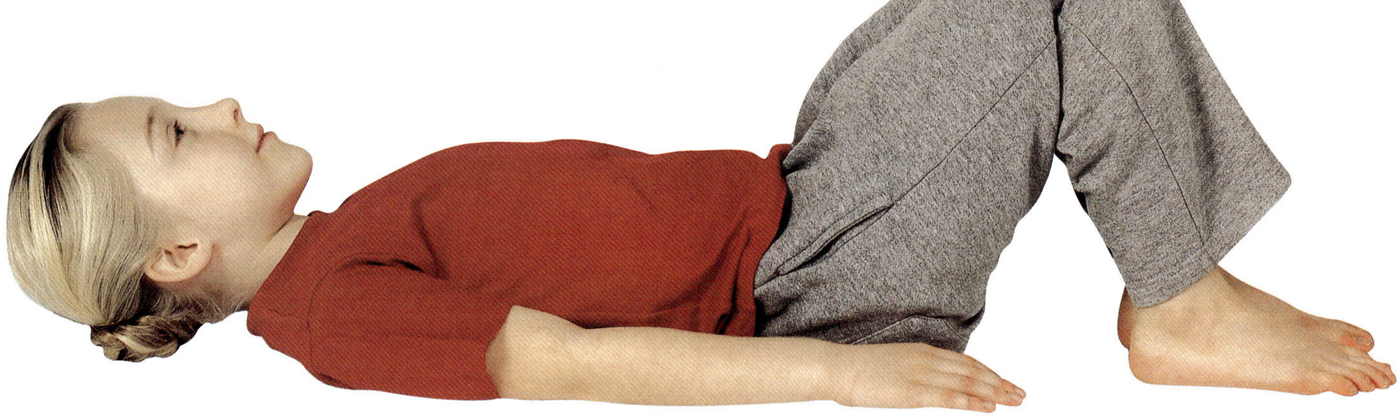

2 Legen Sie die Hände unter die Schultern, so dass die Finger zu Ihren Füßen zeigen. Arme und Beine bleiben parallel – Ellbogen und Knie dürfen nicht seitlich ausweichen.

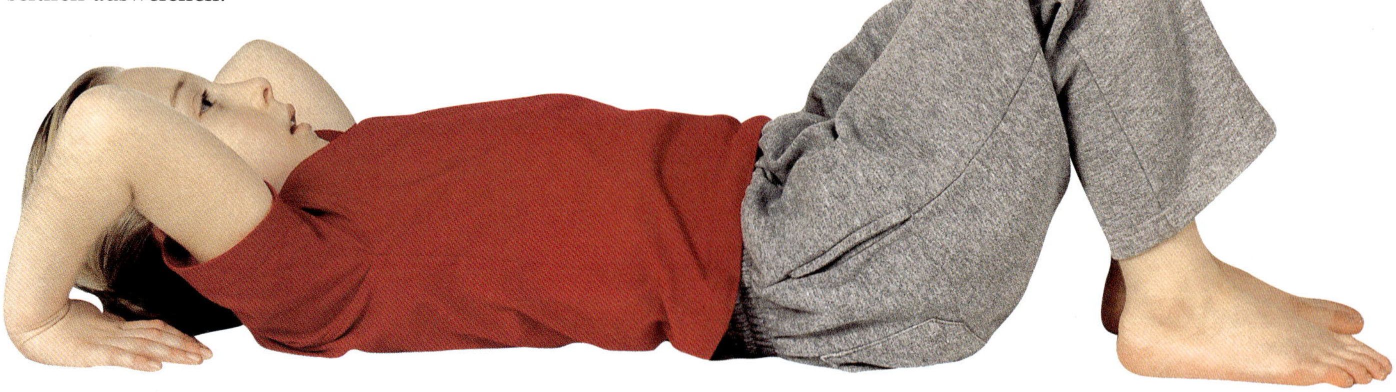

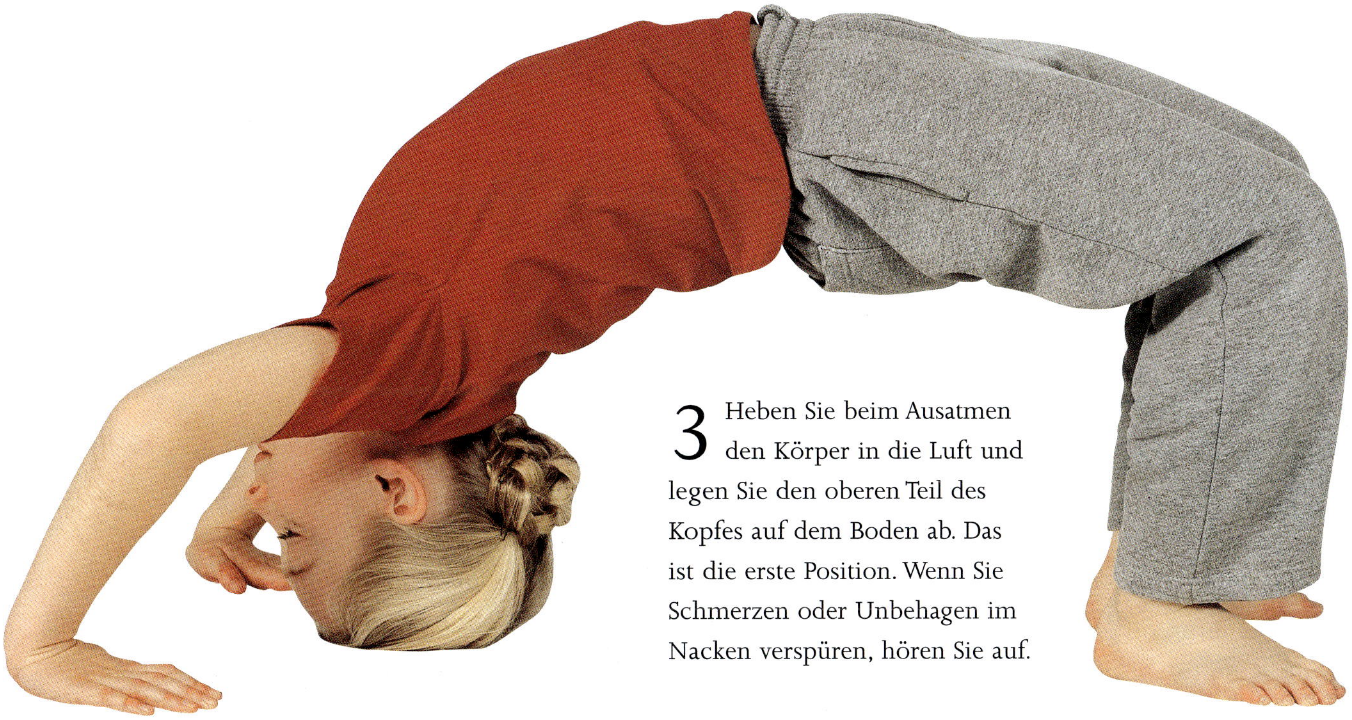

3 Heben Sie beim Ausatmen den Körper in die Luft und legen Sie den oberen Teil des Kopfes auf dem Boden ab. Das ist die erste Position. Wenn Sie Schmerzen oder Unbehagen im Nacken verspüren, hören Sie auf.

4 Nach einigen Atemzügen drücken Sie sich mit Händen und Beinen nach oben, so dass der Körper einen eleganten Bogen macht und Sie sich nur noch mit Händen und Füßen abstützen. (Wenn Sie zu zweit sind, schwimmen Sie abwechselnd wie Fische unter der Brücke durch.) Senken Sie dann zuerst den Kopf ab und legen Sie den Körper vorsichtig auf den Boden. Entspannen Sie sich.

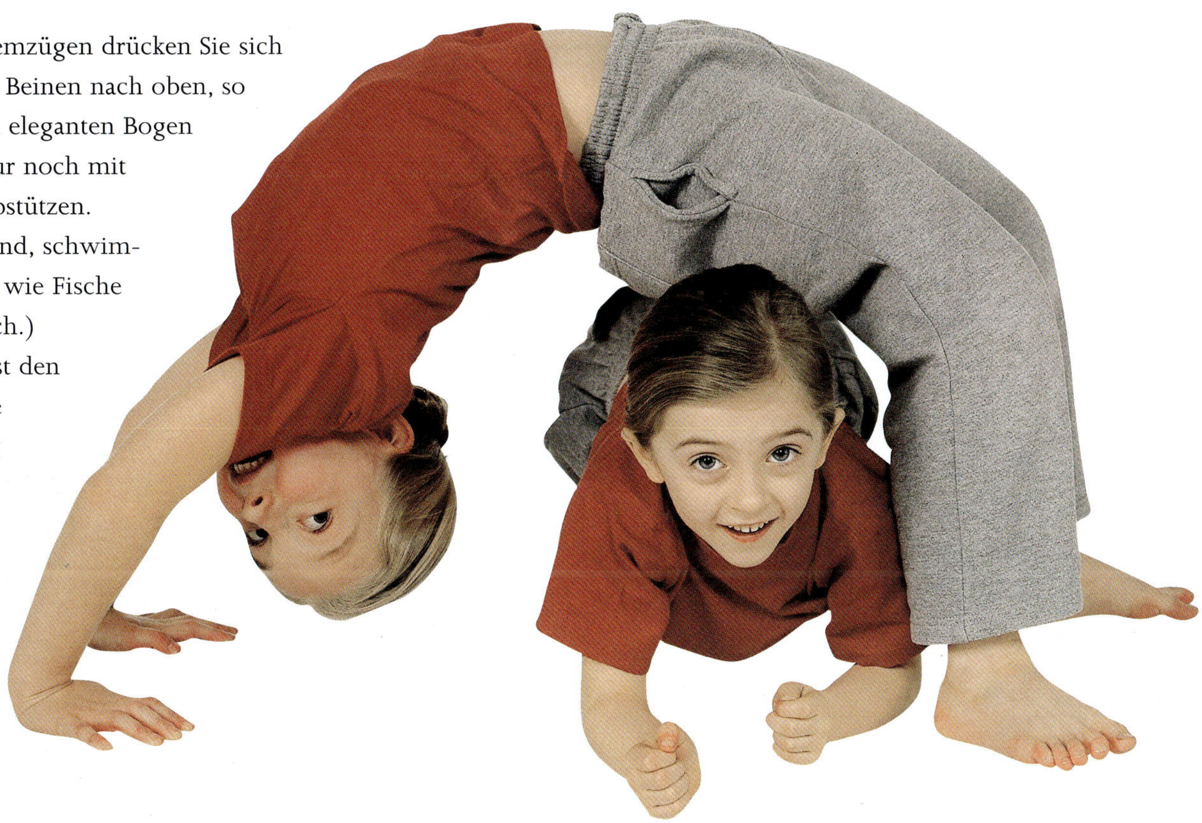

Stellen Sie sich vor, Sie wären eine riesige Steinbrücke, die sich über einen großen Fluss spannt.

Der Hundegang

Basierend auf dem Abwärts blickenden Hund (s. S. 44–45) werden hier Arme, Schultern und Rücken gekräftigt und die Koordination verbessert. Da der Kopf tiefer liegt als die Hüften, wird das Gehirn mit frischem Blut versorgt, wodurch sowohl Körper als auch Geist belebt werden.

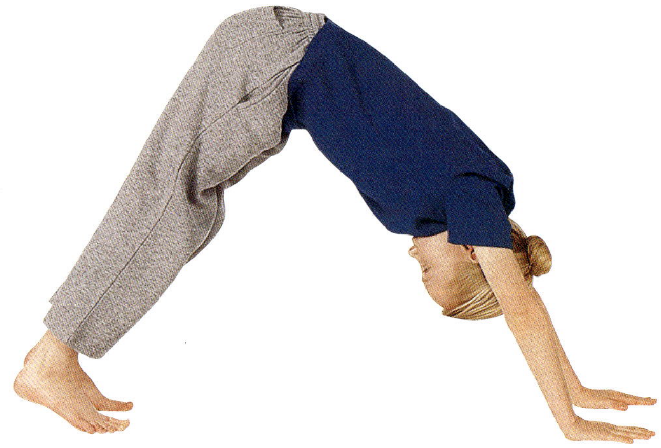

1 Beginnen Sie auf allen Vieren, die Hände liegen schulterbreit auseinander. Stellen Sie sich auf die Zehen und heben Sie die Hüften, so dass der Körper ein Dreieck bildet. Fersen gegen den Boden drücken. Das ist der Abwärts blickende Hund. Spazieren Sie so herum.

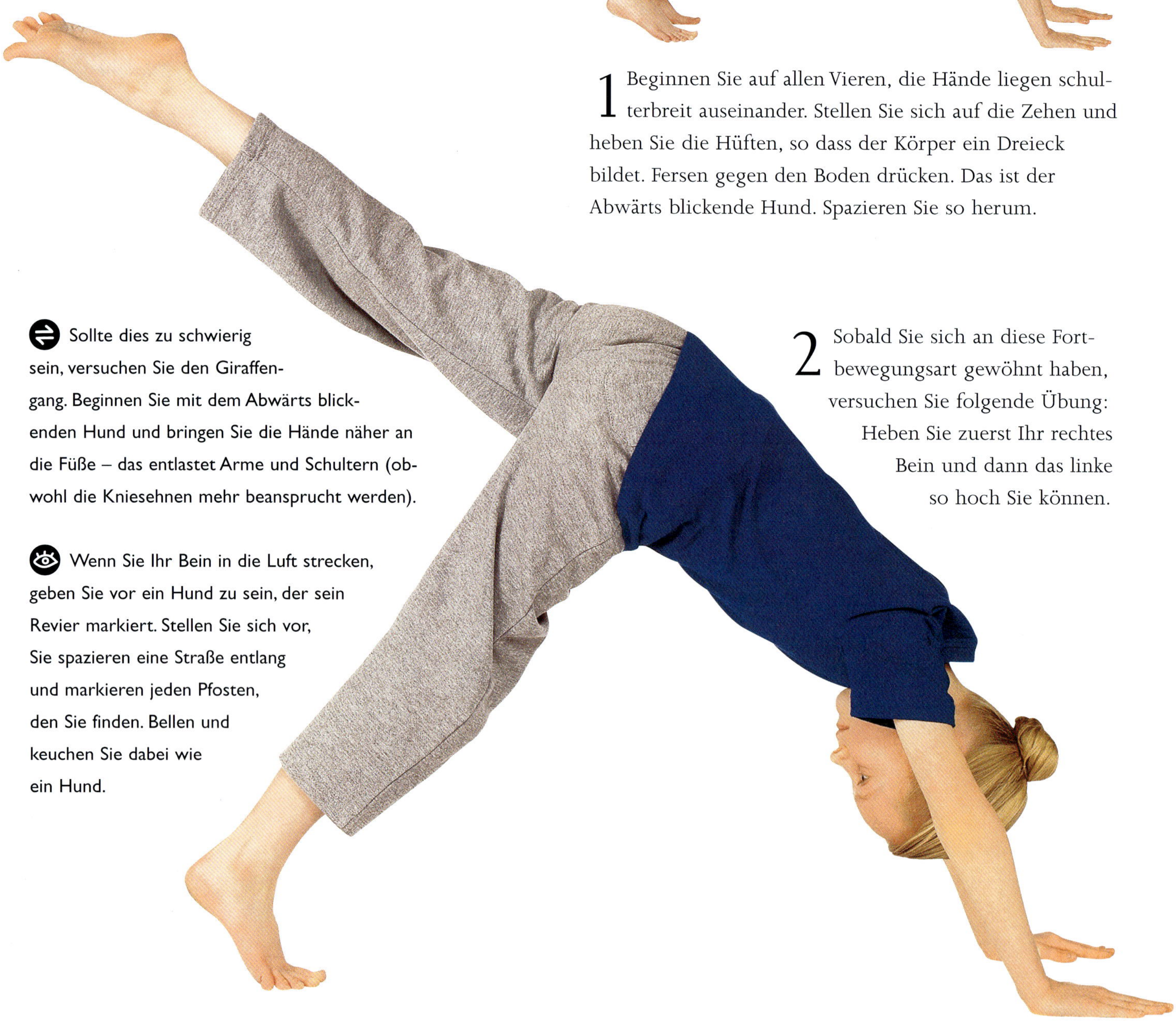

2 Sobald Sie sich an diese Fortbewegungsart gewöhnt haben, versuchen Sie folgende Übung: Heben Sie zuerst Ihr rechtes Bein und dann das linke so hoch Sie können.

Sollte dies zu schwierig sein, versuchen Sie den Giraffengang. Beginnen Sie mit dem Abwärts blickenden Hund und bringen Sie die Hände näher an die Füße – das entlastet Arme und Schultern (obwohl die Kniesehnen mehr beansprucht werden).

Wenn Sie Ihr Bein in die Luft strecken, geben Sie vor ein Hund zu sein, der sein Revier markiert. Stellen Sie sich vor, Sie spazieren eine Straße entlang und markieren jeden Pfosten, den Sie finden. Bellen und keuchen Sie dabei wie ein Hund.

Der Krötengang

Wie alle hockenden Positionen lockert auch der Krötengang Hüften und Rücken und formt den Beckenbereich. Die Beinmuskulatur wird gekräftigt und die inneren Organe werden massiert. Durch „Insekten fangen" werden Zunge und Augenmuskeln angeregt und gelockert.

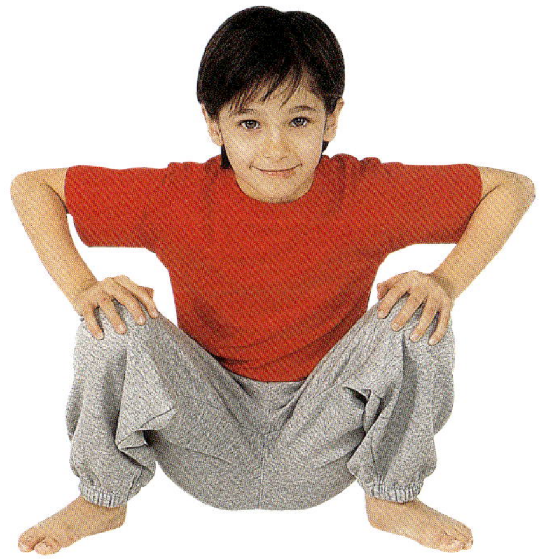

1 Die Beine stehen etwas mehr als hüftbreit auseinander. Hocken Sie sich hin. Legen Sie die Hände auf die Knie.

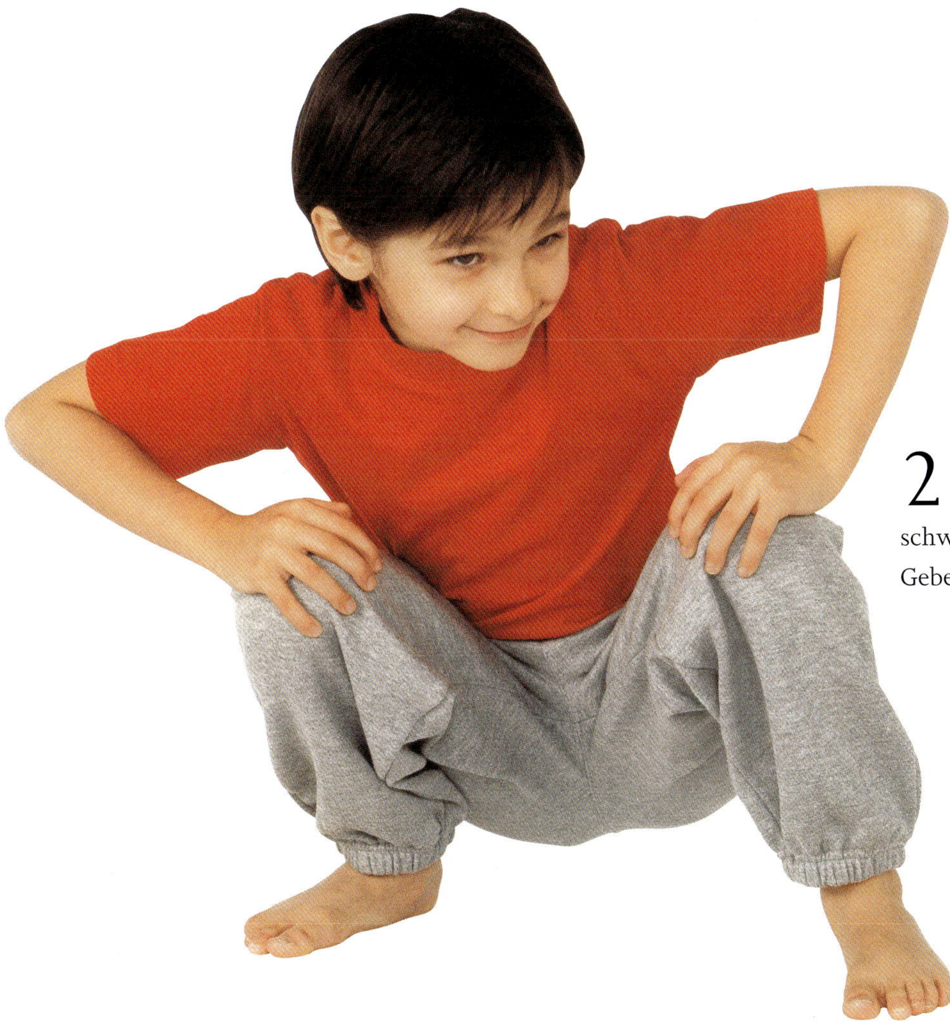

2 „Gehen" Sie in dieser Position vorwärts und hüpfen Sie dabei auf und ab – wie eine große schwere Kröte, die ein Flussufer entlang hüpft. Geben Sie dabei ein quakendes Geräusch von sich.

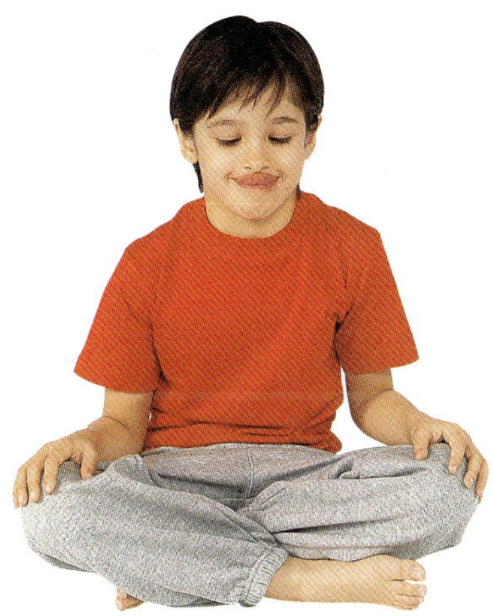

3 Wenn Sie müde werden, setzen Sie sich auf einen imaginären Baumstamm und fangen Sie mit der Zunge Insekten: die Zunge so weit wie möglich herausstrecken, auf die Nasenspitze sehen. Stellen Sie sich eine große Fliege vor, die dort sitzt (überanstrengen Sie Ihre Augen aber nicht). Fangen Sie die Fliege mit der Zunge!

Der Krähengang

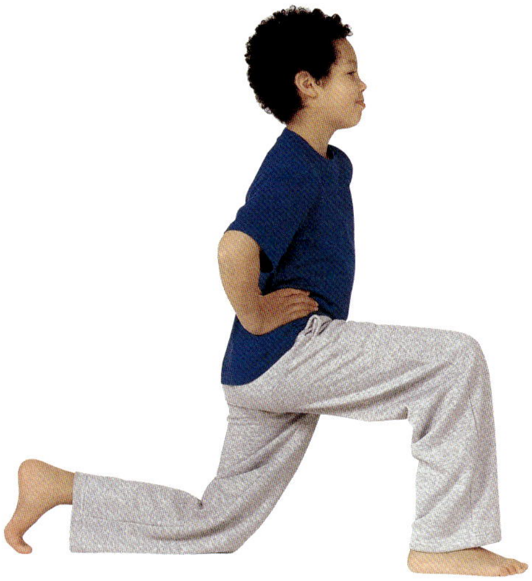

Diese Übung dehnt den oberen Quadrizeps und die Muskeln, die von den Oberschenkeln zum Becken hin verlaufen. Sie kräftigt das Gesäß und die Rückseiten der Beine.

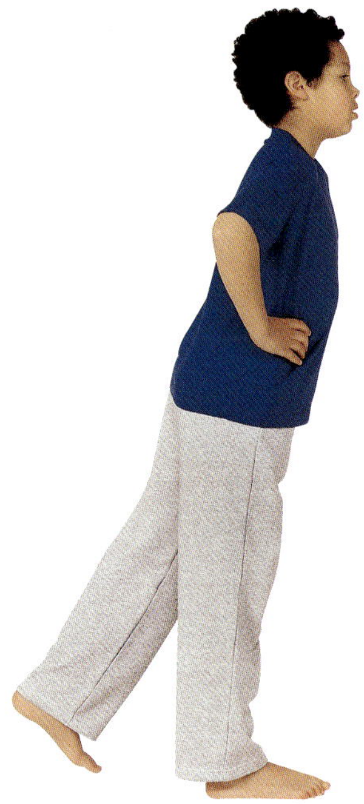

1 Legen Sie die Hände an die Hüften. Machen Sie mit dem rechten Bein einen großen Schritt nach vorne. Rechtes Bein im rechten Winkel beugen und das linke Knie am Boden absetzen. Pausieren.

2 Stoßen Sie sich mit dem linken Fuß nach vorwärts und strecken Sie das rechte Bein aus, bis Sie wieder aufrecht stehen.

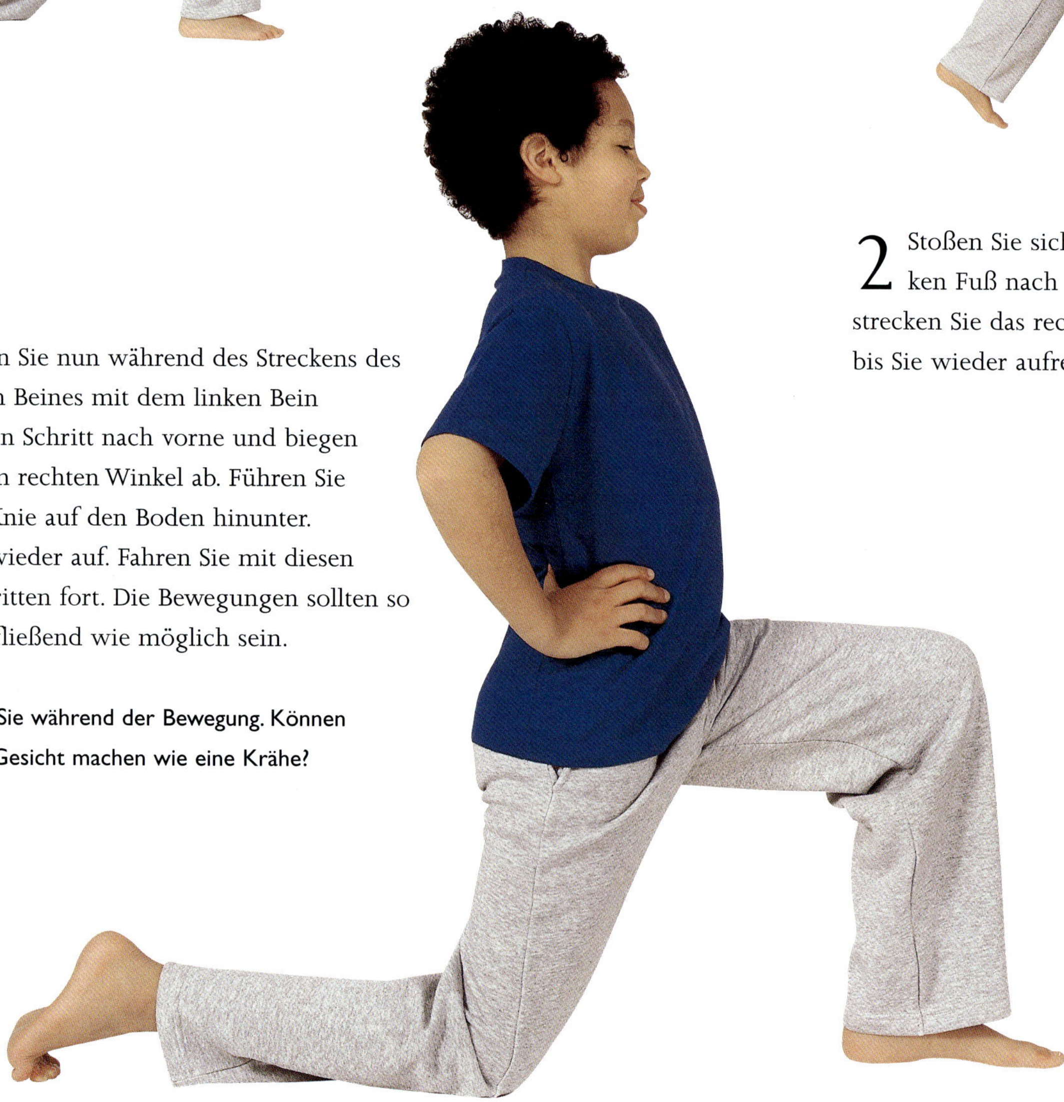

3 Machen Sie nun während des Streckens des rechten Beines mit dem linken Bein einen großen Schritt nach vorne und biegen Sie dieses im rechten Winkel ab. Führen Sie das rechte Knie auf den Boden hinunter. Stehen Sie wieder auf. Fahren Sie mit diesen großen Schritten fort. Die Bewegungen sollten so weich und fließend wie möglich sein.

Krähen Sie während der Bewegung. Können Sie auch ein Gesicht machen wie eine Krähe?

Hasenhüpfen

Diese Übung kräftigt Arme, Schultern und Handgelenke, beansprucht die Unterleibsmuskeln, wodurch die inneren Organe massiert werden, und regt die Körperausscheidung an. Sie ist eine einfachere Variante des Ausschlagenden Esels (s. S. 67).

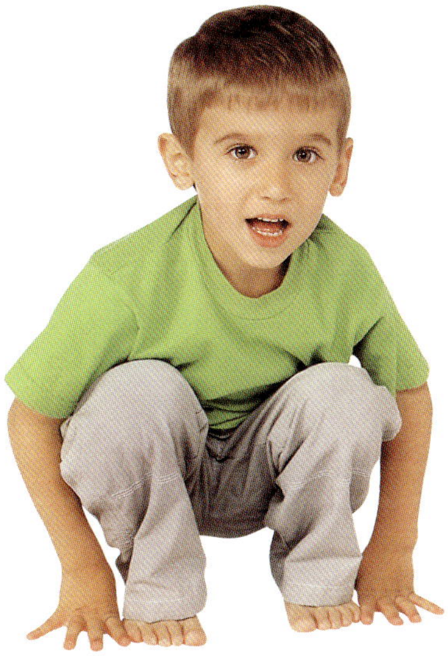

1 Gehen Sie in eine tiefe Hocke und legen Sie die Hände auf den Boden neben Ihre Füße.

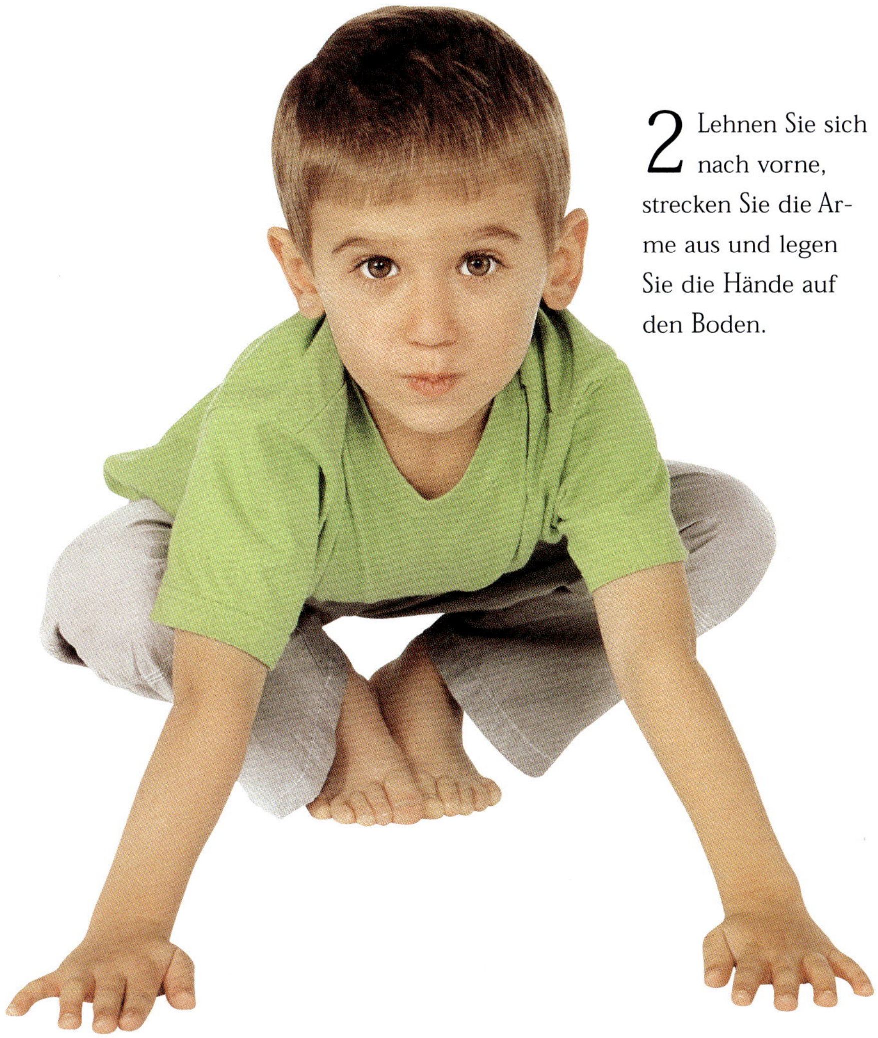

2 Lehnen Sie sich nach vorne, strecken Sie die Arme aus und legen Sie die Hände auf den Boden.

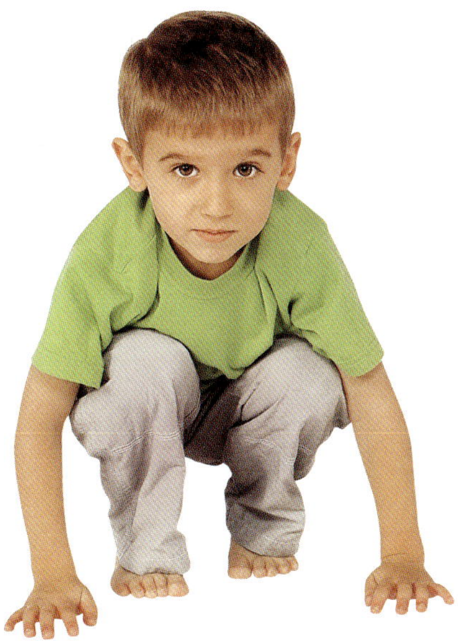

3 Hüpfen Sie vorwärts, so dass Ihre Füße vor oder zwischen Ihren Händen landen. Wiederholen Sie diese Bewegung.

Stellen Sie sich vor, Sie wären ein Hase, der über eine Wiese läuft. Sie können dabei auch singen, wenn Sie möchten.

Wenn sich in deiner Nähe ein Hasenstall befindet oder du selbst einen Hasen als Haustier hältst, beobachte die Körper- und Kopfbewegungen dieser Tiere und wie sie atmen. Kannst du den Gesichtsausdruck eines Hasen imitieren? Was liebst du an den Hasen am meisten?

Auf den Knien gehen

Diese Übung trainiert Ihren Gleichgewichtssinn und ist gesund für die Kniegelenke. Quadrizeps und Psoas an den vorderen Oberschenkeln und Hüften werden dadurch gedehnt. Obwohl es sich hier um eine schwierige Gleichgewichtsübung handelt, werden Sie großen Spaß daran haben – egal ob Ihnen die Übung gelingt oder nicht!

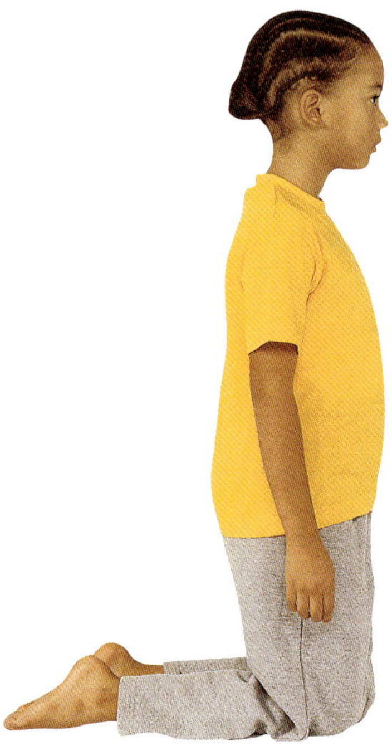

1 Knien Sie nieder, die Beine etwa hüftbreit auseinander, die Arme hängen locker an beiden Seiten.

Diese Übung könnte schmerzhaft für Ihre Knie sein. Bedecken Sie den Boden am besten vorher mit einigen Decken oder Matten.

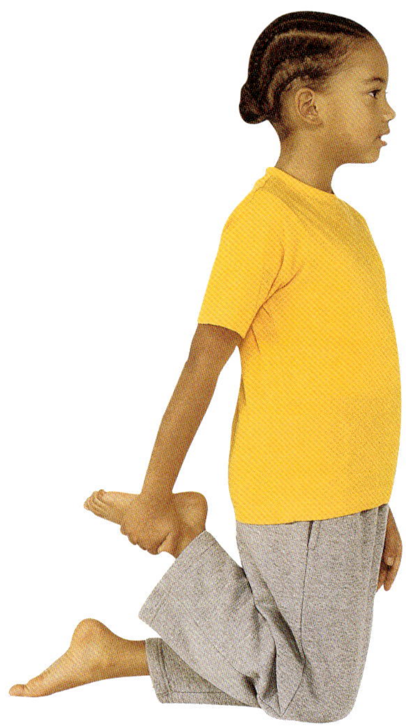

2 Heben Sie den rechten Fuß an und halten Sie ihn mit der rechten Hand fest. Heben Sie den linken Fuß und halten Sie ihn mit Ihrer linken Hand, so dass Sie nur noch auf Ihren Knien balancieren. Das Gleichgewicht zu halten fällt leichter, wenn man einen Punkt vor sich fixiert.

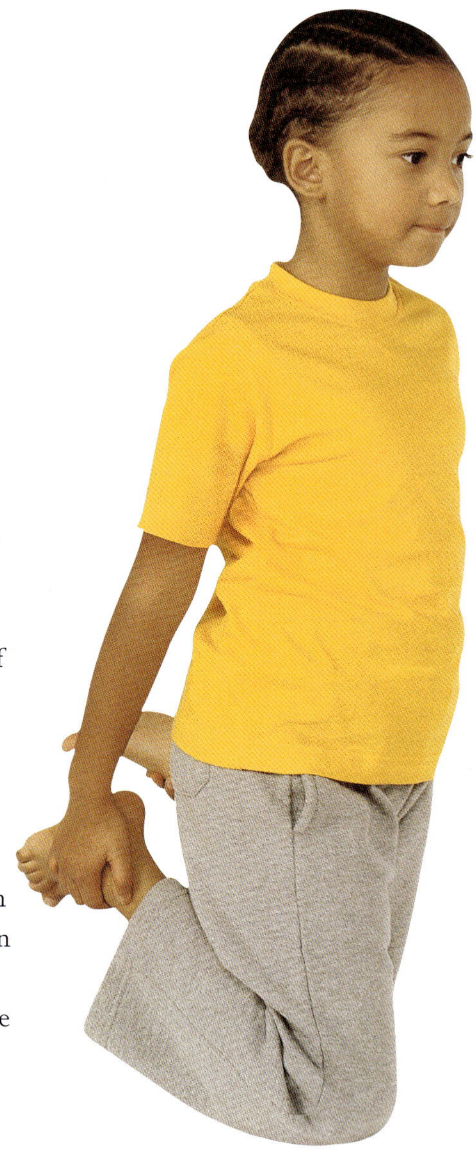

3 Versuchen Sie nun auf den Knien herumzugehen und sich dabei an den Knöcheln festzuhalten. Verzweifeln Sie nicht, wenn Sie anfangs einige Male umkippen!

Das Sumpfmonster

Das ist eine dynamische Variante des Sandwiches im Stehen (s. S. 44–45). Das Sumpfmonster hält den unteren Rücken und die Beinrücken geschmeidig. Da der Kopf nach unten hängt, wird dem Gehirn und den Drüsen im Nacken und Hals sauerstoffreiches Blut zugeführt. Dadurch wird die Hormonsekretion reguliert, die für ein optimales Funktionieren des Körpers und Gehirns notwendig ist. Sie werden sich nach dieser Übung wieder erfrischt fühlen.

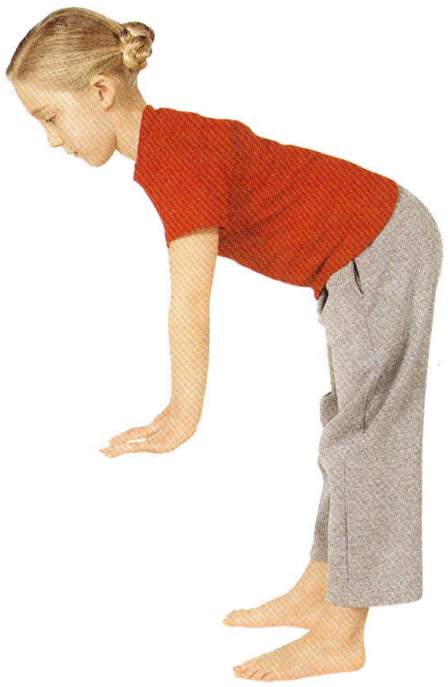

1 Stehen Sie hüftbreit und beugen Sie sich aus der Hüfte nach vorne. Strecken Sie die Wirbelsäule.

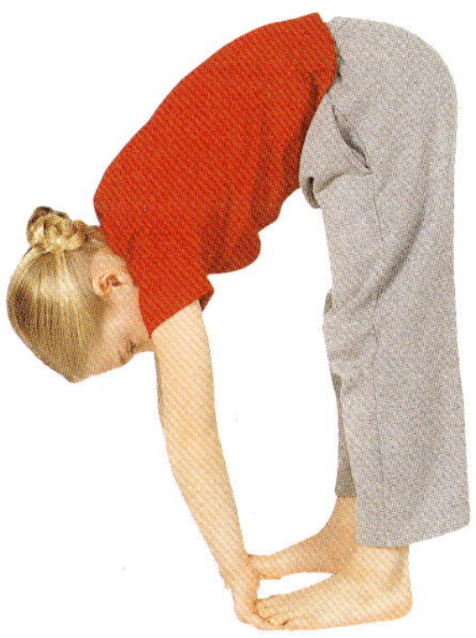

2 Hände unter die Füße legen, die Handflächen zeigen nach oben.

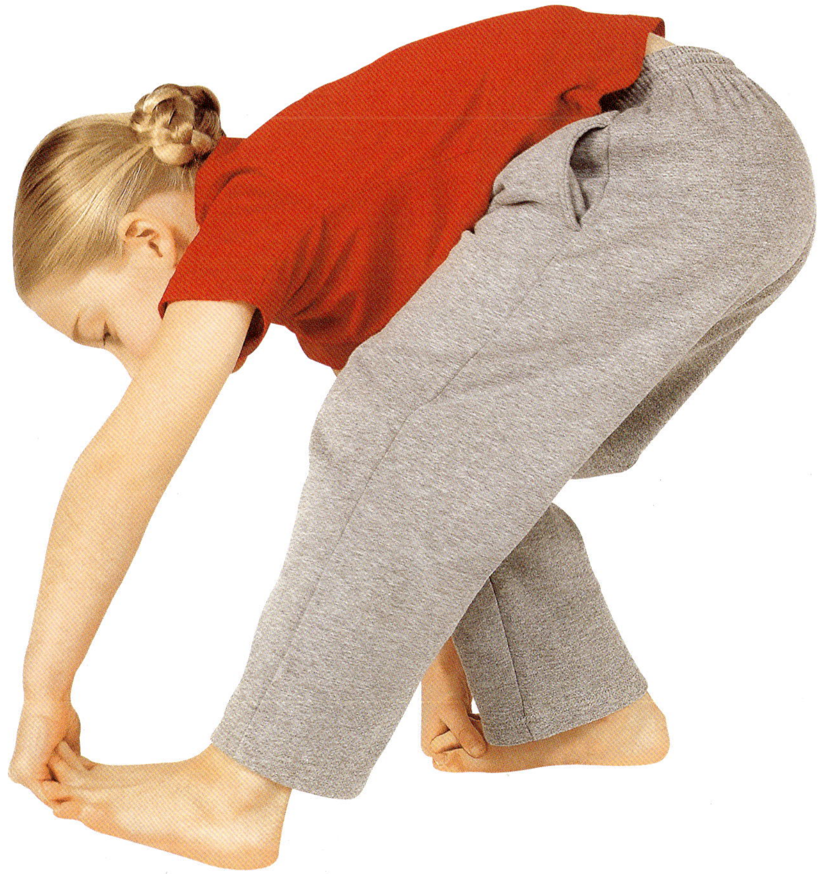

3 Machen Sie einen Schritt mit der rechten Hand und dem rechten Fuß und dann mit der linken Hand und dem linken Fuß, wie ein Monster, das aus dem Sumpf kriecht.

⇔ Wenn Sie besonders gelenkig sind und nach einer neuen Herausforderung suchen, versuchen Sie die Beine beim Gehen gestreckt zu lassen. Nun versuchen Sie zu hüpfen. Gar nicht einfach!

Der Krabbengang

Diese Übung ist eine Variation einer Yogastellung, die man Tisch nennt. Sie hält die Schulter- und Handgelenke kräftig und beweglich, stärkt die Gesäßmuskulatur und verbessert Koordination und Wendigkeit.

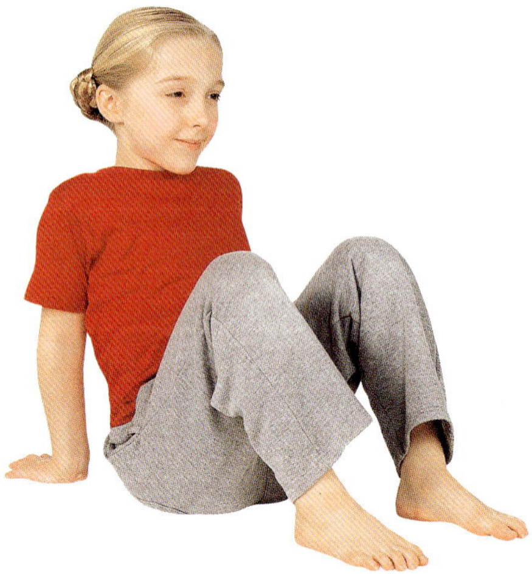

1 Setzen Sie sich mit ausgestreckten Beinen auf den Boden, die Hände liegen hinter dem Körper, die Finger zeigen nach hinten. Knie beugen und Fersen an den Körper ziehen. Die Fußsohlen bleiben auf dem Boden.

2 Heben Sie die Hüften in die Luft, so dass Ihre Beine einen rechten Winkel bilden und Ihr Körper wie ein Tisch aussieht. Sie werden den Abstand zwischen Händen und Füßen etwas anpassen müssen. Kopf heben und nach vorne blicken.

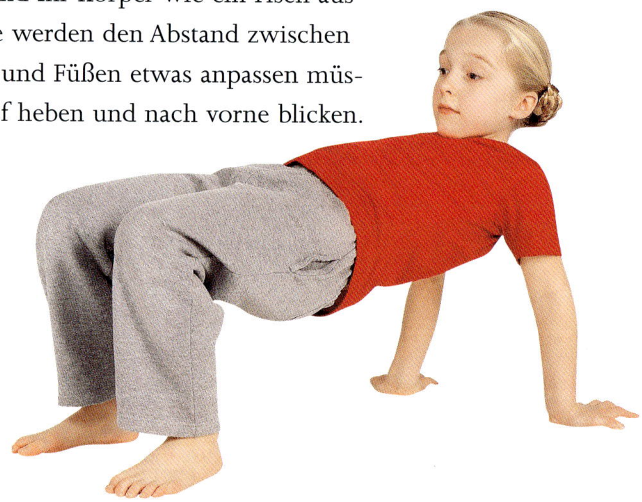

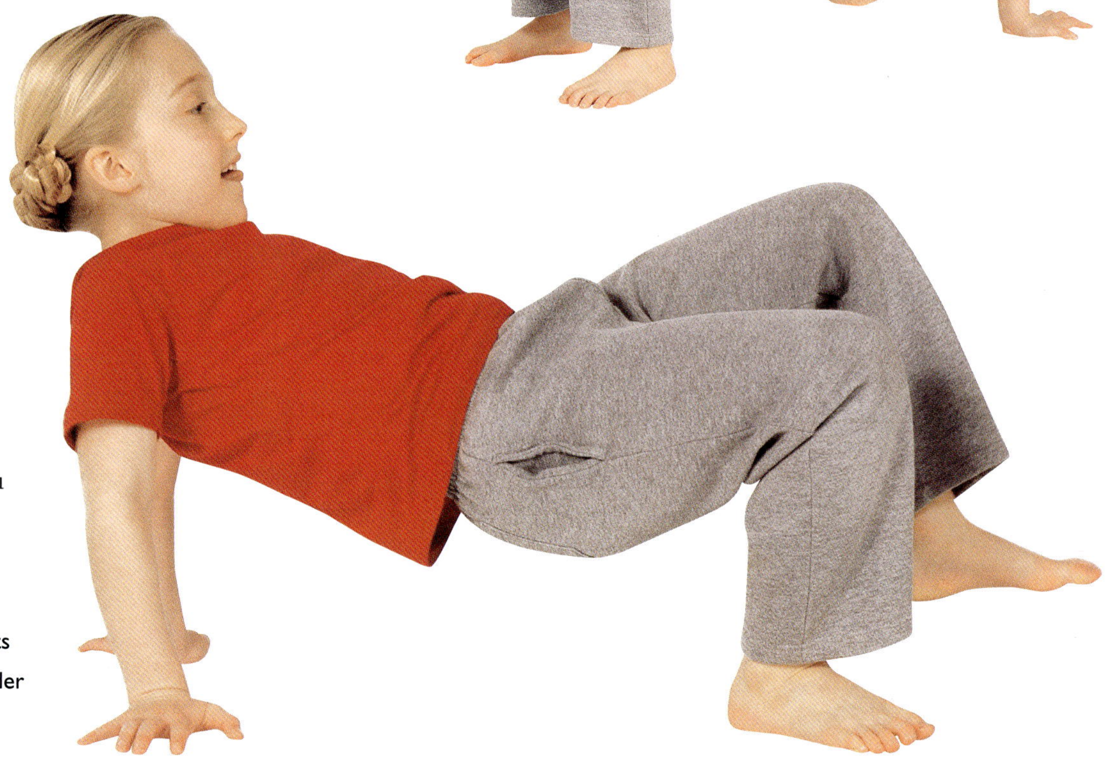

3 Machen Sie drei Schritte auf die rechte Seite und gehen Sie dann drei Schritte zurück auf die linke Seite. Probieren Sie verschiedene Dinge aus – versuchen Sie vorwärts oder rückwärts zu gehen oder sich zu drehen.

Stellen Sie sich vor, Sie wären eine Krabbe und krabbeln seitwärts am Strand. Ist der Strand sandig oder steinig? Wie weit ist es zum Meer?

Schwimmen

Das ist eine Variante einer klassischen Yogastellung, die man Heuschrecke nennt. Da es sich hier um eine dynamische Übung handelt, sieht es wie Brustschwimmen aus. Diese Bewegung kräftigt Rücken, Schultern, Hüften und Kniesehnen.

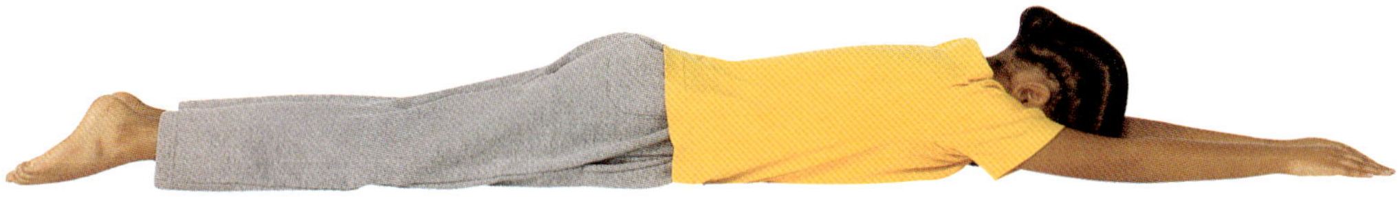

1 Legen Sie sich mit der Stirn am Boden auf den Bauch, die Arme sind nach vorne gestreckt.

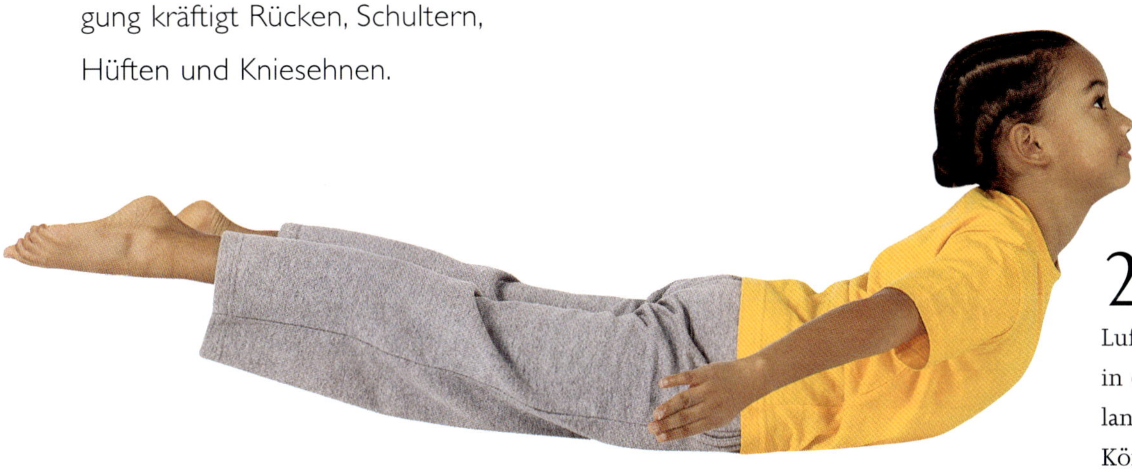

2 Heben Sie Arme, Brust, Kopf und Beine in die Luft. Bringen Sie nun die Arme in einer Schwimmbewegung langsam an die Seiten Ihres Körpers. Spreizen Sie gleichzeitig die Beine.

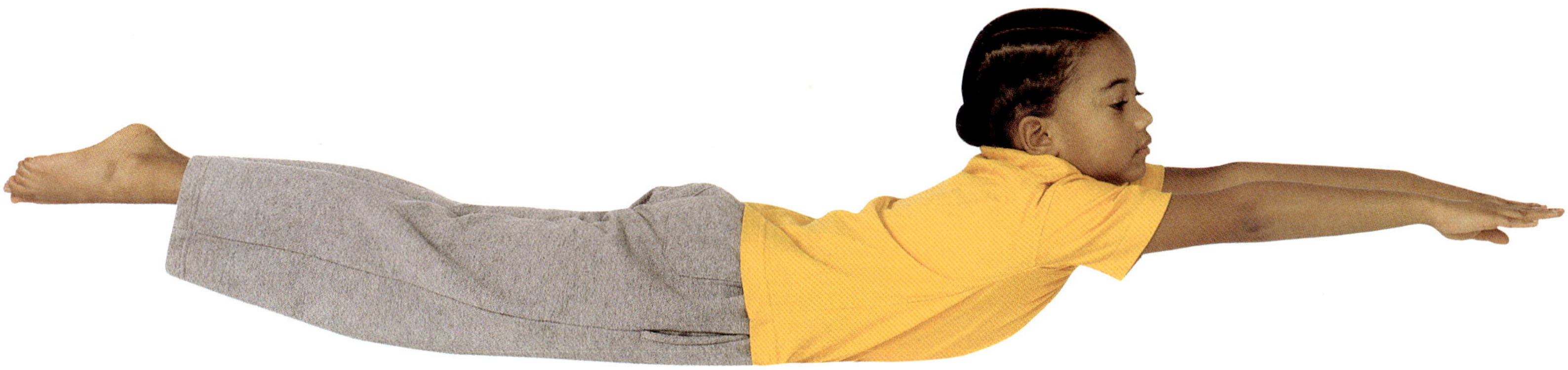

3 Arme beugen und nach vorne strecken und gleichzeitig die Beine schließen. Diese Übung erfordert einiges Maß an Kraft, führen Sie die Bewegung beim ersten Mal nur einmal aus und beginnen Sie wieder bei Schritt 1. Erhöhen Sie allmählich die Anzahl der Bewegungen. Wenn Sie die Übung bereits gut beherrschen, achten Sie auch auf die Atmung: beim ersten Schritt einatmen, beim Rückführen der Arme ausatmen und beim Strecken wieder einatmen.

Die Schwimmbewegung mag anfangs kompliziert erscheinen. Sie werden vielleicht einige Versuche benötigen.

Das ist eine anstrengende Übung. Sie wird Ihnen leichter fallen, wenn Sie die Beine ablegen und nur den Oberkörper bewegen.

Spieglein, Spieglein an der Wand

Diese Übung macht sich die Spiegeltechnik zunutze und eignet sich hervorragend, um Kinder durch eine Yogastunde zu führen. Wenn Kinder die Positionen sehen, die ihnen vor- oder nachgemacht werden, haben sie die nötige visuelle Unterstützung, um zu verstehen, wie diese Stellungen funktionieren. Diese Übung fördert Konzentration und Koordination und sensibilisiert uns für die subtilen Energien anderer.

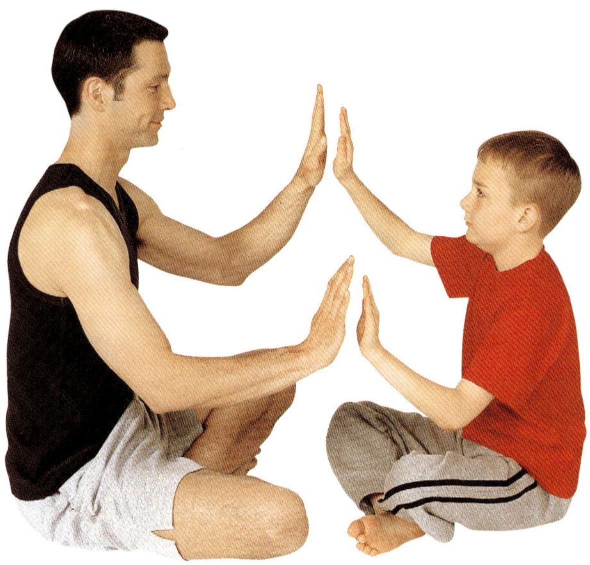

1 Sitzen Sie Ihrem Kind gegenüber und halten Sie Ihre Handflächen gegen die des Kindes, ohne sie jedoch zu berühren. Bewegen Sie die Hände langsam und bitten Sie Ihr Kind Ihren Bewegungen zu folgen. Tauschen Sie die Rollen.

Erklären Sie dem Kind, wie die Energie von Ihrer Hand in seine fließt und lassen Sie es diese Wärme spüren. Sind Sie sich dieser Energie bewusst, schließen Sie die Augen und lassen Sie sich von den Empfindungen führen. Diese Energie nennt sich *Prana* oder „Lebenskraft".

2 Bitten Sie das Kind, Ihren langsamen und stillen Bewegungen zu folgen – probieren Sie einige der Übungsfolgen aus Kapitel 7. Überlassen Sie später Ihrem Kind die Führung.

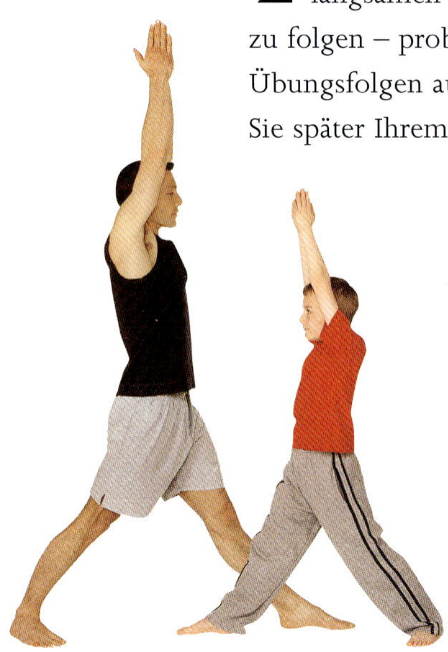

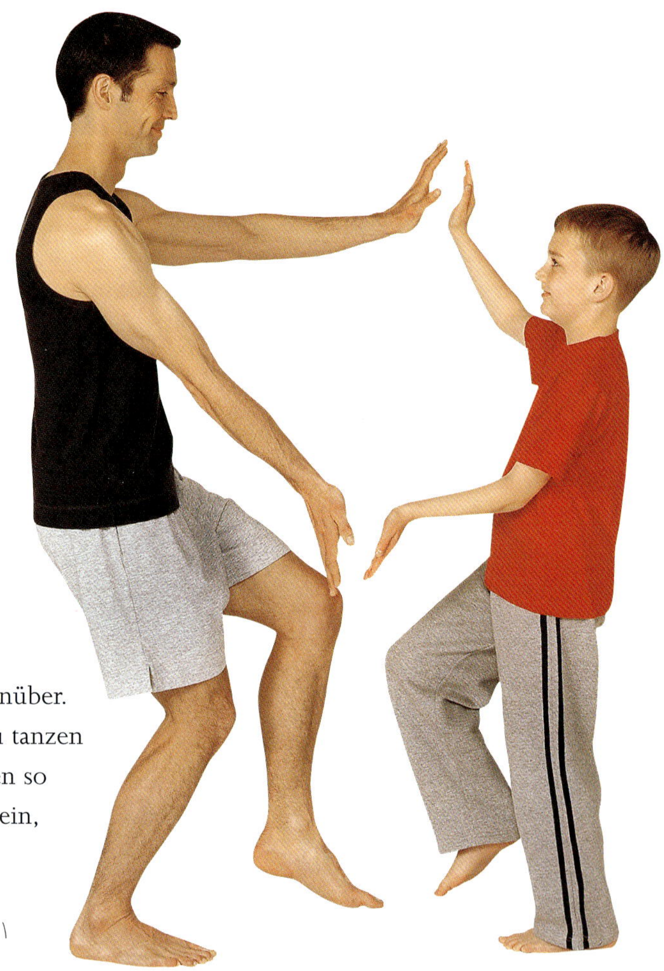

3 Stehen Sie sich gegenüber. Beginnen Sie nun zu tanzen – die Bewegungen können so seltsam und ausgefallen sein, wie Sie möchten.

Asana-Fangen

Dies ist eine Version des bekannten Fangenspiels. Das Wort *Asana* bedeutet „Stellung". *Asana*-Fangen macht Kinder auf äußerst unterhaltsame Weise mit einigen Yogastellungen vertraut.

Spielregeln

Sie brauchen mehrere Mitspieler. Ein Spieler muss versuchen die anderen zu fangen bzw. sie zu berühren. Wird jemand erwischt, so wird dieser Spieler zum Fänger und das Spiel beginnt von Neuem. Man entkommt dem Fänger nur, wenn man entweder davonläuft oder eine dieser drei Yogastellungen einnimmt: Baum (s. S. 49), Adler (s. S. 65) oder Abwärts blickender Hund (s. S. 44–45). Damit man nicht zulange in einer Position verharren kann, darf der Fänger aus einer Entfernung von etwa drei Schritten „*Maya, Maya, Maya!*" und den Namen des betreffenden Spielers rufen. Das bedeutet, dass dieser Spieler entweder davonlaufen oder eine neue Stellung einnehmen muss.

Das Wort *Maya* bezieht sich auf das Netz der Verwirrung, in dem die Menschen leben, bevor Sie *Samadhi* – den Ort des absoluten Friedens und der Stille – erreichen, das Ziel des Yoga.

Sie können dieses Spiel variieren, indem Sie neue Stellungen einbauen. Sind genug Spieler vorhanden, eignet sich auch die gestützte Gleichgewichtsübung auf Seite 99.

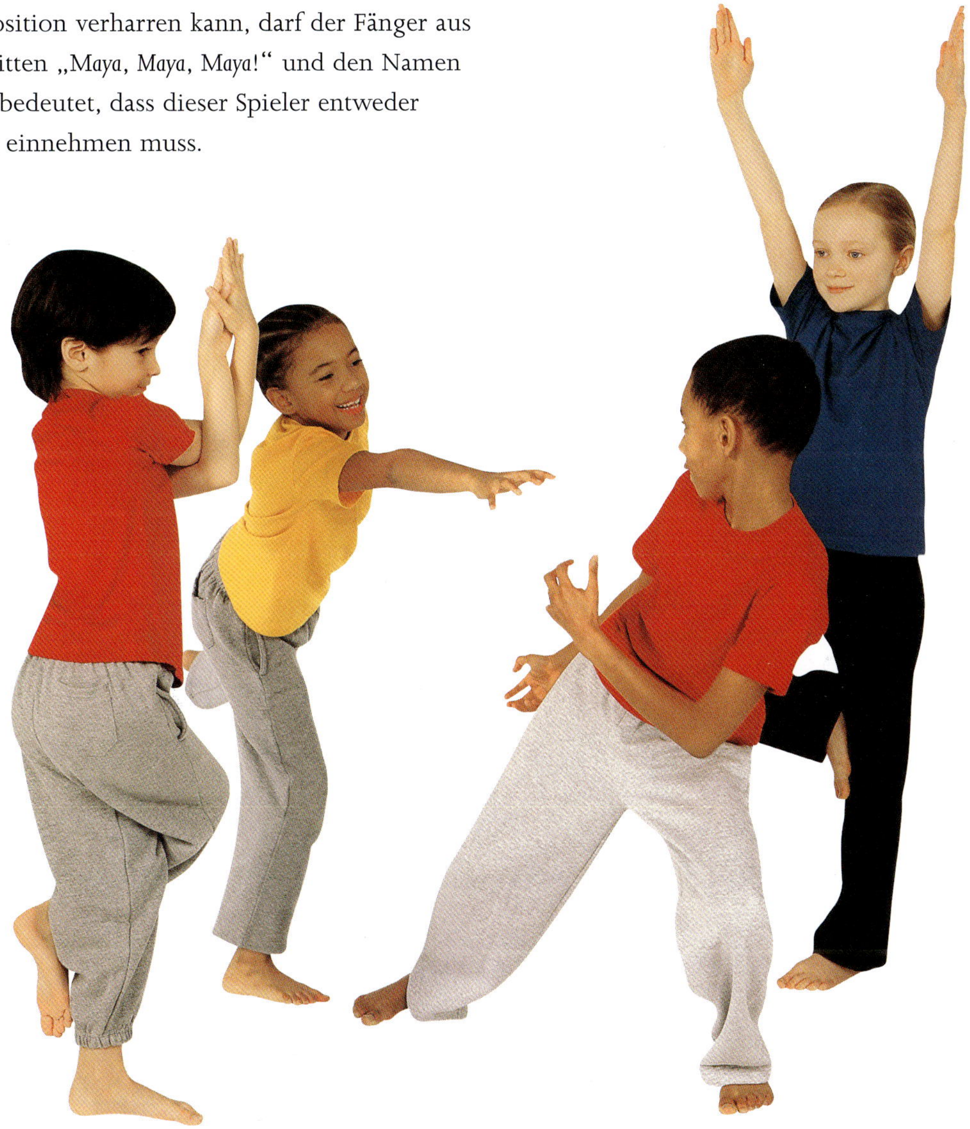

Gefangen im Netz

Das ist die Yogaversion des Kinderspiels „Versteinern". Dieses Spiel bringt Kindern nicht nur verschiedene Yogastellungen bei, sondern hilft ihnen dabei, Teamgeist zu entwickeln.

Spielregeln

Sie brauchen mindestens vier Spieler. Eine Person ist die *Maya*-Spinne (*Maya* ist das Netz der Verwirrung, in dem wir leben; s. S. 95) und muss die anderen Spieler fangen, indem sie diese berührt. Gefangene Spieler müssen sich auf den Boden legen und können nur befreit werden, wenn ein anderer Spieler unter ihnen durchkriecht, während der Gefangene die Brückenstellung einnimmt (s. S. 84–85).

Sie können das Spiel mit neuen Stellungen variieren. Man kann andere Spieler z. B. auch befreien, indem man unter ihnen durchkriecht, während sie im Abwärts blickenden Hund (s. S. 44–45) stehen, oder über sie hinweghüpft, während sie sich nach vorne beugen (Sandwich im Stehen, s. S. 44–45) und die Hände auf den Knien abstützen.

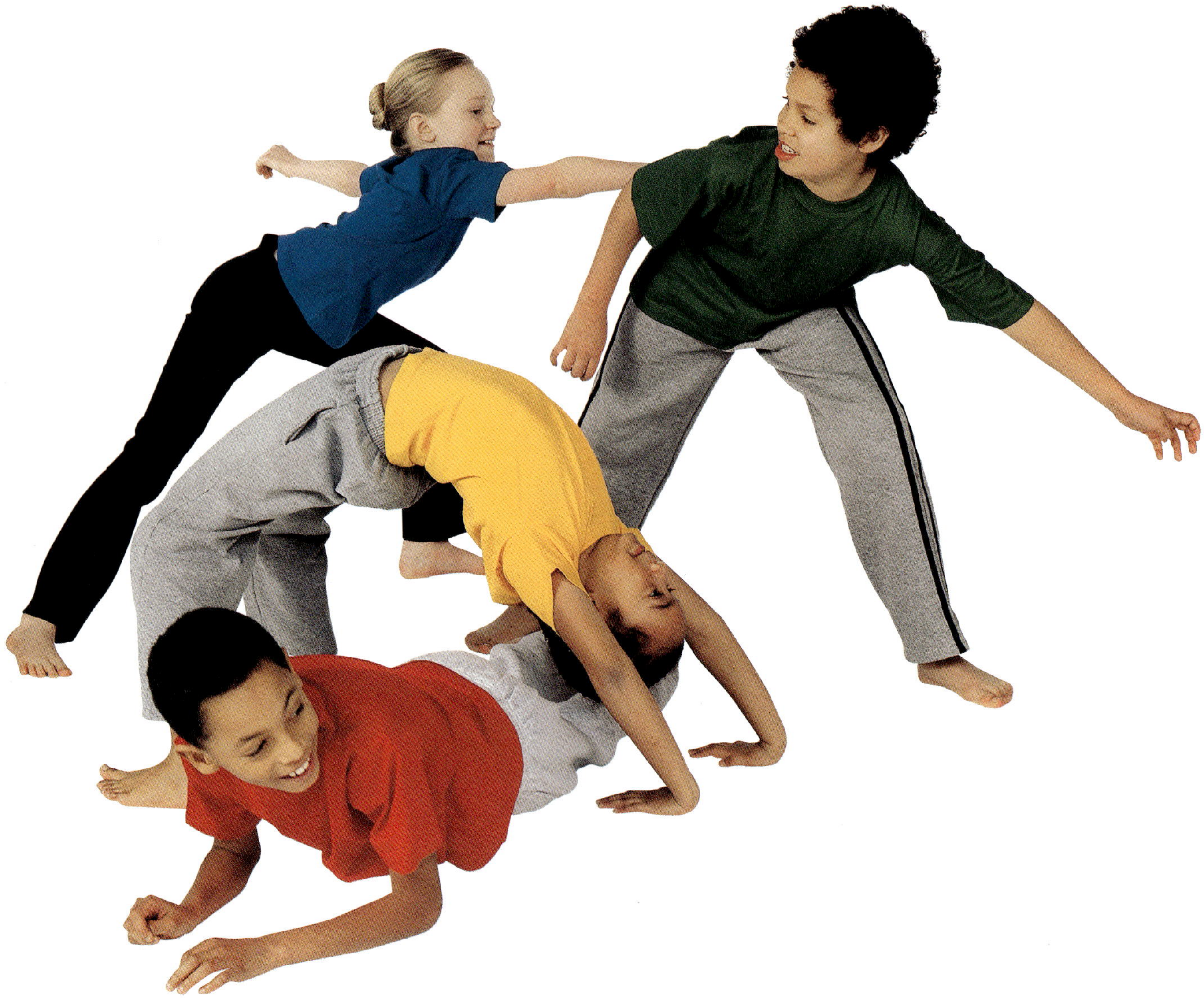

Wer war's?

Dieses Spiel fördert den Teamgeist und die Intuition. Ein guter Spieler muss stets wissen, was um ihn herum geschieht und blitzartig reagieren können. Das sind auch die Qualitäten eines guten Yogis.

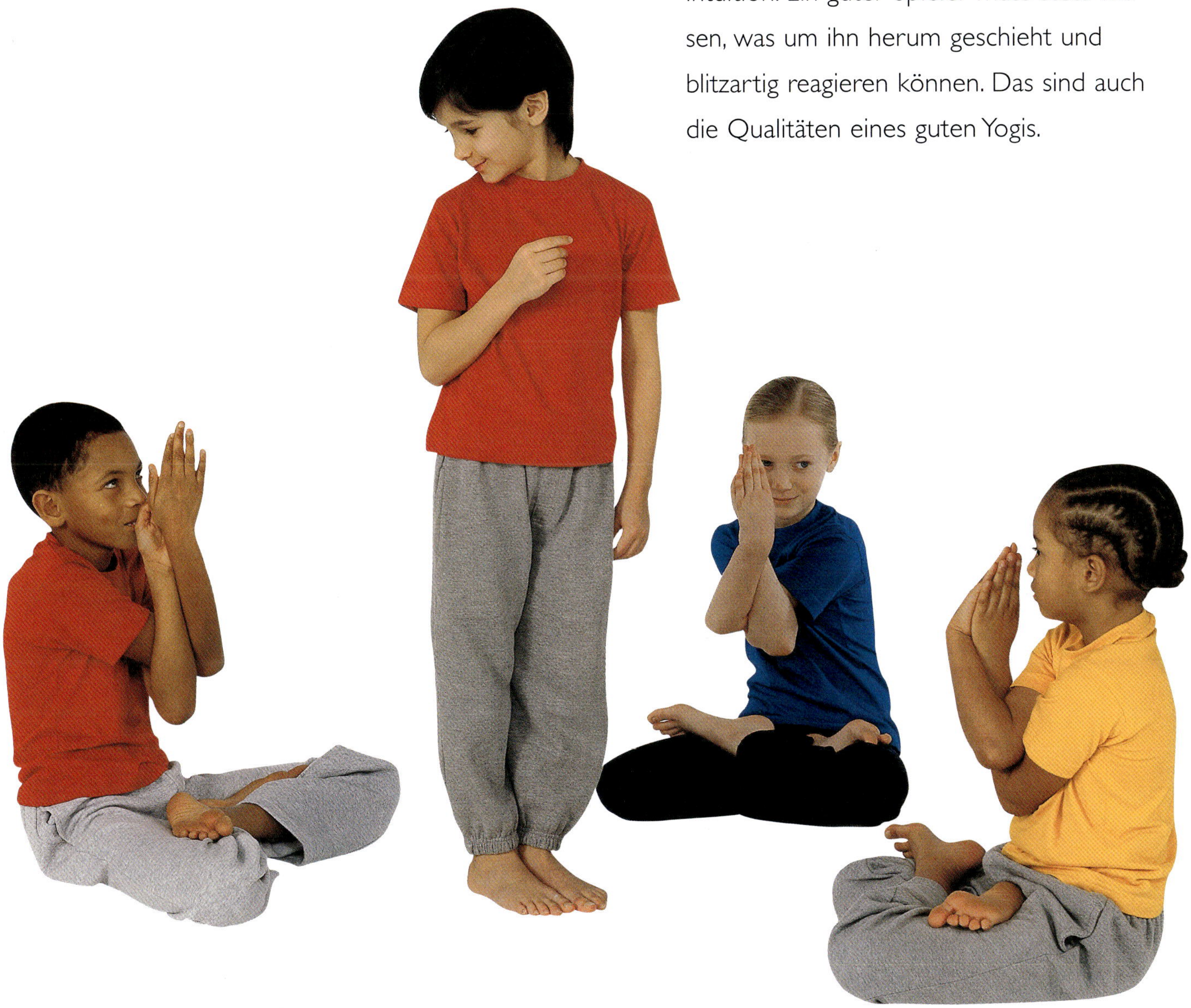

Spielregeln

Sie brauchen mehrere Mitspieler (je mehr, umso schwieriger wird es). Ein Spieler, der Detektiv, verlässt den Raum, während die anderen Spieler einen Anführer bestimmen. Dieser wählt eine Yogastellung aus und alle stehen oder sitzen im Kreis und machen die jeweilige Stellung nach.

Der Detektiv wird hereingerufen und stellt sich in die Mitte des Kreises. Der Anführer wechselt nun von Zeit zu Zeit die Position. Die übrigen Spieler müssen ihm so schnell wie möglich folgen, um ihn nicht zu verraten. Sobald der Anführer entdeckt wird, beginnt das Spiel von Neuem.

Asana-Hindernislauf

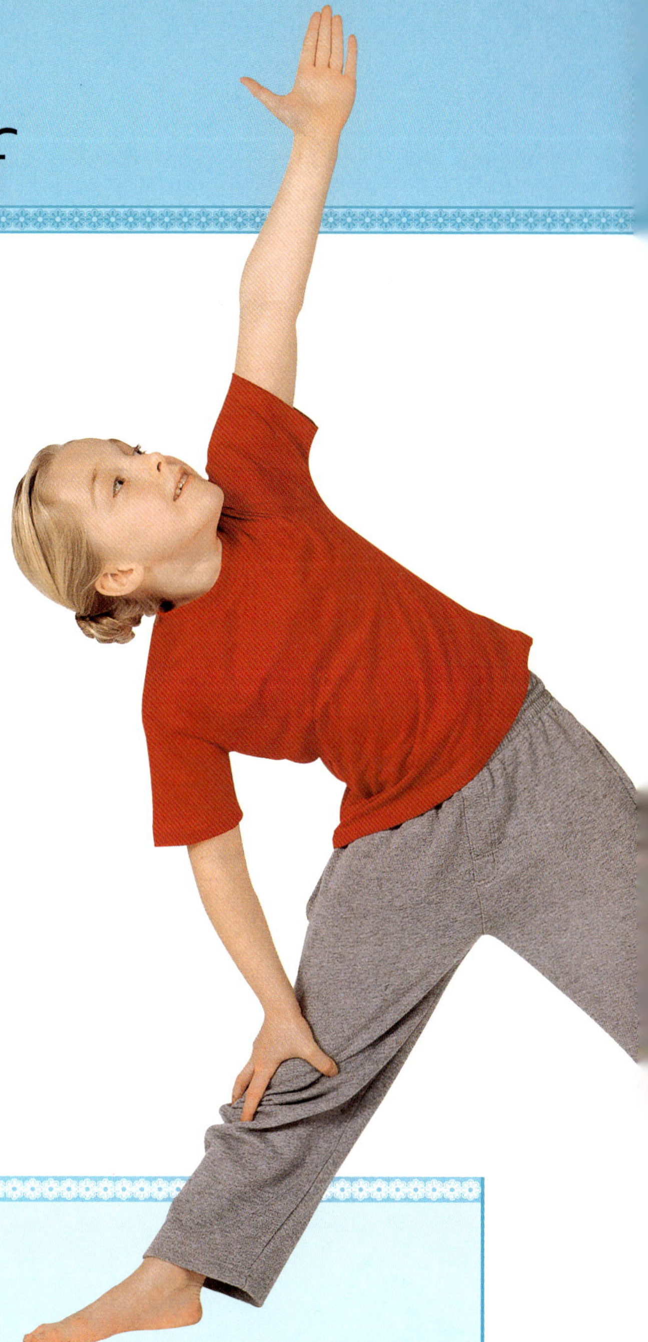

Mit diesem Spiel – der Yogaversion der beliebten Hindernisrennen der Schulsporttage – kann man Kindern auf unterhaltsame Weise eine Abfolge von Stellungen beibringen. Konkurrenzkämpfe haben hier keinen Platz. Wendigkeit und schnelles Denken sind gefragt.

Spielregeln

Sie brauchen mindestens zwei Mitspieler. Zuerst bestimmen Sie einen Parcours mit Start- und Ziellinie – am besten spielt man im Sommer im Freien, aber Sie können auch im Haus spielen, wenn sie genug Platz haben. Unterteilen Sie die Strecke in mindestens sechs Abschnitte und markieren Sie jeden Abschnitt mit einer Linie, Fahne oder irgendeinem Gegenstand.

Jetzt kann es losgehen. Stellen Sie sich an der Startlinie auf und hocken Sie sich wie ein Hase hin. Zählen Sie bis drei und hoppeln (s. S. 89) Sie so schnell wie möglich los. Wenn Sie die erste Linie erreicht haben, bleiben Sie stehen, nehmen Sie die erste Yogastellung ein (Vorschläge siehe unten), zählen Sie von zehn rückwärts bis null und hoppeln Sie dann zur nächsten Linie, wo sie die zweite Yogastellung einnehmen, und so weiter. Der erste Spieler, der nach erfolgreicher Absolvierung aller Positionen die Ziellinie erreicht hat, ist der Gewinner.

Bestimmen Sie die Stellungen vor dem Rennen, Sie können die Bewegungen zwischen den Abschnitten variieren – entweder ein Yogagang für die gesamte Strecke oder eine eigene Gangart für jeden Abschnitt. Hier sind einige Anregungen.

Hoppeln
(s. S. 89) bis ...
Abschnitt 1: Dreieck
(s. S. 50)

Hundegang
(s. S. 86) bis ...
Abschnitt 2: Halbmond
(s. S. 51)

Krabbengang
(s. S. 92) bis ...
Abschnitt 3: Krieger
(s. S. 53)

Sumpfmonster
(s. S. 91) bis ...
Abschnitt 4: Großer Schmetterling
(s. S. 73)

Krähengang
(s. S. 88) bis ...
Abschnitt 5: Adler
(s. S. 65)

Krötengang
(s. S. 87) bis ...
Abschnitt 6: Baum
(s. S. 49)

Man kann die Hindernisse auch durch Personen ersetzen. Die Strecke wird auf die übliche Weise gegliedert, aber an den einzelnen Posten muss man entweder mit einer bestimmten *Asana* an einer Person vorbei kommen oder gemeinsam eine Stellung einnehmen (s. unten). Am besten sind 6 Mitspieler, man kann aber auch zu zweit spielen, wenn der Läufer nach jedem Abschnitt einen Yogagang um den Posten macht, um dem „Hindernis"-Spieler Zeit zu geben, die Position zu wechseln.

- Eine Brücke bauen (s. S. 84). Unten durchschlängeln wie ein Fisch.
- Berg (s. S. 48). Dreimal um den Baum rennen und wie ein Vogel zwitschern.
- Abwärts blickender Hund (s. S. 44). Darunter durchflitzen wie ein Welpe.
- Dreieck (s. S. 50) und Pfeil (s. S. 52). Rücken an Rücken durchführen.
- Gestützte Gleichgewichtsübung (siehe gegenüberliegende Seite). Stehen Sie eine Armlänge vom Partner entfernt. Halten Sie die rechte Ferse des Partners in der linken Hand. Der Partner hält Ihren rechten Fuß in seiner linken Hand. Jetzt legen Sie die rechte Handfläche an die linke Ihres Partners und heben Sie beide die Arme.

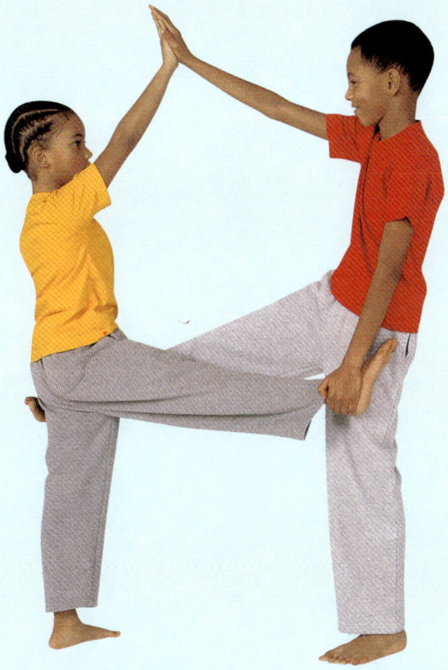

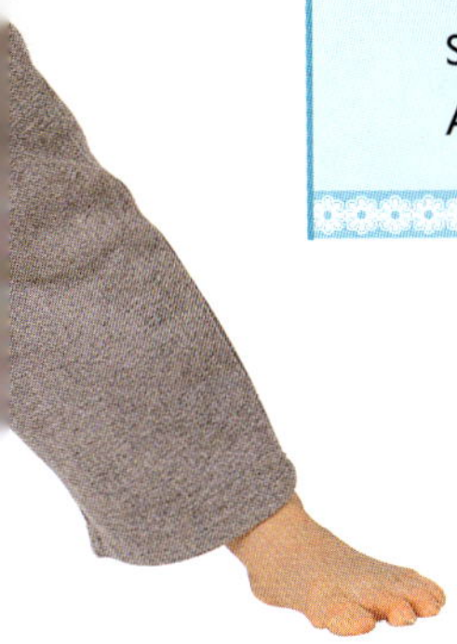

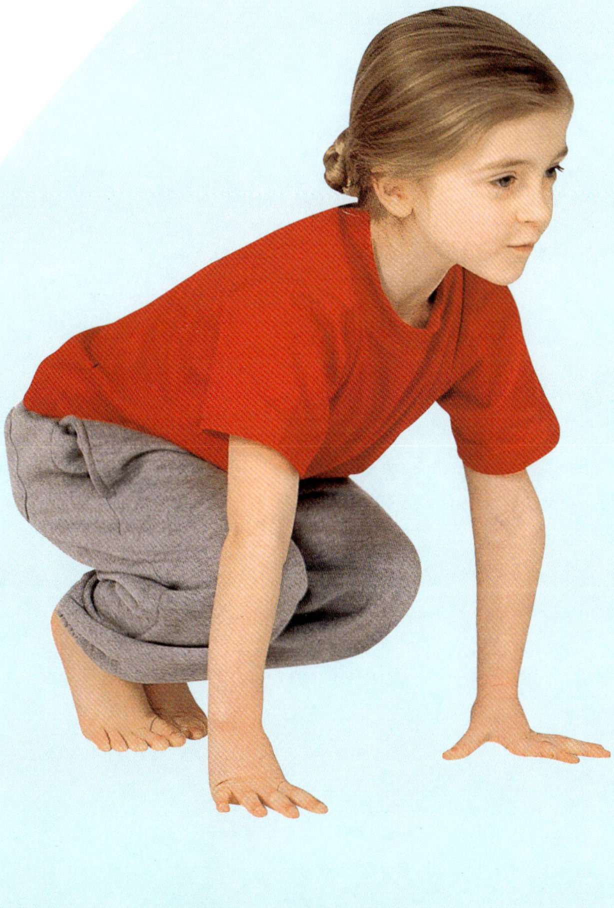

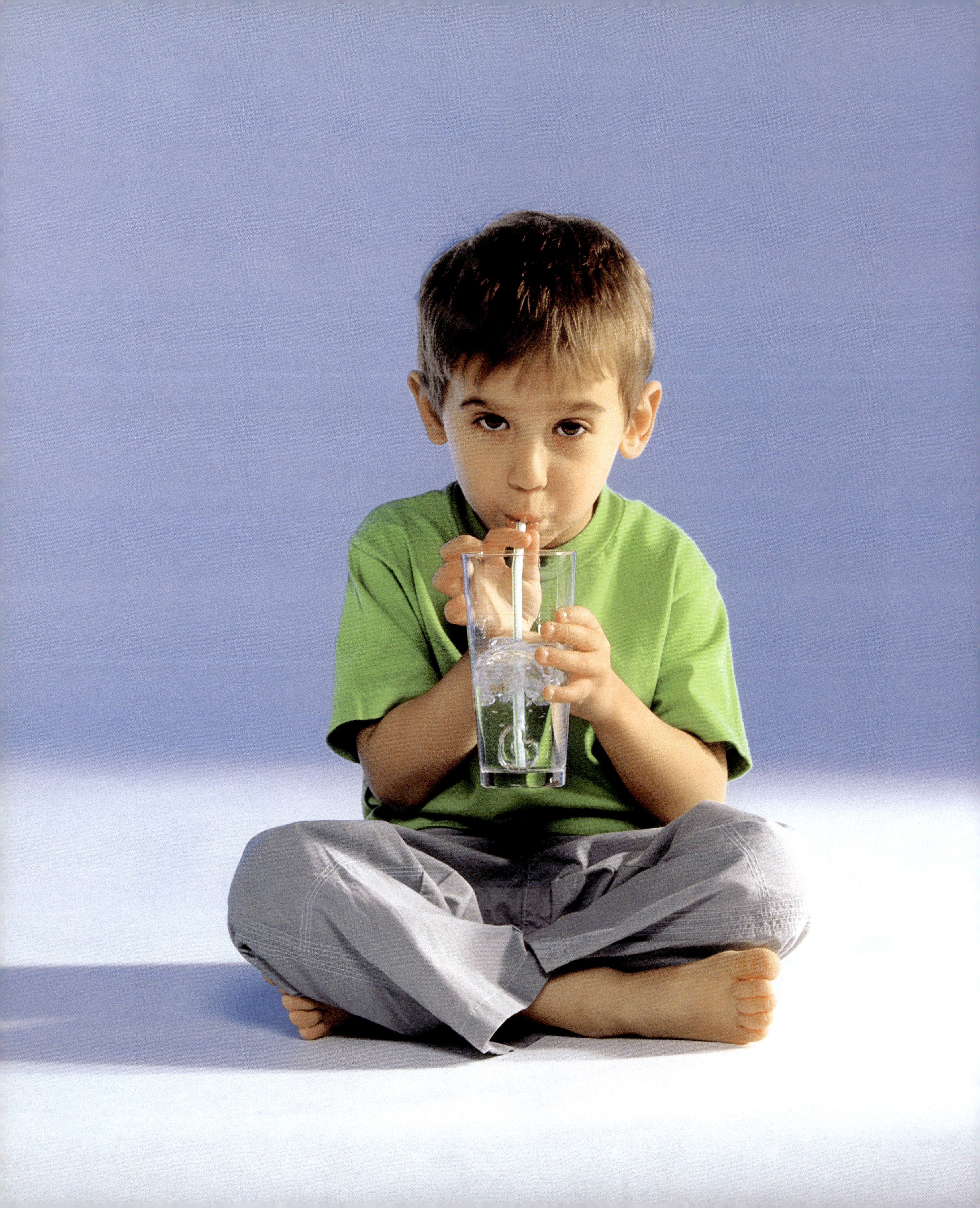

Die Reise nach innen

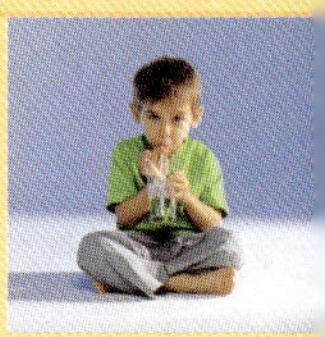

In diesem Kapitel geht es weniger um körperliche als um innerliche Aspekte des Yoga – Atemlenkung (*Pranayama*), Meditation und Tiefenentspannung.

Jede der hier gezeigten Übungen kann Kindern dabei helfen, Energie zu gewinnen, um sie dann gezielt einzusetzen. Wenn wir immer nur „außerhalb" unseres Selbst sind, ist es schwierig, nicht von unseren Sinnen abgelenkt zu werden. Wenn wir jedoch lernen, ausgeglichen und still zu werden, wenn es nötig ist, werden wir uns leichter auf unsere Aufgaben konzentrieren können. Heutzutage werden wir kontinuierlich mit Reizen, Informationen und Lärm überhäuft und sind es nicht mehr gewohnt, einfach nur ruhig dazusitzen. Yoga zeigt uns allen – Kindern und Erwachsenen – einen Weg, um zu uns selbst zu finden und zu lernen, mit dem was wir sind, in Frieden zu leben, ohne ständig auf der Suche nach Ablenkung oder Unterhaltung zu sein.

Was ist *Pranayama*?

Pranayama nennt man bestimmte Atemtechniken, die ein wesentlicher Bestandteil des Yoga sind. Unsere Atmung hat einen direkten Einfluss auf unseren Geistes- und Gefühlszustand und unser Verhalten. Je besser wir atmen, umso einfacher können wir uns konzentrieren, entspannen und neue Informationen aufnehmen. Richtiges Atmen verleiht uns außerdem mehr Energie, macht uns weniger anfällig für Müdigkeit und lässt uns besser schlafen. *Pranayama* ist das vierte Yoga-Glied, das von Patanjali in einem der bedeutendsten altertümlichen Texte, den *Yoga Sutras*, beschrieben wurde (s. S. 18).

Prana – ein universeller Energiefluss

Prana, oder Chi, wie sie in der chinesischen Medizin genannt wird, ist die Lebenskraft des Universums, die durch alle Lebewesen fließt. Sie ist wie ein zarter elektrischer Strom, der unserem Körper und Geist Lebenskraft und Gesundheit schenkt. Mit viel *Prana* in uns fühlen wir uns dynamisch und lebendig, sinkt dieser Energiepegel, werden wir krank, und wenn das *Prana* den Körper verlässt, sterben wir. Darum ist es wichtig, den *Prana*-Pegel durch frische, gesunde Nahrung, saubere Luft und Yoga hoch zu halten.

Eine frische, knackige Selleriestange ist voll Leben und Nährstoffen. Nach zwei Wochen sieht sie gelb und welk aus und enthält keine Nährstoffe mehr. Die frische Selleriestange ist voll von *Prana*, die zweite nicht (deshalb sind Nahrungsmittel wie gekeimte Samen oder Hülsenfrüchte so gesund – sie übertragen ihre Energie in unsere Körper und fördern die Gesundheit). Bei Krankheit ähneln wir dem verwelkten, gelben Sellerie. Um wieder gesund zu werden, brauchen wir mehr *Prana*. Diese Philosophie bildet die Grundlage der meisten indischen, chinesischen und tibetischen Heilmethoden. *Pranayama* hilft uns den *Prana*-Pegel in unserem Körper zu regulieren. Im bekanntesten Text zu diesem Thema, der *Hatha Yoga Pradipika* aus dem 14. Jh., heißt es, durch richtige Ausübung des *Pranayama* werden alle Krankheiten beseitigt.

Pranayama hat auch einen spirituellen Zweck: Ist die Energie des Körpers und des Nervensystems ausgeglichen, werden wir ruhig und konzentriert und sind offener für spirituelle Inspiration. Sobald wir die Energie des Universums wahrnehmen, verstehen wir auch unsere Verbindung mit dem Rest der Schöpfung besser (s. S. 23). Man glaubt, dass viele Gebete, Gesänge und Mantras aus den religiösen Traditionen dieser Welt dazu dienen, den Atem zu lenken und das Göttliche in uns zu wecken.

Wann soll man mit *Pranayama* beginnen?

Für Kinder unter acht Jahren sind die ersten drei *Pranayama*-Übungen auf Seite 104–105 am besten geeignet. In der Regel sollte man Kindern anfangs eine gute Einführung in die Yogastellungen geben. Sobald sie die Körperbewegungen im Griff haben, kann man beginnen, ihnen beizubringen, Bewegung und Atmung aufeinander abzustimmen.

Bei vielen Übungen in den Kapiteln 2, 3, 4 und 5 zeige ich Ihnen, wann man ein- und ausatmen muss. Ganz allgemein gesprochen, sollte bei allen Aufwärtsbewegungen eingeatmet und bei allen Abwärtsbewegungen ausgeatmet werden.

Eine der einfachsten Übungen, um Ihrem Kind die Synchronisierung von Atem und Bewegung beizubringen, ist der Albatros (s. S. 62). Bei dieser Übung werden die Hände beim Einatmen über den Kopf gestreckt und beim Ausatmen wieder gesenkt. Feuer machen (s. S. 68) und Stechmücke (s. S. 71) eignen sich auch sehr gut dazu, etwas über Atmung und Bewegung zu lernen. Sobald Sie merken, dass Ihr Kind dafür bereit ist, zeigen Sie ihm, wie es bei allen Yogaübungen auf die korrekte Atmung zu achten hat. Sollte auch das gut klappen, ist Ihr Kind wahrscheinlich schon bereit, die *Pranayama*-Übungen auf den folgenden Seiten auszuprobieren und zu lernen.

Ist Ihr Kind für die Koordination von Atmung und Bewegung noch nicht aufnahmebereit, heben Sie sich diesen Teil für später auf, wenn Ihr Kind älter ist. Genießen Sie in der Zwischenzeit einfach die gemeinsamen Yogaübungen.

Die Schönheit der Atmung

Wenn Ihr Kind noch nie bewusst auf seine Atmung geachtet hat, beginnen Sie mit dieser einfachen Übung, die ihm seine eigene Atmung sehr gut vor Augen führt. Holen Sie einen Behälter mit Eiswürfeln aus dem Tiefkühlfach und bitten Sie Ihr Kind, leicht über die Oberfläche zu blasen. Eine kleine Wolke wird sichtbar – eine Mischung aus Luft und Wasserdampf, die aus den Lungen kommt. Erklären Sie Ihrem Kind, dass dasselbe passiert, wenn an einem kalten Wintertag warmer Atem auf kalte Luft trifft.

Wenn Ihr Kind Interesse zeigt, versuchen Sie ihm den Atemvorgang zu erklären: Wenn wir einatmen, füllen sich die Lungen mit Sauerstoff, der über das Herz durch Arterien und Blutgefäße in jede Zelle unseres Körpers gepumpt wird. Ohne Sauerstoff könnten wir nicht überleben. Das Herz pumpt die übriggebliebenen Abfallstoffe, das Kohlendioxid, durch die Venen zurück zum Herz und in die Lungen, aus denen es beim Ausatmen wieder ausgestoßen wird.

Sie können Ihrem Kind auch erklären, wie Pflanzen für das Gleichgewicht der Erdatmosphäre sorgen. Während wir Sauerstoff einatmen und Kohlendioxid ausatmen, absorbieren Pflanzen und Bäume Kohlendioxid und geben Sauerstoff ab – deshalb sind Pflanzen und Bäume so wichtig und deshalb ist es auch so gefährlich, große Waldbestände abzuholzen.

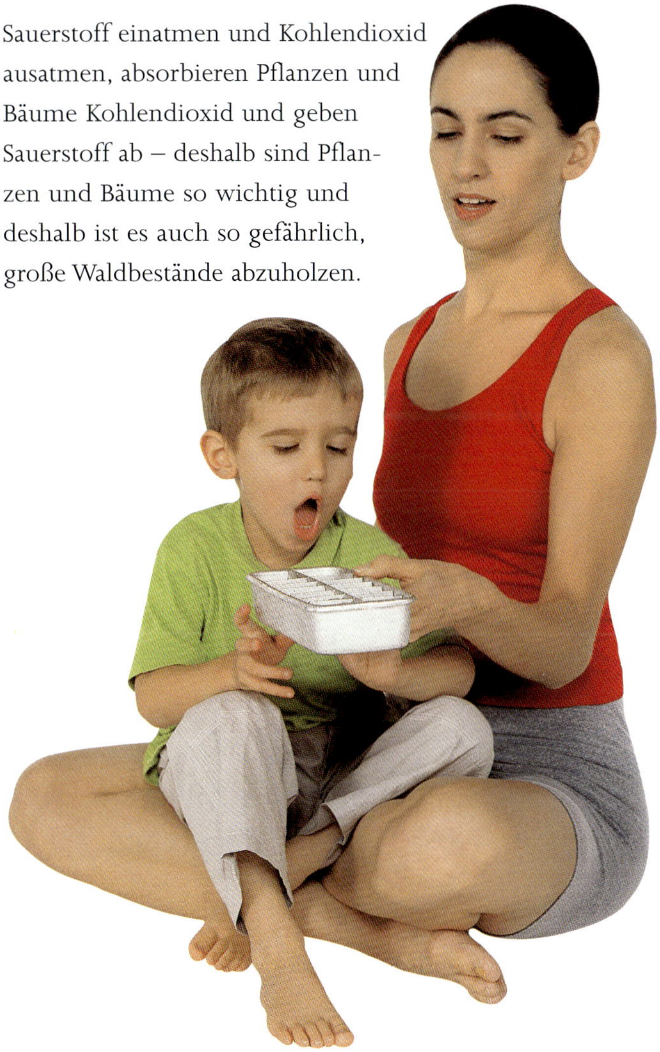

HINWEISE FÜR DIE AUSÜBUNG DES *PRANAYAMA*

Beginnen Sie die *Pranayama*-Übungen in diesem Kapitel langsam und behutsam und beachten Sie dabei Folgendes:

- Vermeiden Sie übermäßige Belastung und abrupte Bewegungen. Halten Sie nie die Luft an.
- Strengen Sie sich bei den Übungen so wenig wie möglich an.
- Hören Sie sofort auf, wenn Sie oder Ihr Kind Unbehagen oder Atemnot verspüren.
- Atmen Sie immer durch die Nase ein und aus (sowohl bei den Yogastellungen als auch bei *Pranayama*). Das Atmen durch die Nase verlängert und beruhigt die Atmung. Die Luft wird dadurch erwärmt und gefiltert, bevor sie die Lungen erreicht.

Pranayama-Übungen

Durch diese einfache Übung werden Sie sich Ihrer eigenen Atmung bewusst. Die erste Übung zeigt Ihnen, wie Sie wirklich atmen – ob Ihr Atem etwa schnell oder langsam, sanft oder rau ist. Mit den nächsten zwei Übungen lernen Sie sanft, gleichmäßig und ruhig zu atmen, indem Sie die Luft tief in die Lungen ziehen. Übungen, wie die Berg- und Talfahrt, die Strohhalm- und Hummelatmung, helfen Ihnen, ruhig zu werden, wenn Sie aufgeregt und angespannt sind.

Bewusst atmen

Die Beobachtung der Atemzüge, wie sie in und aus dem Körper fließen, ist eine spirituelle Übung, die in vielen verschiedenen Religionen, vom Buddhismus und Hinduismus bis zum Christentum, praktiziert wird. Sie eignet sich hervorragend, um Ihrem Inneren näher zu kommen (s. S. 22) und kann auch eine tiefgreifende Wirkung darauf haben, wie man sich körperlich und emotionell fühlt. Sowohl Erwachsene als auch Kinder werden nach der bewussten Atmung ruhiger und ausgeglichener. Diese Übung ist besonders gut für Kinder, die über etwas beunruhigt sind, z. B. Prüfungen oder Tests. Sie können diese Übung überall machen, sie dauert nur wenige Minuten.

Setzen Sie sich bequem an einen ruhigen Ort. Atmen Sie sanft durch die Nase ein und aus. Versuchen Sie so sanft wie möglich zu atmen – stellen Sie sich vor, Sie versuchen den zarten, vorbeiziehenden Duft einer Blume einzufangen. Tun Sie das etwa eine Minute lang.

Dauert das Einatmen oder das Ausatmen länger? Ist eines Ihrer Nasenlöcher offener als das andere? Ist die Luft beim Einatmen in die Lungen wärmer als beim Ausatmen? Wie schnell atmen Sie und wie fühlt sich Ihr Atem an? Nun konzentrieren Sie sich einige Minuten lang auf Ihre Atmung, die wie eine Welle hinein- und hinausfließt.

Die Wellenatmung

Diese Atemtechnik nennt sich auch die Zwerchfellatmung, da die Luft nur mithilfe des Zwerchfells in den Körper gezogen wird. Das Zwerchfell ist eine große, bogenförmige Muskelschicht, die am unteren Rand des Brustkorbs liegt. Wenn wir einatmen, dehnt sich das Zwerchfell und drückt die Unterleibsorgane nach unten und nach vorne, wodurch der Bauch nach außen schwillt (deshalb wird diese Atmung auch Bauchatmung genannt). Beim Ausatmen gleitet das Zwerchfell wieder in seine Bogenform und der Bauch wird wieder flach.

Für die Wellenatmung legen Sie sich auf den Rücken in die *Shavasana*-Stellung (s. S. 32) und legen Sie die rechte Hand auf

Legen Sie einen kleinen leichten Gegenstand, wie eine Gummiente oder ein Papierschiffchen, auf Ihren Bauch und bewegen Sie ihn durch tiefes Einatmen, so dass der Bauch nach außen schwillt – das ist die Wellenatmung.

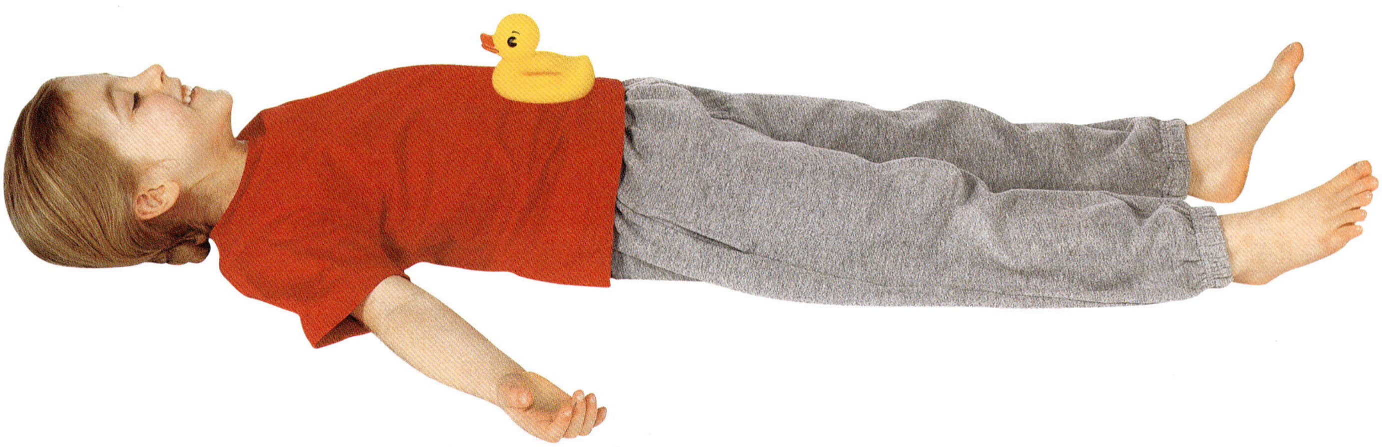

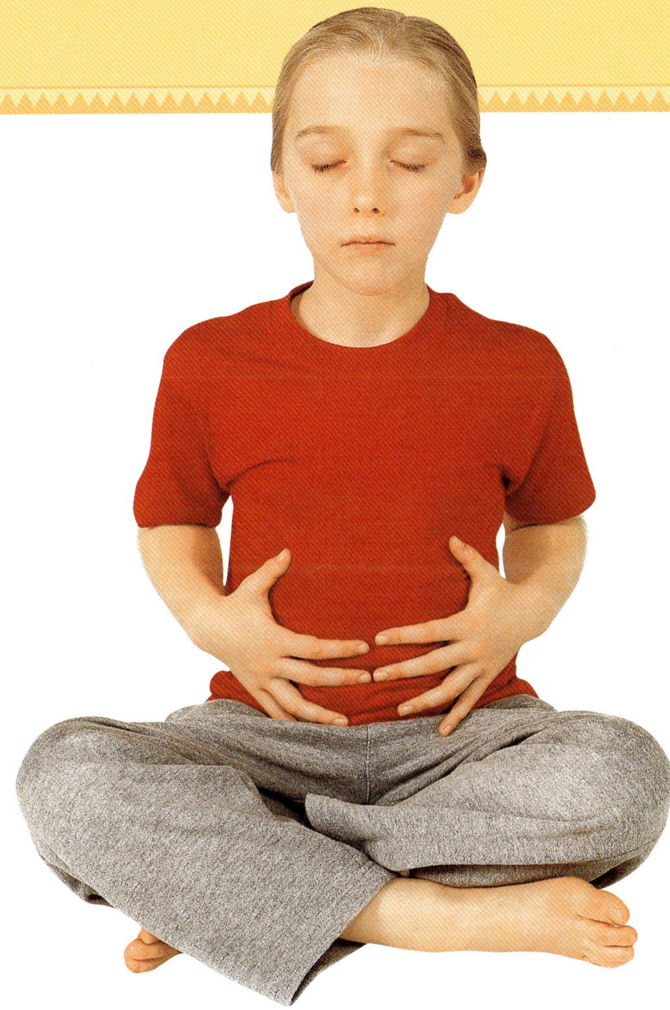

Die Ballonatmung lehrt uns das Zwerchfell einzusetzen, um tief zu atmen. Das Geheimnis dieser Technik ist, sich vorzustellen, dass man im Bauch einen Ballon aufbläst und die Luft anschließend wieder herauslässt.

den Bauch. Versuchen Sie die Luft mithilfe des Zwerchfells in die Lungen zu ziehen. Fühlen Sie, wie sich der Bauch unter Ihrer Hand beim Einatmen hebt und beim Ausatmen wieder senkt. Nun legen Sie anstelle Ihrer Hand ein Papierschiffchen oder eine Gummiente auf Ihren Bauch. Stellen Sie sich vor, Sie erzeugen mit Ihrer Atmung Wellen – beobachten Sie, wie langsam und sanft Sie das Boot oder die Ente auf- und abbewegen können. Tun Sie das für ein bis zwei Minuten. Der Brustkorb sollte sich dabei überhaupt nicht bewegen.

Die Wellenatmung ist nicht nur eine Yogaübung, sondern auch die natürlichste und ökonomischste Art der Atmung im Ruhezustand. Sie versorgt den Körper mit der optimalen Menge an Sauerstoff bei geringster Anstrengung und beruhigt das gesamte Nervensystem. Leider haben die meisten von uns vergessen, auf diese wunderbar entspannende Weise zu atmen. Stattdessen verlassen wir uns beim Einatmen auf die Muskeln des Brustkorbs. Je „höher" wir die Atmung ansetzen, umso anfälliger sind wir für Stress, Anspannung und Atembeschwerden. Deshalb sehen gestresste Menschen oft so aus, als würden sie die Schultern hochziehen. Eine regelmäßige Zwerchfellatmung hat sowohl eine unmittelbare als auch langfristige Wirkung auf die Gesundheit und das Wohlbefinden, beginnen Sie also gleich damit!

Die Ballonatmung

Eine weitere Methode, um das Zwerchfellatmen (wieder) zu erlernen, ist die Ballonatmung. Setzen Sie sich gerade mit überkreuzten Beinen auf den Boden, atmen Sie aus. Sobald die Lungen leer sind, legen Sie beide Hände auf den Bauch, mit den Spitzen der Mittelfinger über dem Bauchnabel. Stellen Sie sich beim Einatmen vor, Ihr Bauch wäre ein Ballon, der sich langsam mit Luft füllt. Ihr Bauch bläht sich auf und Ihre Mittelfinger bewegen sich auseinander. Atmen Sie aus – lassen Sie also aus Ihrem Ballon die Luft wieder heraus – und beobachten Sie, wie die Finger wieder zusammenkommen. Wiederholen Sie dies einige Male. Wenn Sie sich an diese Art der Atmung gewöhnt haben, atmen Sie jedes Mal so, wenn Ihr Körper im Ruhezustand ist.

Die Berg- und Talfahrt

Dieses *Pranayama* nennt man auch wechselnde Nasenlochatmung. Im Yoga glaubt man, dass die Lebensenergie oder *Prana* (s. S. 102) durch Hunderte unsichtbarer Bahnen oder *Nadis* durch den Körper fließt. Durch wechselnde Nasenlochatmung können wir diese Bahnen freihalten. Dies wiederum fördert die Gesundheit und sorgt für Gleichgewicht zwischen Körper und Geist. Wissenschaftlich gesehen kann die wechselnde Nasenlochatmung die rechte und linke Gehirnhälfte ins Gleichgewicht bringen. Sie hat sich als äußert nützlich bei der Behandlung von Kindern mit Konzentra-

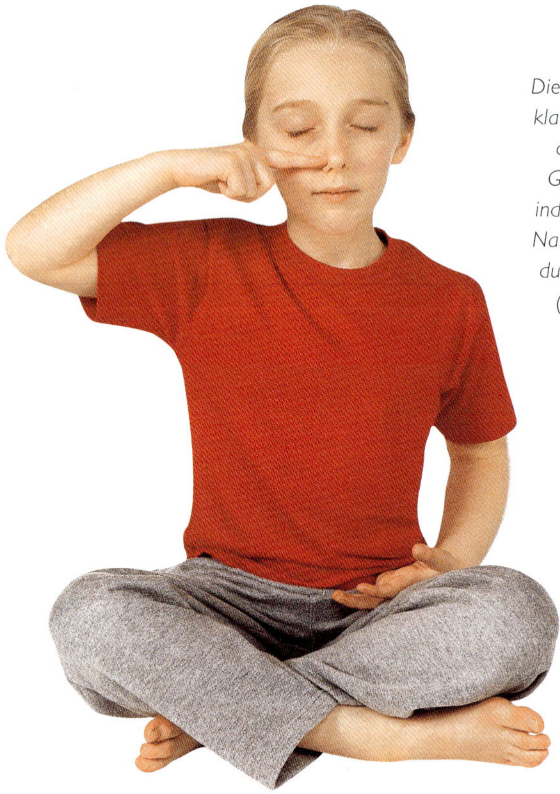

Die Berg- und Talfahrt ist eine klassische Pranayama-*Übung, die Körper und Geist ins Gleichgewicht bringen soll, indem zuerst durch das linke Nasenloch (s. links) und dann durch das rechte Nasenloch (s. rechts) geatmet wird.*

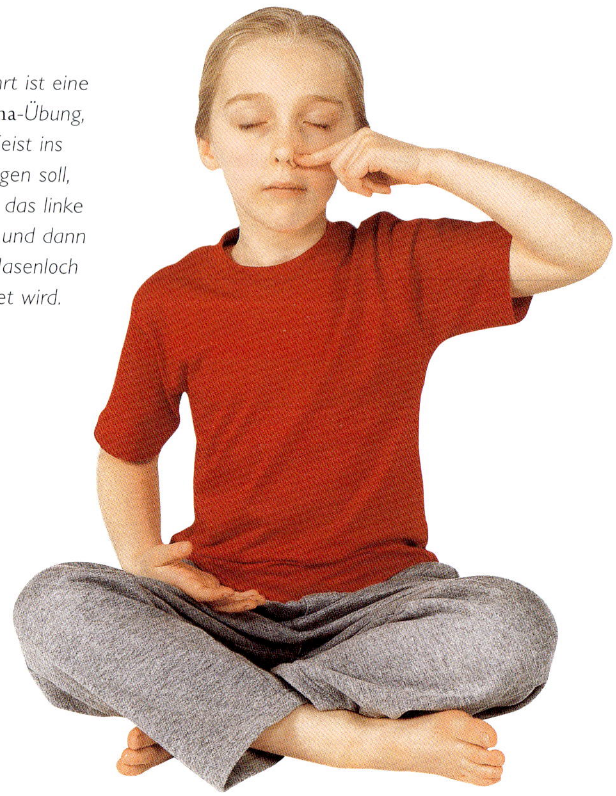

tionsstörungen und Aufmerksamkeitsdefizitstörung/Hyperaktivität erwiesen. Diese Art der Atmung beruhigt, wenn man aufgewühlt ist, und erfrischt, wenn man lustlos ist.

Sie sollten bequem, aber mit gerader Wirbelsäule sitzen. Warten Sie einige Augenblicke, bis Ihre Atmung ruhig und regelmäßig geworden ist. Nun stellen Sie sich vor, Ihre Nase wäre ein Berg: Die Stelle zwischen den Augenbrauen ist der Gipfel des Berges und die Stelle, an der Ihre Nasenlöcher auf das Gesicht treffen, ist der Fuß des Berges.

Ihr Haus steht am Fuße des Berges, am linken Nasenloch. Um Ihre Frühstückseier zu holen, müssen Sie nun den ganzen Berg hinauf- und auf der anderen Seite wieder hinunterwandern, um den Eiverkäufer zu erreichen, der an Ihrem rechten Nasenloch sitzt. Mit den gekauften Eiern wandern Sie den gesamten Weg wieder zurück, bergauf und auf der anderen Seite wieder bergab, um Ihr Haus zu erreichen. Glücklicherweise haben Sie einen besonderen Sessellift, der Sie dorthin bringt – Ihren eigenen Atem.

Beginnen Sie die Übung, indem Sie kräftig ausatmen und das rechte Nasenloch mit dem Zeigefinger der rechten Hand zuhalten. Atmen Sie langsam und sanft durch das linke Nasenloch ein. Wenn Ihre Lungen mit Luft gefüllt sind, haben Sie den Gipfel des Berges erreicht.

Lassen Sie nun das rechte Nasenloch los und halten Sie das linke Nasenloch mit dem Zeigefinger der linken Hand zu. Atmen Sie langsam und sanft durch das rechte Nasenloch aus, um an den Fuß des Berges zu gelangen und die Eier abzuholen.

Nun ist es Zeit für den Rückweg. Halten Sie das linke Nasenloch noch zu und atmen Sie durch das rechte Nasenloch ein. Wenn Ihre Lungen mit Luft gefüllt sind, sind Sie am Gipfel des Berges. Lassen Sie das linke Nasenloch los und halten Sie das rechte Nasenloch mit dem rechten Zeigefinger zu. Atmen Sie langsam und sanft durch das linke Nasenloch aus, um nach Hause zurückzukehren. Wiederholen Sie die gesamte Reise drei Mal. Legen Sie sich dann zum Entspannen nieder. Die Bergluft kann ermüden, übertreiben Sie es also nicht!

Die Strohhalmatmung

Diese *Pranayama*-Übung führt zu einer Verlängerung des Ausatmens mit einer beruhigenden Wirkung auf das Nervensystem. Die Strohhalmatmung ist vor allem für Kinder geeignet, da sie sofort die Wirkung der Entleerung der Lungen sehen können. Diese Art der Atmung wird besonders Asthmakranken empfohlen, da das Kohlendioxid effizient aus dem Körper ausgestoßen wird (die Unfähigkeit, kräftig auszuatmen, ist ein typisches Symptom für Asthma).

Geben Sie einen Strohhalm in ein Glas Wasser oder Saft. Sitzen Sie gerade und atmen Sie tief ein. Blasen Sie nun beim Ausatmen langsam durch den Strohhalm, so dass viele Blasen entstehen. Versuchen Sie, solange Sie ausatmen, gleichmäßig viele Blasen zu produzieren. Sobald Ihre Lungen entleert sind, nehmen Sie den Strohhalm aus dem Mund. Atmen Sie wieder tief ein und wiederholen Sie die Übung. Tun Sie dies einige Male, aber überanstrengen Sie sich nicht.

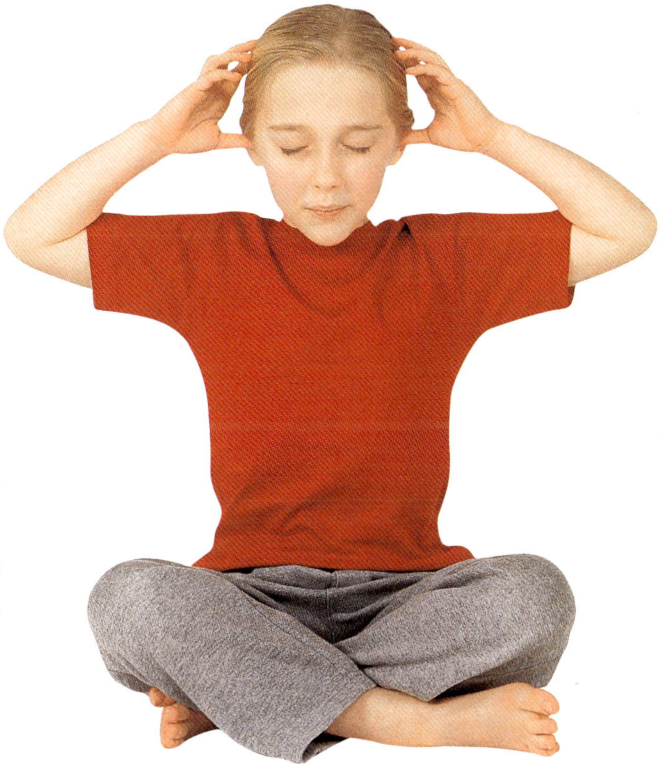

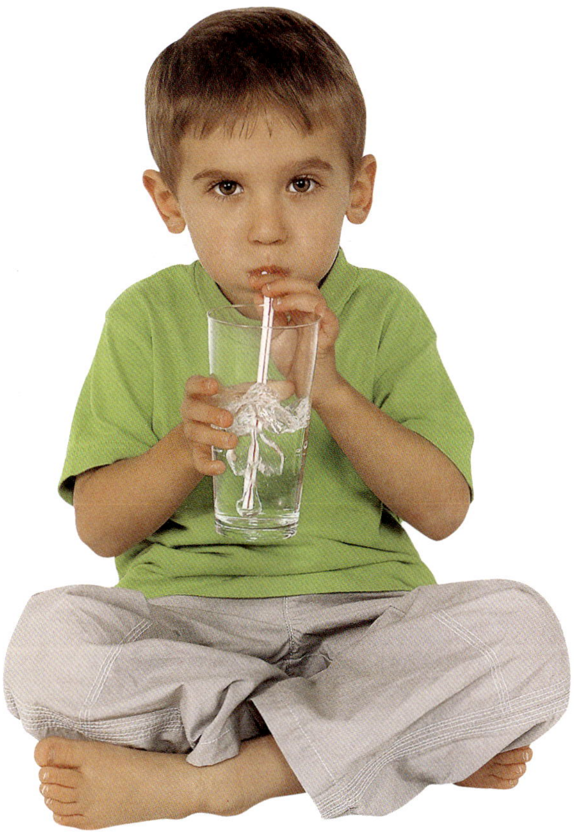

Die Strohhalmatmung (siehe links)und Hummelatmung (siehe oben) machen uns bewusst, wie wir ausatmen. Beide Techniken helfen uns, langsam und gleichmäßig auszuatmen, wodurch sich eine unmittelbare beruhigende Wirkung auf das gesamte Nervensystem einstellt.

Die Hummelatmung

Ebenso wie die Strohhalmatmung bewirkt die Hummelatmung die Verlängerung der Ausatmung. Sie wirkt besonders beruhigend bei Kindern, die sich gestresst fühlen oder übermüdet sind. Sie hilft auch bei Schlafstörungen.

Setzen oder legen Sie sich bequem nieder, halten Sie die Ohren mit den Daumen leicht zu. Legen Sie die Finger auf den Kopf, schließen Sie die Augen. Atmen Sie tief ein. Erzeugen Sie beim Ausatmen einen Summton. Halten Sie den Ton gleichmäßig, bis die Lungen geleert sind. Wiederholen Sie die Übung. Wenn Sie sich an diese Übung gewöhnt haben, experimentieren Sie. Spüren Sie die Vibration des Summtons? Was passiert, wenn Sie den Ton höher oder tiefer anlegen? Fühlen Sie, wie die Vibration den Körper auf- und abwandert?

Was ist Meditation?

Durch Meditation fördern wir die innere Ruhe und Stille – dabei nehmen wir unsere Umgebung bewusst wahr, ohne darauf zu reagieren. Wenn wir den ruhigen und stillen Kern in uns gefunden haben, können wir nicht mehr so leicht von Ereignissen, die in unserem täglichen Leben passieren, abgelenkt, aufgebracht oder aus der Bahn geworfen werden. Regelmäßige Meditation über einen längeren Zeitraum hinweg bringt uns unserem inneren Selbst näher und befreit uns von alltäglichen Gedanken und Gefühlen. Meditation stärkt unser „großes Selbst" (s. S. 22–23), das die Quelle der Kraft und Freude in unserem Leben ist.

Durch Meditation finden wir eine Oase der Ruhe und lernen die Dinge klar zu sehen. Unsere Vorlieben und Abneigungen, unsere Ansichten und Vorurteile beeinflussen unsere Sicht der Dinge, deshalb erkennen wir Situationen nicht mehr so, wie sie wirklich sind. Das nennt sich Projektion. Meditation befreit uns von diesen Projektionen, und wir sehen die Welt, wie sie wirklich ist, und können dementsprechend reagieren.

Meditation ist ein Zustand reinen Bewusstseins. Die Übungen auf den nächsten Seiten zeigen uns den Weg zu einem Bewusstsein für unsere Umgebung, unsere Atmung, unseren Körper und unsere Gedanken und Emotionen. Durch diese Bewusstseinserweiterung werden wir uns bewusst, bewusst zu sein, und auf einer sehr hohen Meditationsebene können wir die Grenzen unserer Identität durchbrechen. Erst dann verstehen wir unsere Verbundenheit mit der Welt um uns, wir sind der Ozean und nicht die Welle (s. S. 22–23).

Ein traditionelles Symbol für die Ebenen der Meditation ist die Lotosblume. Sie hat ihre Wurzeln im Schlamm am Grund

Die Lotosblume symbolisiert unsere Fähigkeit, aus dem Irrglauben herauszuwachsen und durch Meditation unser volles Potenzial zu erkennen. Die Blüte, die sich erst an der Wasseroberfläche öffnet, repräsentiert das Erblühen unseres „großen Selbst" – den Teil von uns, der rein und göttlich ist.

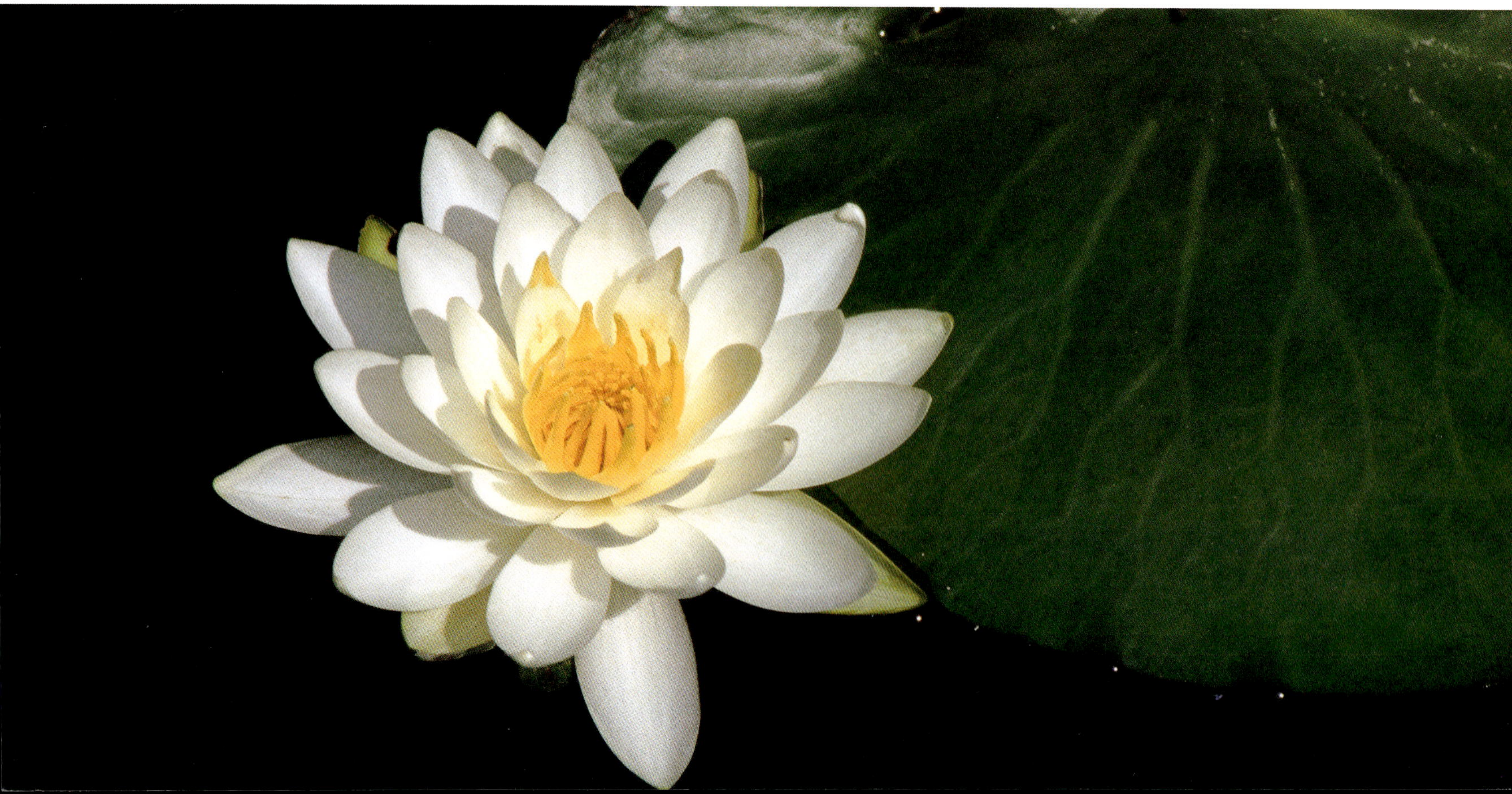

HINWEISE FÜR DIE MEDITATION

- Es ist besser, Meditationsübungen nach und nach einfließen zu lassen und zu beobachten, wie Ihr Kind darauf reagiert, als diese Übungen von einem Tag auf den anderen als fixen Bestandteil in Ihre Yogastunden zu integrieren.

- Auf den Seiten 110–113 gibt es jeweils zwei Übungsmethoden: solche, die sich auf die Außenwelt (Videokamerakopf, das Gelbe U-Boot), und solche, die sich auf die innere Welt konzentrieren (Ballons, Wolken Vertreiben und Liebe, Liebe, Liebe). Beginnen Sie immer zuerst mit der ersten Methode.

- Die meisten Kinder sind leicht beeinflussbar und können sich schnell in einen tiefen meditativen oder entspannten Zustand versetzen. Deshalb ist es wichtig, die Übungseinheiten kurz zu halten und die Kinder durch liebevolle Berührung, Worte oder Lächeln wieder in die Welt der Sinne zurückzuholen.

- Bestehen Sie nicht darauf, dass Ihr Kind während der Meditation die Augen schließt, wenn es das nicht will. Manche Kinder werden dadurch nervös. Außerdem wird in einigen Traditionen, wie dem tibetischen Buddhismus, die Meditation mit offenen Augen gelehrt, damit der Meditierende eine feste Verbindung zur Außenwelt aufrechterhalten und die Übungen in den Rest seines Lebens integrieren kann.

- Lesen Sie sich die Übungen auf den folgenden Seiten durch und probieren Sie diese zuerst selbst aus (sie sind für Erwachsene und für Kinder geeignet). Wenn Sie sie beherrschen, machen Sie die Übungen mit Ihrem Kind und erklären Sie ihm die Grundlagen in einer seinem Alter entsprechenden Sprache.

- Manche Menschen sind eher visuell veranlagt als andere, verzweifeln Sie also nicht, wenn Sie oder Ihr Kind bei den Visualisierungsübungen Schwierigkeiten haben. Es ist wichtiger, die Gegenstände oder die Situation zu fühlen, als sie zu sehen.

- Wenn Sie im Zuge Ihrer morgendlichen Yogaübungen meditieren wollen, sollten Sie mit der Meditation beginnen und dann die Stellungen üben. Wenn Sie aber am Abend üben, beginnen Sie zuerst mit den Stellungen und meditieren Sie danach. Auf diese Weise beginnt der Tag ruhig und wird allmählich aktiver und endet mit der beruhigenden Meditation.

eines Sees, sie repräsentiert unseren Irrglauben und die verklärte Sichtweise. So wie unser Bewusstsein allmählich durch die Meditation erwacht, steigt die Pflanze durch das Wasser empor und erblüht wunderschön an der Oberfläche des Sees.

Kann Meditation definiert werden?

Meditation kann weder durch harte Arbeit noch durch das Befolgen einiger Schritte erreicht werden. Wahre Meditation ist ein einfacher, natürlicher Zustand, in dem es keine Ziele und keine Aufgaben gibt. Meditation ist eigentlich die Vorbereitung des Verstands auf die Stille; als würden Sie Ihr Haus in Erwartung eines möglichen Besuchers aufräumen: Sie können sich nur vorbereiten, denn Sie wissen weder wann der Besucher kommt, noch wie er aussieht.

Wann soll man mit der Meditation beginnen?

Es ist ratsam zu warten, bis Ihr Kind mindestens acht Jahre alt ist, bevor Sie mit der Meditation beginnen, aber Sie selbst können am besten einschätzen, wann Ihr Kind soweit ist. Warten Sie auf jeden Fall, bis Ihr Kind ein starkes Gefühl für seine persönliche Identität und die Welt, die es umgibt, entwickelt hat, bevor es sein Inneres zu erforschen beginnt.

Meditationsübungen

Diese Übungen beginnen mit der Beobachtung der äußeren Umwelt und gehen allmählich auf die innere Welt über. Die „äußeren" Übungen helfen uns dabei, unsere Konzentration und unser Bewusstsein für die Außenwelt zu schärfen. Die „inneren" Übungen zeigen Wege, wie man mit ablenkenden Gedanken oder negativen Gefühlen umgeht und wie man positive Gefühle, wie Liebe, stärkt.

Der Videokamerakopf

Dieses herrlich einfache Meditationsspiel wurde von Valentino Giacomin im Alice-Projekt in Indien (s. S. 12) entwickelt. Es lässt sich überall spielen, eignet sich aber besonders gut an naturschönen Plätzen. Für den Teil der Übung, an dem „zurückgespult" wird, braucht man einen Partner bzw. Bleistift und Papier.

Setzen Sie sich in eine bequeme Position und stellen Sie sich vor, Sie hätten anstelle Ihres Kopfes eine Videokamera. Nun „filmen" Sie ruhig alles, was Sie sehen. Eine Videokamera denkt auch nicht darüber nach, was sie sieht; sie ist ja nur dazu da, Bilder aufzunehmen. Wenn Sie z. B. einen Baum sehen, überlegen Sie nicht, ob dieser Baum schön oder hässlich ist oder ob Sie gerne hinaufklettern würden – filmen Sie ihn einfach. Sehen Sie sich die Dinge an, als ob es das erste Mal wäre. Auch wenn Sie jemanden entdecken, den Sie kennen, lassen Sie sich nicht durch Ihre Gedanken oder Gefühle für diese Person ablenken. Filmen Sie sie nur.

Anfangs reichen ein bis zwei Minuten. Wenn Sie aber mit der Übung etwas vertrauter sind, können Sie sich auch mehr Zeit lassen. Drehen Sie sich nun um, so dass Sie in die entgegengesetzte Richtung sehen, und spulen Sie alles, was Sie gefilmt haben, zurück, indem Sie Ihrem Yogapartner von den verschiedenen Dingen erzählen, die Sie gesehen haben. Sie können aber auch alles auf ein Blatt Papier aufschreiben.

Je besser Sie bei diesem Spiel werden, umso mehr Details sollten Sie berücksichtigen. Beobachten Sie z. B. jeden einzelnen Grashalm, jede Faser des Teppichs oder die winzigen Poren auf der Haut eines Menschen. Unendlich viele Details umgeben Sie – Sie müssen nur hinsehen. Eine andere Variante ist das Memory-Spiel: Sie stellen verschiedene Gegenstände auf ein Tablett, das Sie eine Minute lang Ihrem Mitspieler zeigen. Dieser muss dann erraten, wie viele Gegenstände er „gefilmt" hat, d. h. an wie viele er sich erinnern kann.

Das Gelbe U-Boot

Diese Übung gleicht dem Videokamerakopf, außer dass Sie hier nicht Ihre Augen offen halten, sondern „ganz Ohr" sind. Sie werden erstaunt sein, wie viele verschiedene Geräusche es um Sie herum gibt – sogar in Ihrem Körper – und welch guter Zuhörer Sie werden.

Legen Sie die Hände über die Augen und stellen Sie sich vor, Sie wären in einem großen gelben U-Boot. Genauso wie U-Boote, die auf Sonargeräte angewiesen sind, erhalten Sie Informationen über die Außenwelt auch nur über Geräusche. Und ebenso wie ein Sonargerät, das Töne auf einem Bildschirm aufzeichnet, besteht Ihre Aufgabe darin, Geräusche aufzunehmen, ohne über sie nachzudenken. Reagieren Sie nicht auf Geräusche, indem Sie sie als angenehm oder unangenehm einstufen – nehmen Sie diese einfach auf. Für die nächsten beiden Schritte brauchen Sie einen Partner.

Bitten Sie Ihren Partner, ein Musikstück oder ein Lied (z.B. „Yellow Submarine" von den Beatles!) aufzulegen. Schalten Sie nun Ihr Sonargerät ein und nehmen Sie die Töne auf. Bald wird Ihr Partner die Lautstärke so zurückdrehen, dass die Musik kaum mehr hörbar ist – konzentrieren Sie sich auf die Musik, egal wie leise die Töne werden. Bei einer ähnlichen Übung wird Ihnen eine Reihe von verschiedenen Melodien ganz leise vorgespielt. Im „play back" müssen Sie die Melodien aufzählen, die Sie gehört haben.

Für den nächsten Schritt setzen Sie sich in eine bequeme Position. Schließen Sie die Augen, wenn Sie möchten. Schalten Sie Ihr Sonargerät ein, hören Sie auf die Geräusche innerhalb des Raumes (Ihr Partner raschelt z. B. mit Papier, klickt mit dem Kugelschreiber usw.). Wie viele verschiedene Geräusche erkennen Sie? Nun erhöhen Sie die Reichweite Ihres Sonargeräts auf den Bereich außerhalb des Raumes. Welche Geräusche hören Sie von außerhalb? Lassen Sie sich nicht von den Geräuschen und Ihren Gedanken mitreißen. Überlegen Sie nicht, ob die Geräusche angenehm oder störend sind – lassen Sie sie einfach kommen und gehen. Welches Geräusch ist am weitesten entfernt oder am schwächsten?

In der letzten Phase des Gelben U-Boots richten Sie Ihr Sonargerät nach innen und hören auf Ihren eigenen Atem. Sie müssen dabei so leise und still wie möglich sein – wenn Sie Ihren Atem nicht wahrnehmen, atmen Sie etwas heftiger, bis Sie die Luft hören, die durch die Nase transportiert wird. Dann lassen Sie Ihren Atem wieder ruhiger werden und versuchen Sie Ihre Atemzüge auch weiterhin zu hören. Folgen Sie dem Rhythmus Ihres Atems, der in und aus Ihrem Körper fließt wie eine Welle, die am Strand entlang rollt.

Ballons

Diese Meditationsübung lehrt uns, dass wir uns nicht in unseren Gedanken und Emotionen verfangen sollten. Wir können sie einfach loslassen, wann immer wir möchten, wie einen Ballon, den man davonschweben lässt.

Stellen Sie sich einen blauen Himmel hinter, über und unter sich vor (vielleicht fällt es Ihnen leichter, wenn Sie die Augen schließen). Das ist Ihr innerer unendlicher Himmel. Im Yoga nennt man das „Herzgeist", der stets friedlich und rein ist. Nehmen Sie sich Zeit und lassen Sie sich in diesen Raum fallen. Sie sollten sich dabei sicher und geborgen fühlen.

Stellen Sie sich vor, Ihre Gedanken und Gefühle sind wie Ballons, die durch den Himmel schweben. Wenn ein solcher Ballon an Ihnen vorbeischwebt, fangen Sie seine Schnur und

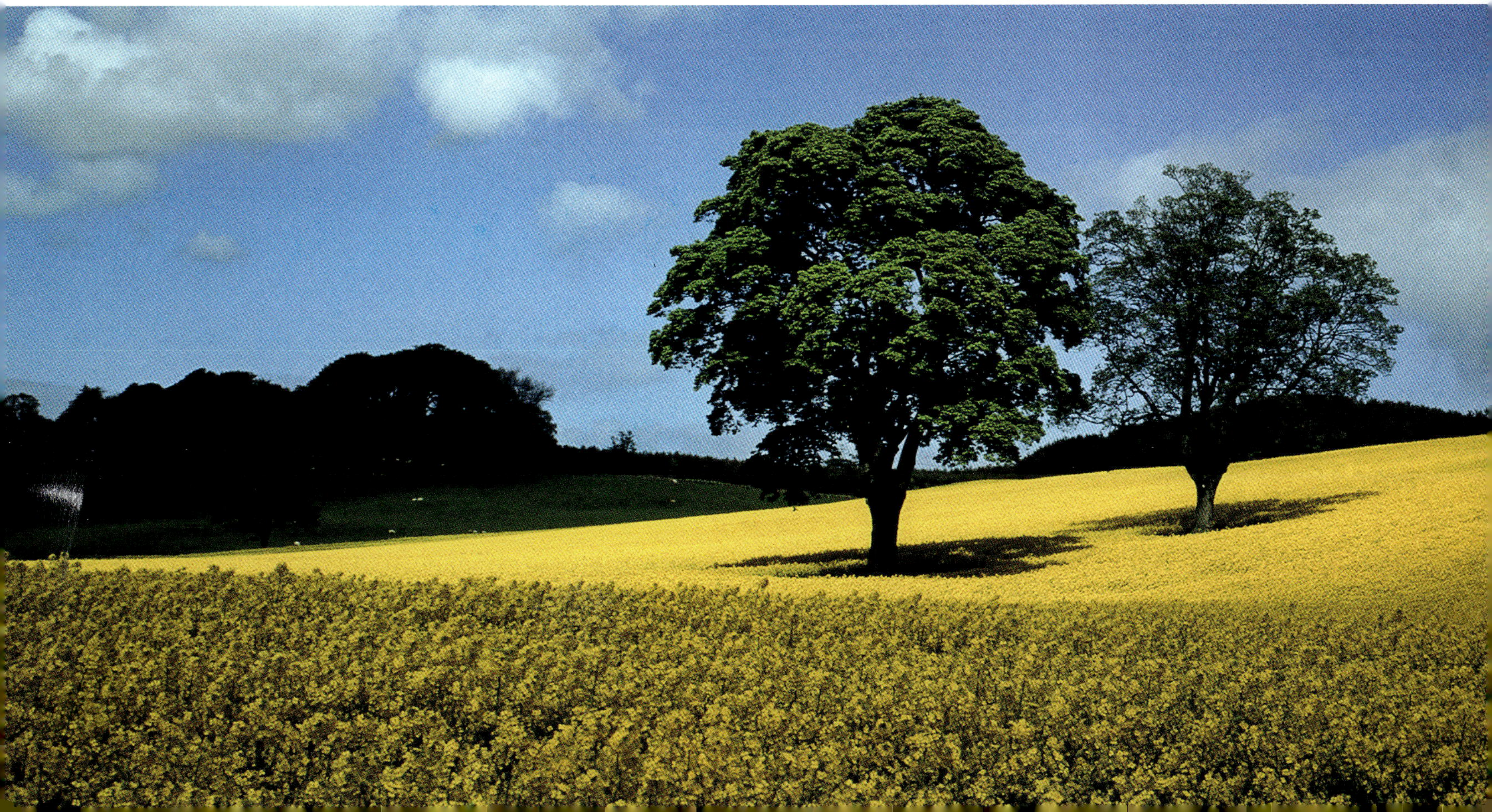

Am besten macht man Meditationsübungen, wie den Videokamerakopf, im Freien in einer schönen Umgebung. Durch Meditation wissen wir Schönheit zu schätzen. Anstatt sich in einem inneren Dialog über das, was wir vor uns sehen, zu verfangen, lernen wir die Dinge wesentlich klarer zu sehen.

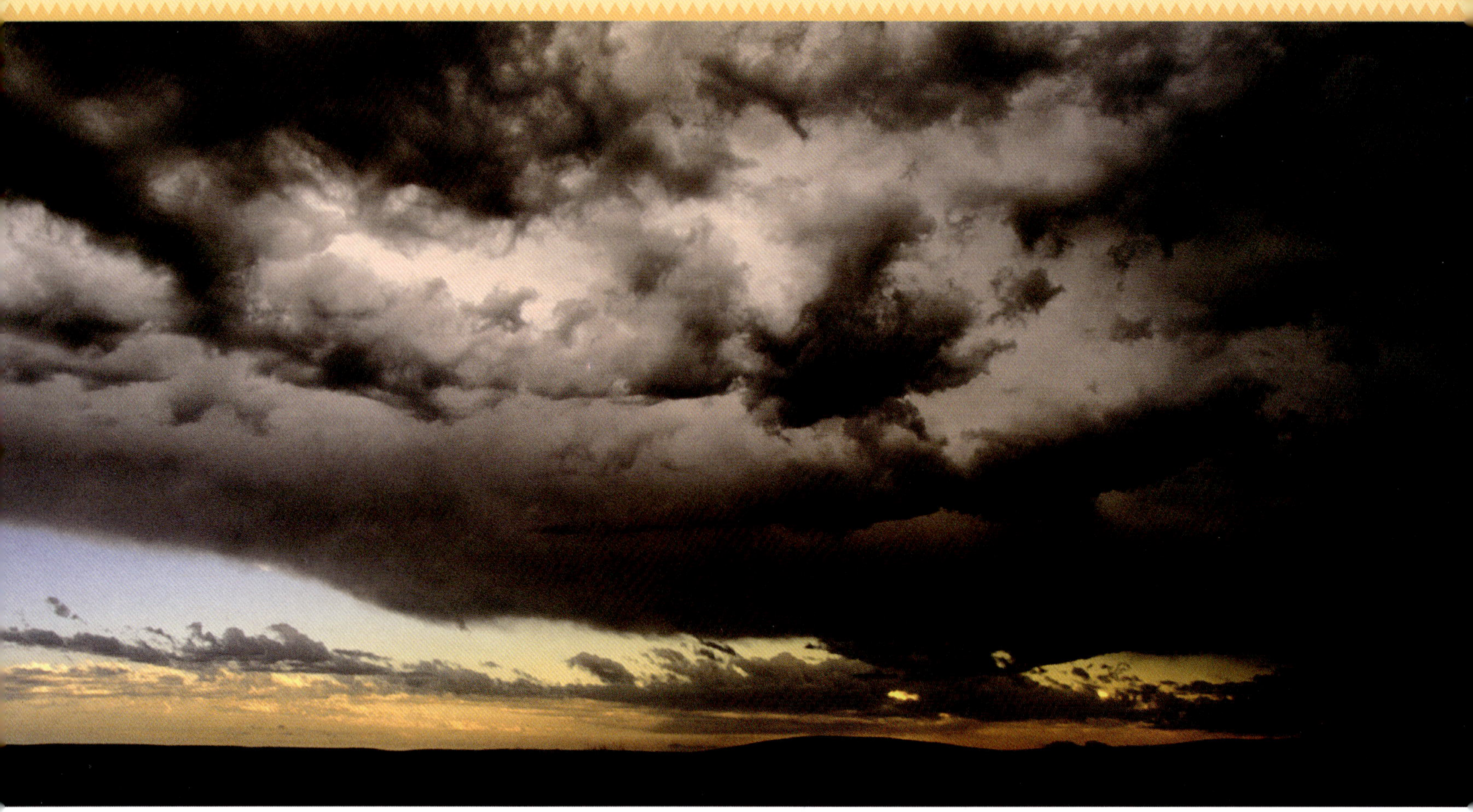

halten Sie ihn einige Augenblicke fest. Wie groß ist er? Welche Farbe hat er? Hell oder dunkel? Vielleicht sehen Sie darauf ein Bild oder einige Worte? Welche Form hat er? Er muss nicht rund sein – er könnte recht- oder dreieckig sein, oder er ist einer von diesen langen Ballons, die man beliebig formen kann. Zieht der Ballon an der Schnur oder schwebt er sanft in der Luft? Wie ist es, ihn in der Nähe zu haben?

Wenn Sie sich den Ballon gut angesehen haben, lassen Sie ihn los. Mit jedem Ihrer Atemzüge schwebt der Ballon weiter weg, bis er schließlich ganz aus Ihrem Bewusstsein verschwindet. Warten Sie nun gelassen und ruhig, bis der nächste Gedankenballon vorbeischwebt.

Wenn Sie möchten, können Sie den Ballon auch, anstatt ihn loszulassen, mit einer imaginären Nadel zum Platzen bringen, aber nur, wenn Ihnen diese Idee auch zusagt.

Wolken sind ein gutes visuelles Symbol für negative oder destruktive Gefühle. Wie Wolken sind auch Zorn, Abneigung oder Besorgnis vergänglich. Sie bilden sich und lösen sich wieder auf, ohne dabei Schäden anzurichten.

Wolken vertreiben

Diese Übung ist den Ballons insofern ähnlich, als dass sie einem dabei hilft, negative Gefühle wie Zweifel, Sorgen, Zorn, Trauer und Angst loszuwerden. Nehmen Sie sich für diese Übung immer dann Zeit, wenn Sie besorgt sind oder wenn Ihr Himmel bewölkt ist.

Stellen Sie sich einen blauen Himmel hinter, über und unter sich vor, genau wie in der vorigen Übung (wenn Sie möchten, schließen Sie die Augen). Dieser Ort ist immer friedlich und da er sich in Ihrem Inneren befindet, können Sie jederzeit zu ihm zurückkehren.

Stellen Sie sich alle negativen Gefühle als Wolken am Himmel vor. Sitzen Sie still und beobachten Sie die Wolken für eine Weile – ihre Form, Farbe und Struktur. Entdecken Sie bestimmte Formen oder Gesichter? Vielleicht ändern sich die Wolken, während Sie sie betrachten? Studieren Sie die Wolken genau und ohne Feindseligkeit. Vergessen Sie nicht, egal wie groß und schwarz die Wolken sind, der Himmel wird nie einen Schaden davontragen. Genauso können uns starke Gefühle wie Zweifel, Zorn und Angst nicht wehtun.

Wenn Sie Ihre „Gedankenwolken" ziehen lassen wollen, sagen Sie „Tschüs!" und stellen Sie sich vor, wie sie sich bei jedem Ihrer Atemzüge immer mehr auflösen und verschwinden. Allmählich wird Ihr Himmel wieder hell und blau und Sie fühlen sich glücklich und frei von negativen Gefühlen.

Liebe, Liebe, Liebe

In dieser Meditation geht es um die Liebe, die wichtigste aller menschlichen Empfindungen. Die Liebe spielt in vielen spirituellen Traditionen eine zentrale Rolle, so auch im Yoga. Die Liebe ist der Schlüssel zur Entfaltung unseres Potenzials. Mit der Liebe durchbrechen wir Egoismus und Einsamkeit und finden heraus, wer wir wirklich sind.

Diese Übung vertreibt Trübsinnigkeit und baut Selbstbewusstsein auf. Wenn wir uns selbst bedingungslos lieben, ist kein Platz mehr für negative Gefühle. Bringen wir diese Liebe auch anderen entgegen, so wirkt sich das positiv auf unsere Beziehungen aus. Wir verlieren Angst und Schüchternheit und sind zu allen Mitmenschen nett und freundlich, die auch uns Wärme und positive Gefühle entgegenbringen.

Diese Übung besteht aus fünf Teilen. Finden Sie heraus, was Ihnen am besten hilft und konzentrieren Sie sich darauf. Schritt 1 nennt sich „raus mit dem Schlechten und rein mit dem Guten" und hilft, wenn Sie sich traurig oder frustriert fühlen. Beginnen Sie mit der Einstimmungsübung auf Seite 30. Visualisieren Sie jedes negative Gefühl als schmutzigen, schwarzen Rauch. Versuchen Sie diesen Rauch in Ihrem Körper zu lokalisieren. Bei jedem Ausatmen spüren Sie, wie der Rauch Ihren Körper verlässt und verschwindet.

Ist der ganze Rauch weggeblasen, stellen Sie sich vor, Sie atmen die Liebe in Form von hellem, weißem Licht ein. Jeder Atemzug überzieht Ihren Körper mit Licht. Sie sind erfüllt von Liebe und Freude. Hören Sie erst auf, wenn Sie von der Energie der Liebe völlig erfüllt sind.

Schritt 2 nennt sich „die Quelle finden". Sie benötigen einen Partner. Setzen Sie sich nieder und betrachten Sie einander. Ihre Körper sind völlig entspannt. Blicken Sie dem anderen tief in die Augen. Sie werden vielleicht zu lächeln oder zu lachen beginnen – das ist durchaus in Ordnung, nur unterbrechen Sie dabei den Augenkontakt nicht.

Nehmen Sie mit dem Ort der Liebe und Güte, der in Ihnen ruht, Kontakt auf. Es hilft vielleicht, an eine Zeit zu denken, in der Sie eine intensive Liebe oder Freundschaft entweder zu der Person, die Ihnen gegenübersitzt, einer anderen oder einem Haustier empfunden haben. Halten Sie das Gefühl fest und lassen Sie es wachsen, bis es Sie erfüllt.

Bleiben Sie auch für Schritt 3 gemeinsam sitzen. Stellen Sie sich vor, Sie hätten anstelle des Herzens einen schimmernden Diamanten in der Brust – das ist die Quelle unendlicher Liebe. Je mehr Sie sich entspannen, umso größer wird der Diamant, bis Ihr ganzer Körper mit Liebe erfüllt ist. Sie können aus Ihrem „Diamantenherz" Lichtstrahlen aussenden, damit auch Ihr Partner von Liebe erfüllt wird. Sehen Sie Ihren Partner weiterhin an und sagen Sie: „Ich liebe dich."

Der vierte Schritt besteht darin, diese Liebe auch anderen Menschen zu schicken, die sich nicht in diesem Raum befinden – Ihrer Familie, Freunden oder sogar Menschen, die Sie gar nicht kennen, z.B. Menschen, denen es im Leben nicht so gut geht. Visualisieren Sie, wie Ihre Liebe schnell wie das Licht zu diesen Menschen fliegt und sie glücklich macht.

Im fünften und letzten Schritt schicken Sie denjenigen Ihre Liebe, die Sie eigentlich nicht mögen oder mit denen Sie Probleme haben. Das ist die schwierigste Aufgabe – am besten Sie denken noch einmal an all die Gefühle der Liebe, die Sie in den einzelnen Phasen dieser Meditation gespürt haben. Wenn Sie sich etwas anstrengen, wird sich auch oft Ihre Beziehung zu der betreffenden Person verbessern.

Der Schlafende Yogi

Diese Tiefenentspannung kann erlahmende Energiereserven wieder aufladen und Ihrem Kind dabei helfen, sich in Stresssituationen zu entspannen oder nach einer Krankheit wieder zu Kräften zu kommen. Sie können den Schlafenden Yogi auch in Ihre tägliche Yogaeinheit integrieren. Obwohl man diese Übung den Schlafenden Yogi nennt, bleibt das Kind während der gesamten Übung wach.

Wenn Sie dem Kind diese Übung zum ersten Mal zeigen, machen Sie es kurz – ein paar Minuten reichen aus. Kinder können sich sehr schnell tief entspannen. Später können Sie die Übung verlängern, etwas mehr ins Detail gehen und die Visualisierungen ausbauen. Sprechen Sie mit dem Kind während der Übung – Ihre Stimme ist die Verbindung zum Wachzustand. Holen Sie das Kind langsam wieder aus der Entspannung, damit es nicht desorientiert ist.

1 Ihr Kind legt sich in der *Shavasana*- oder *Shavasana*-Sandwich-Stellung (s. S. 32–33) auf den Boden. Decken Sie es wenn nötig zu und machen Sie es ihm möglichst bequem. Das Kind soll sich nun vorstellen, dass sein Körper auf dem Boden schmilzt wie Schokolade an einem heißen Tag. Die Muskeln sollten völlig entspannt sein, die Konzentration liegt auf dem Kontakt zwischen Körper und Boden. Es soll auf alle Geräusche achten, die vom Inneren des Raumes kommen und die von außen in den Raum dringen.

2 Der nächste Schritt nennt sich „durch den Körper segeln". Sie zählen nun einzelne Körperteile auf, während sich das Kind vorstellt, wie ein winziges Segelboot zu diesen Stellen zu segeln. Das Kind sollte sich auf die jeweiligen Stellen seines Körpers konzentrieren und sie mit seinem inneren Auge genau beobachten.

Lesen Sie folgende Route laut und langsam (um dem Boot Zeit zu geben, an sein Ziel zu gelangen) vor: „Die rechte Hand und die Finger. Der rechte Unterarm. Der Oberarm. Die rechte Seite deiner Brust. Die rechte Seite deines Bauches. Der rechte Oberschenkel. Das rechte Knie. Das rechte Schienbein. Der rechte Fuß. Die ganze rechte Hälfte deines Körpers."

Fahren Sie nun auf die gleiche Weise mit der linken Körperhälfte fort. Zum Schluss bitten Sie den Schlafenden Yogi, sich vorzustellen, dass das Boot in beide Arme segelt, dann in beide Beine, in den Brustraum, Bauch, Rücken und schließlich hinauf in den Nacken und Kopf.

3 Nun folgt eine kurze Visualisierung. Führen Sie das Kind durch die Ballon- (s. S. 111) oder Liebesmeditation (s. S. 113). Sie können auch eine andere Visualisierung erfinden, die eine schöne Landschaft beschreibt, wie einen Wald oder einen Wasserfall. Lesen Sie dem Kind, wenn Sie möchten, folgende Visualisierung vor.

„Stell dir vor, du liegst auf einem Bett aus weichem, warmen Moos. Du bist entspannt und fühlst dich wohl. Ein sanfter, warmer Regen fällt auf deinen Körper. Er wäscht deine Müdigkeit, Sorgen, Traurigkeit und deinen Zorn weg – Dinge, durch die du dich schlecht fühlst. Jetzt kommt die Sonne hervor und lässt einen herrlichen bunten Regenbogen erstrahlen. Buntes Licht strömt aus dem Regenbogen

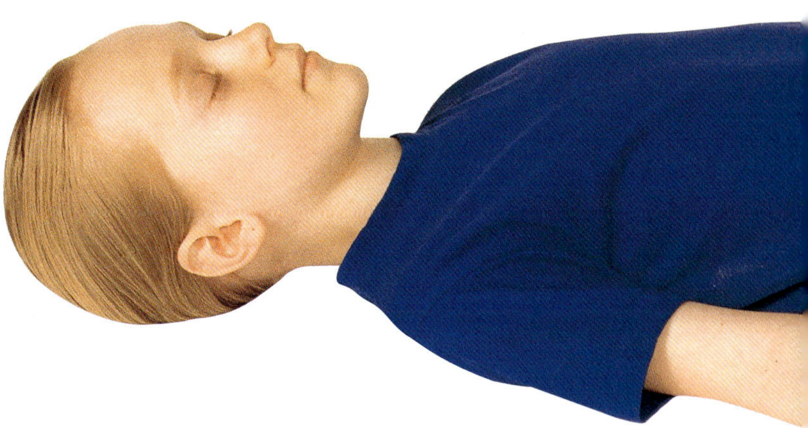

DER SCHUTZENGEL

Eine andere Möglichkeit der Visualisierung (Schritt 3) ist der Schutzengel. Erklären Sie Ihrem Kind, dass wir alle einen Schutzengel haben, dessen Aufgabe darin besteht, uns zu lieben und zu beschützen. Einen Schutzengel kann man zu jeder Tages- und Nachtzeit herbeirufen und er oder sie ist immer gütig und freundlich. Kinder können sich ihren Schutzengel beliebig vorstellen – eine Roman- oder Filmfigur, ein vertrauter Freund oder jemand, der völlig frei erfunden ist. Kinder, die mit dem Einschlafen Probleme haben, sollten ihren Schutzengel am Abend in ihre letzten Gedanken einschließen.

und erfüllt deinen Körper mit jeder nur vorstellbaren Farbe. Dieses Licht bringt Glück, Gesundheit, Zuversicht und Freude. Tauch ein in diese wundervollen Gefühle."

4 Jetzt ist es Zeit, in die Außenwelt zurückzukehren. Führen Sie Ihr Kind mithilfe der folgenden Anweisungen zurück. „Stell dich langsam wieder auf die Geräusche ein, die du vom Inneren des Raumes hören kannst und dann auf die Geräusche, die von außen kommen. Konzentriere dich auf den Kontakt deines Körpers mit dem Boden. Wenn du soweit bist, bewege langsam deine Finger, Zehen, Handgelenke und Knöchel. Roll den Kopf vorsichtig von Seite zu Seite. Streck die Arme über den Kopf und dehne die Wirbelsäule. Zieh die Knie an die Brust und roll dich von einer Seite zur anderen. Roll dich auf die rechte Seite und leg den Kopf auf den Arm. Wenn du bereit bist, setz dich langsam auf.

Nach dem Schlafenden Yogi fühlen sich Kinder meist sehr kreativ. Legen Sie Papier und Malstifte bereit und ermutigen Sie Ihr Kind, etwas zu zeichnen oder zu schreiben, was ihm gerade einfällt.

Wenn Sie diese Übung vor dem Zubettgehen machen, wird Ihr Kind tief und entspannt schlafen können. Die Abfolge bleibt die gleiche, aber anstelle des letzten Schrittes streicheln Sie Ihr Kind am Kopf, bis es einschläft.

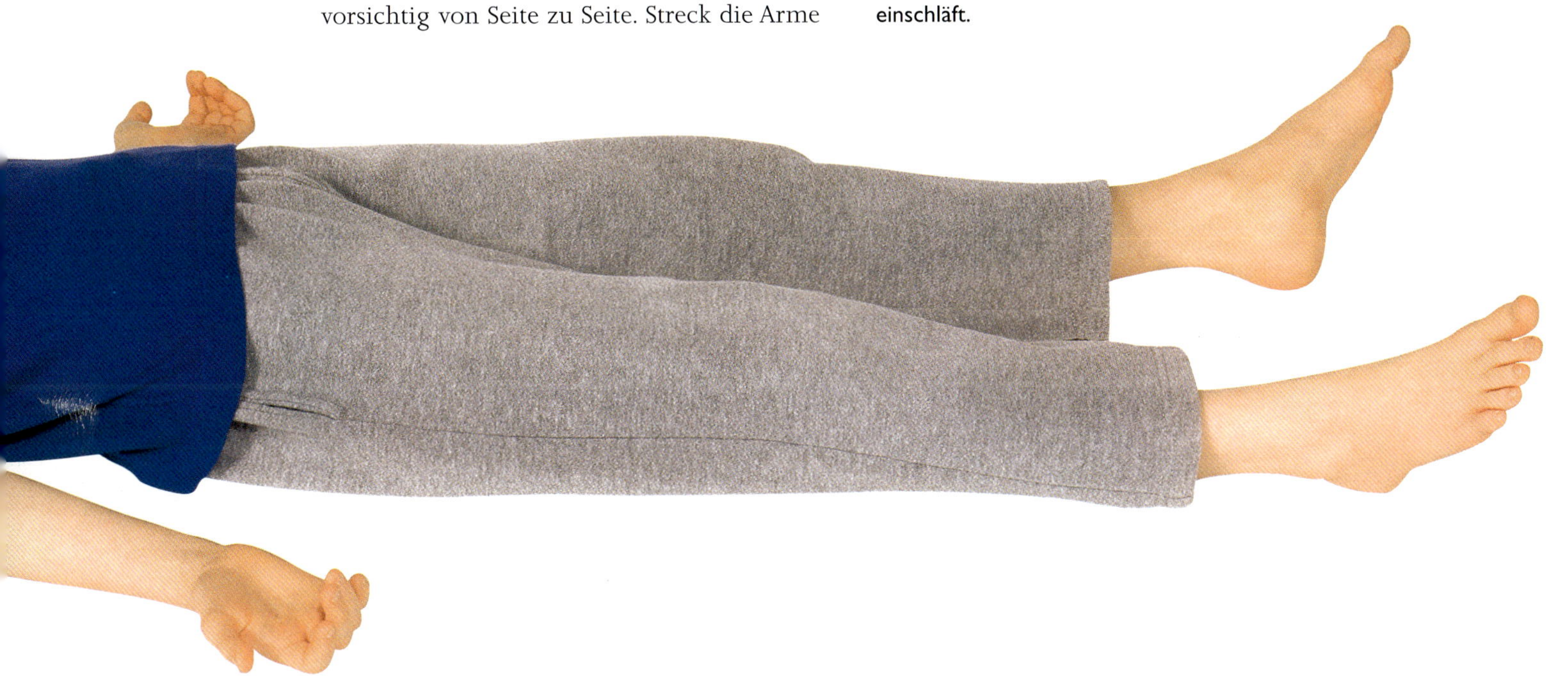

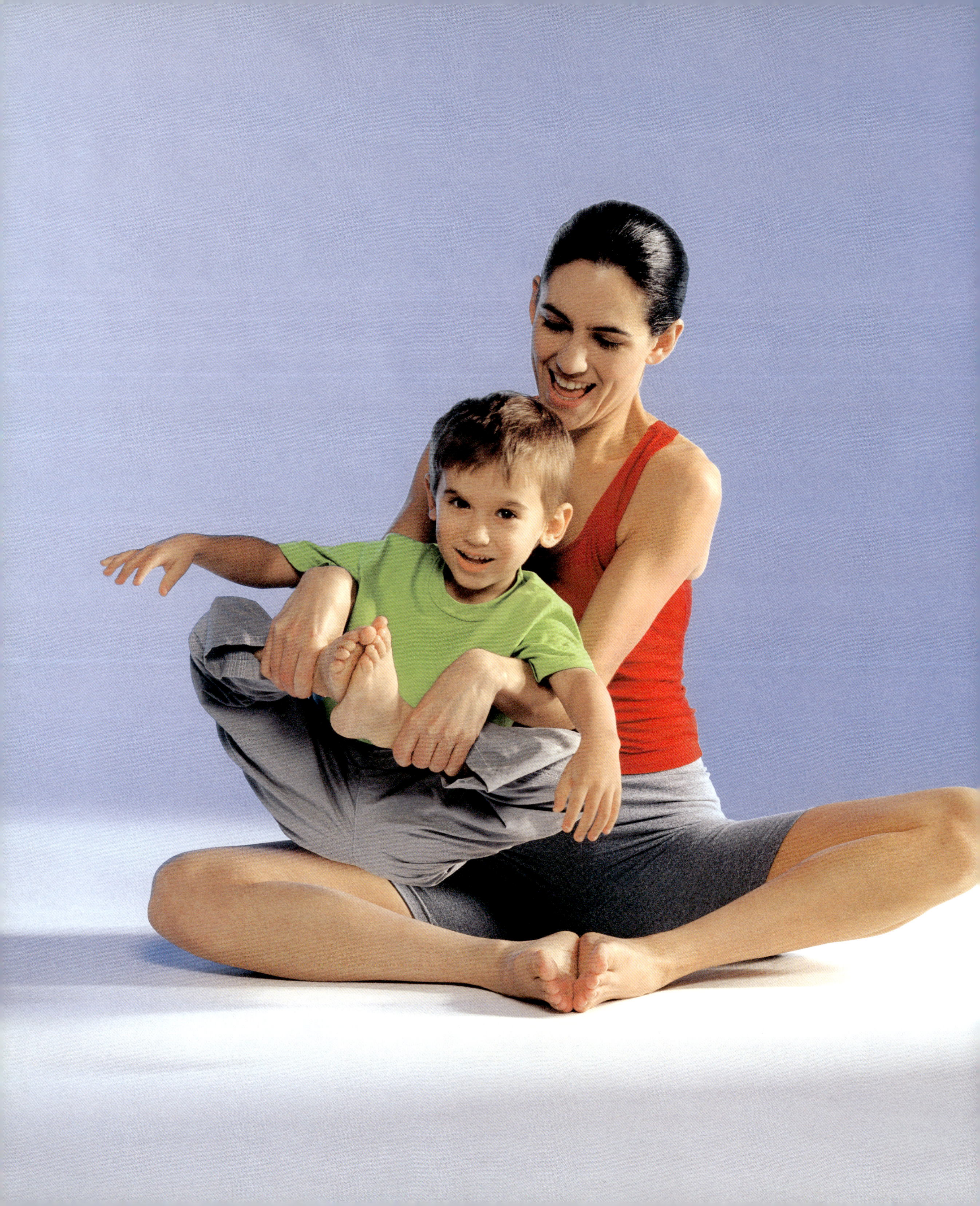

Übungsreihen

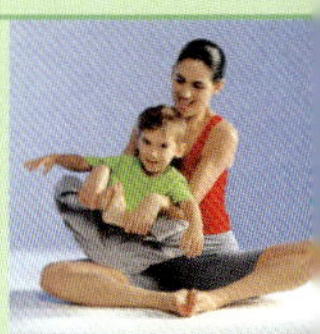

Hier werden vier Übungsreihen vorgestellt, die sich aus verschiedenen Stellungen und Techniken der anderen Kapitel zusammensetzen. Jede Sequenz ist eine in sich geschlossene Yogaeinheit. Die erste Übungsfolge wirkt gegen Lustlosigkeit und Trägheit und die zweite hat eine beruhigende Wirkung auf nervöse Gemütszustände. Die dritte Sequenz hebt die Stimmung bei Unwohlsein und die vierte entführt uns auf eine Fantasiereise, bei der wir unsere eigenen fantastischen Abenteuer durchleben.

Das Wichtigste beim Yoga mit Kindern bleibt Erfindungsreichtum und Improvisationsstärke. Folgen Sie nicht nur stur meinen Ideen, sondern seien Sie abenteuerlustig und probieren Sie neue Dinge aus – es ist zu einfach, bei Vertrautem zu bleiben. Wärmen Sie sich anfangs immer auf (s. Kapitel 2) und schließen Sie zumindest eine Atem- oder Meditationsübung (s. Kapitel 6) mit ein. Die Vorgaben auf Seite 47 werden Ihnen helfen, eine ausgeglichene Kombination der wichtigsten Stellungsarten zu finden.

Aufwecken

Wählen Sie diese dynamische und anregende Sequenz, wenn Sie sich matt und lustlos fühlen. Sie wirkt gegen Lethargie und Trägheit. Ein netter Beginn für diese Übung ist das Singen des OM (s. S. 31). Dann schütteln Sie Ihren Körper aus (s. S. 38), zuerst sanft und dann etwas heftiger. Fahren Sie mit einigen

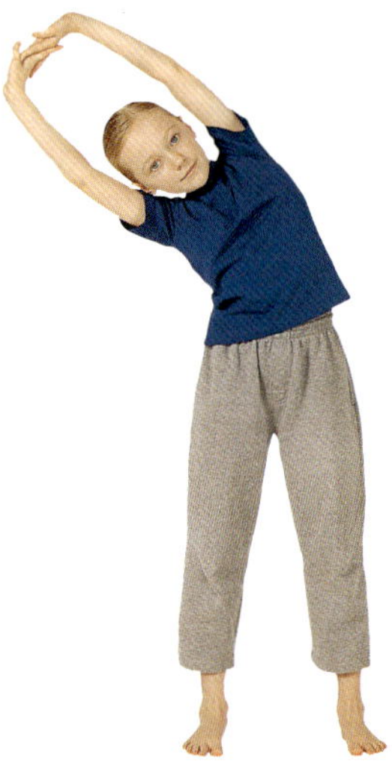

1. BAUM IM WIND
(Seite 39)

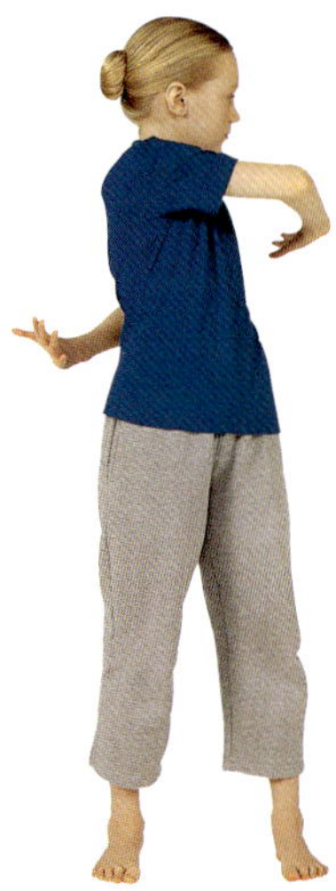

2. HELIKOPTER
(Seite 40)

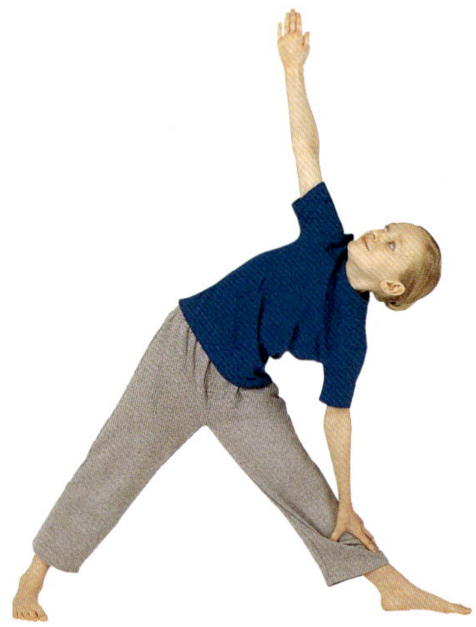

3. DREIECK
(Seite 50)

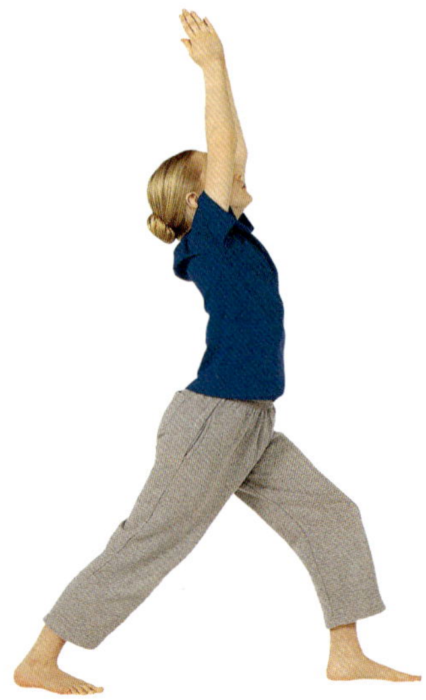

4. KRIEGER
(Seite 53)

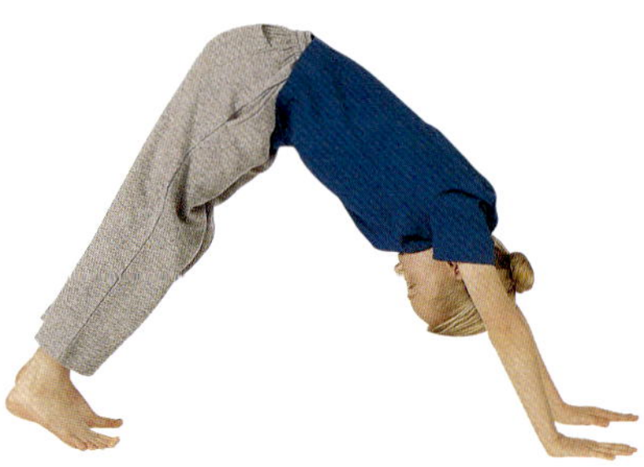

5. HUNDEGANG
(Seite 86)

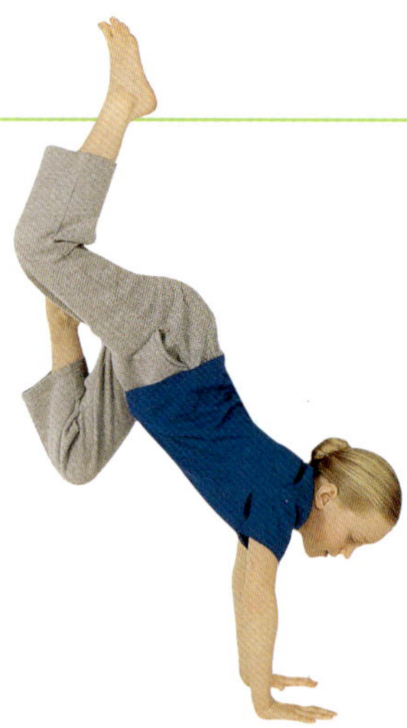

6. ESELTRITTE
(Seite 67)

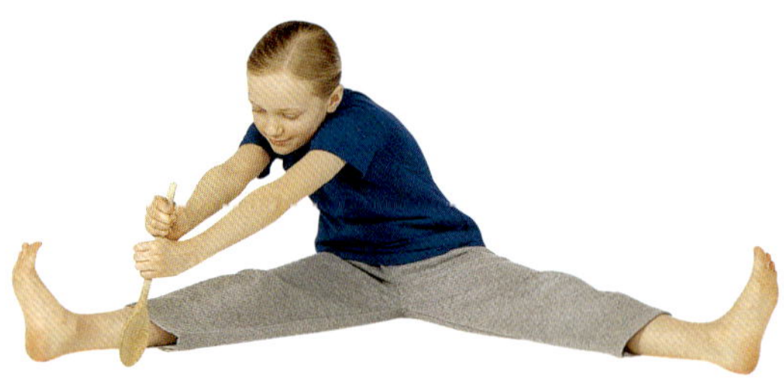

7. PUDDING RÜHREN
(Seite 79)

schnellen Runden des Sonnengrußes (s. S. 44–45) fort, bevor Sie mit der Übungsreihe beginnen. Danach entspannen Sie sich mit der Wellenatmung (s. S. 104) in der *Shavasana*-Position (s. S. 32). Verwechseln Sie Lethargie nicht mit Müdigkeit – machen Sie bei Müdigkeit die Folge auf Seite 122.

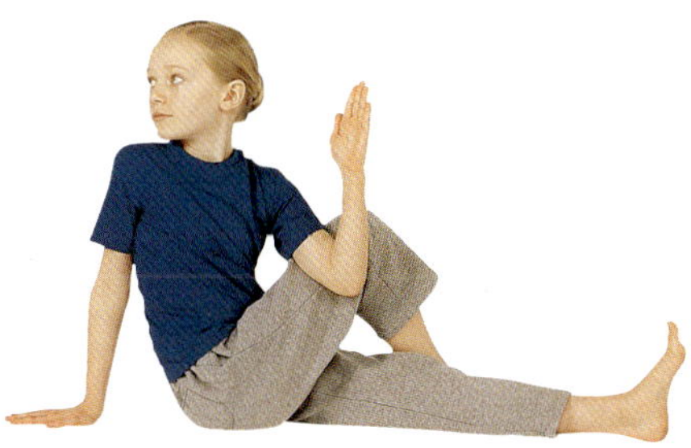

8. SEGELBOOT
(Seite 56)

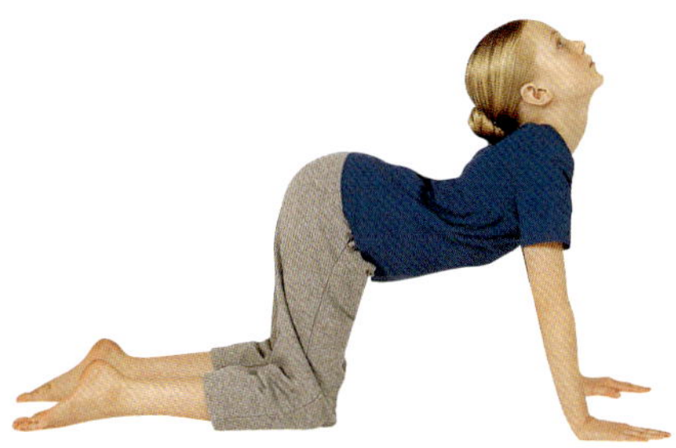

9. KATZE
(Seite 69)

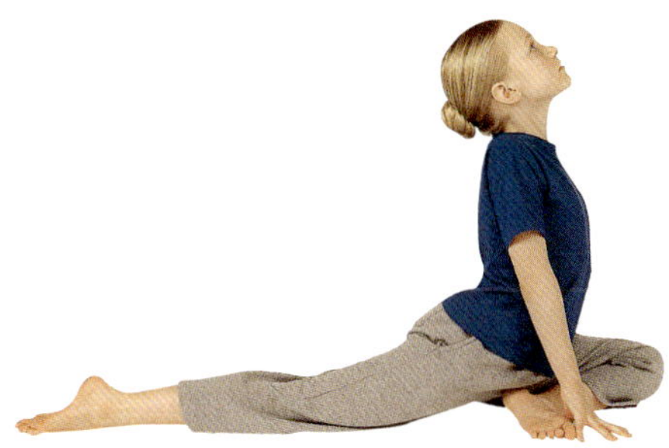

10. TAUBENKÖNIG, SCHRITT 2
(Seite 64)

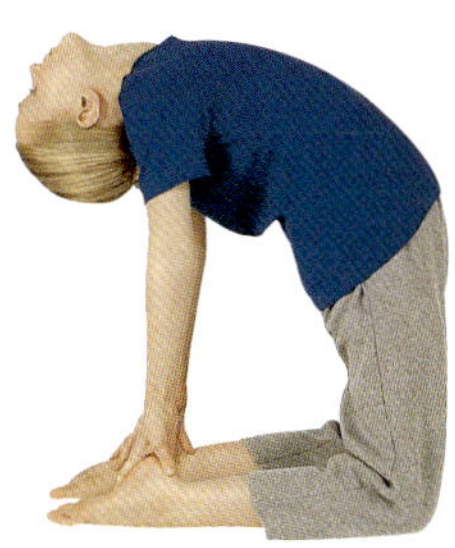

11. KAMEL
(Seite 57)

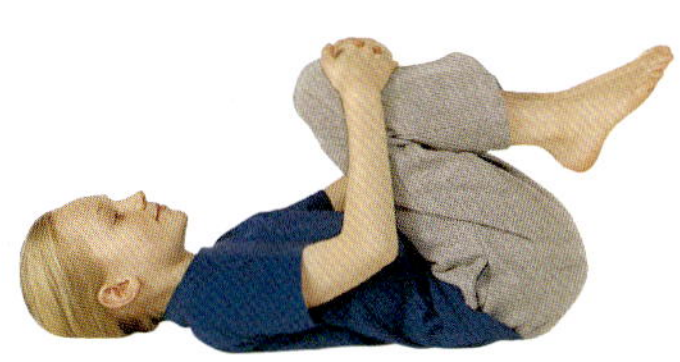

12. SCHAUKELBOOT
(Seite 34)

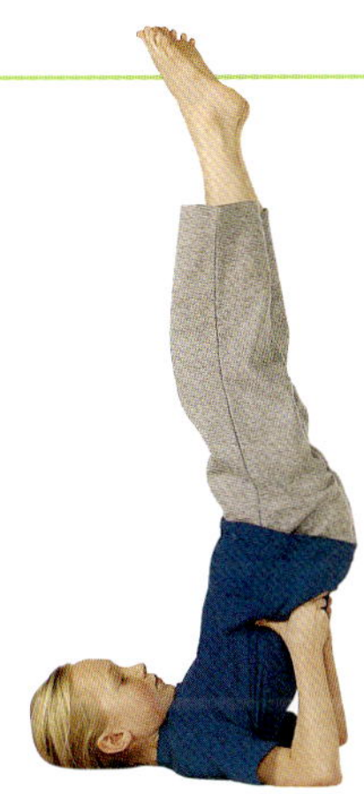

13. RAKETE
(Seite 58)

Beruhigen

Diese Übungsreihe steigert die Konzentration bei Nervosität und Unruhe. Die Sequenz beginnt dynamisch und wird dann allmählich ruhiger und entspannender. Beginnen Sie mit drei bis fünf langsamen und kontrollierten Runden des Sonnengrußes (s. S. 44–45). Entspannen Sie sich in der *Shavasana*-Position

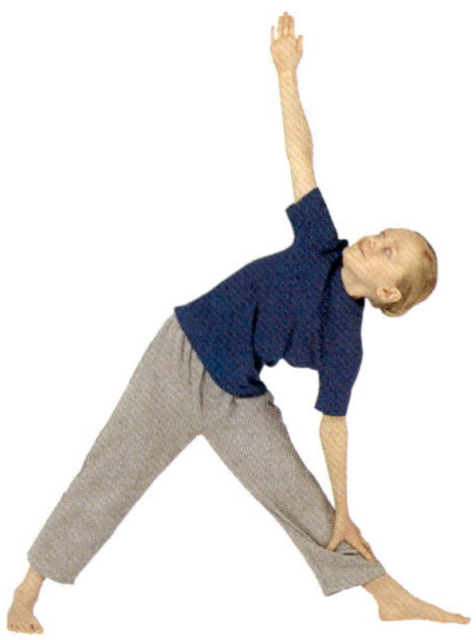

1. DREIECK
(Seite 50)

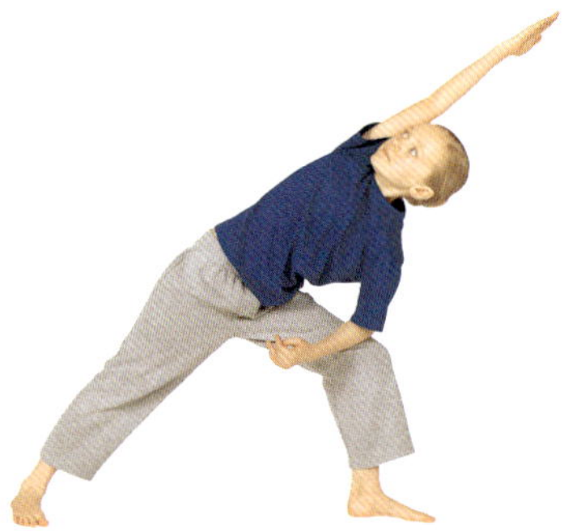

2. PFEIL
(Seite 52)

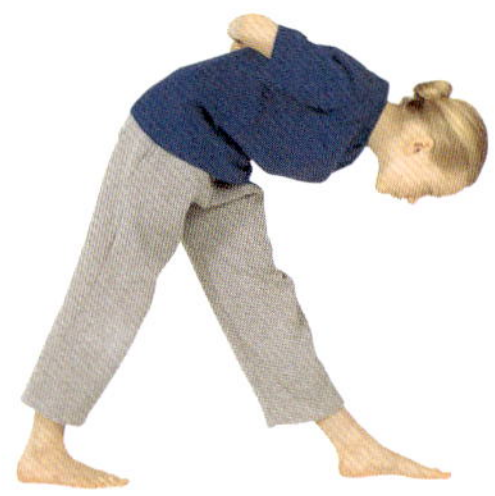

3. STECHMÜCKE
(Seite 71)

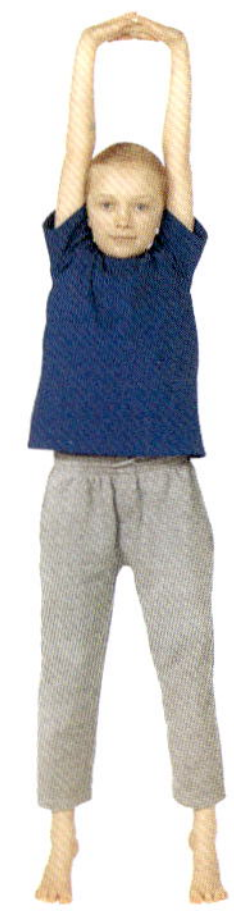

4. BAUM AUF ZEHENSPITZEN
(Seite 39)

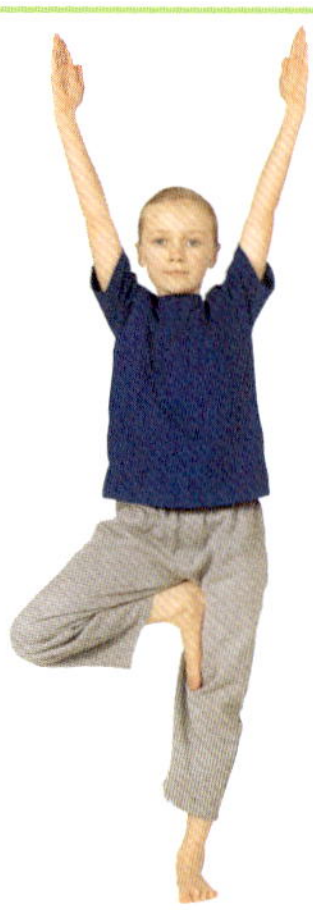

5. BAUM
(Seite 49)

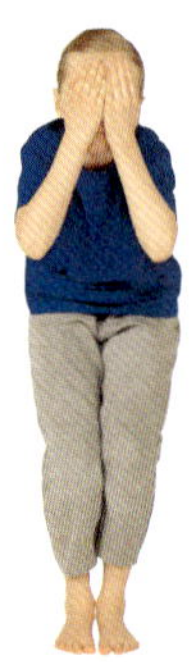

6. WACHSENDER KEIM
(Seite 42)

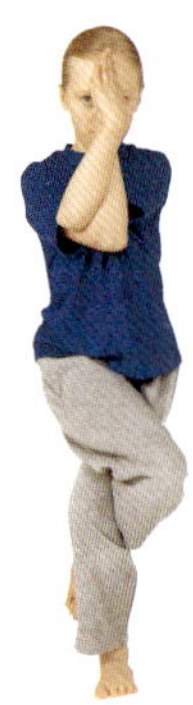

7. ADLER
(Seite 65)

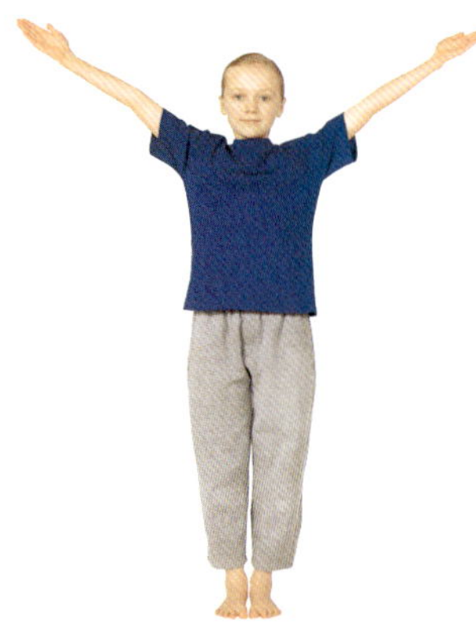

8. ALBATROS
(Seite 62)

(s. S. 32) nach dem Sonnengruß und nach den Stehpositionen. Beenden Sie die Sequenz mit dem Schlafenden Yogi (s. S. 114–115). Um die Reihe zu verlängern, beginnen Sie mit der Marionette (s. S. 41) und dem Holzhacken (s. S. 80). Beide Positionen helfen nervöse Energien freizulassen.

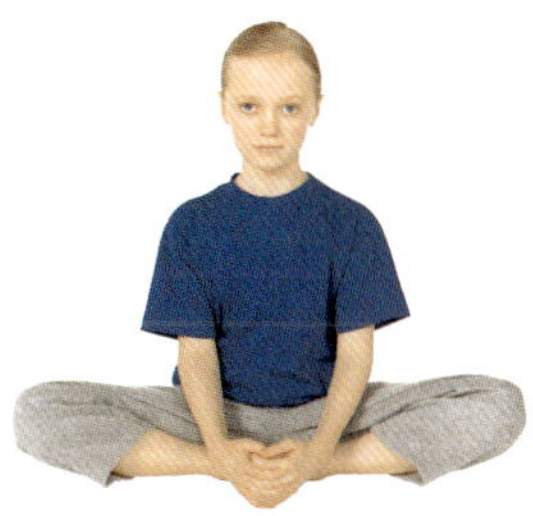

9. KLEINER SCHMETTERLING, SCHRITT 1
(Seite 72)

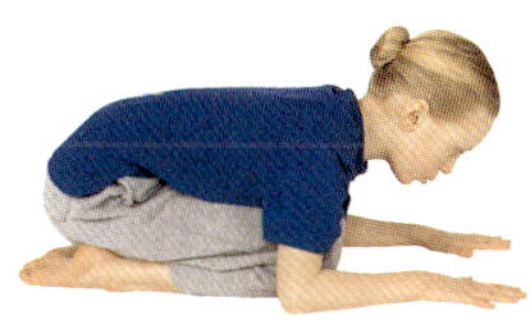

10. MAUS UND FEUER MACHEN
(Seite 68)

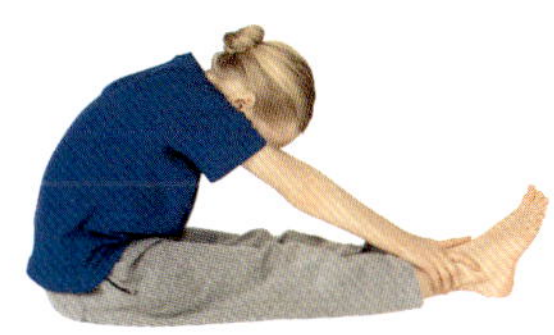

11. SANDWICH IM SITZEN (LANGSAM)
(Seite 54)

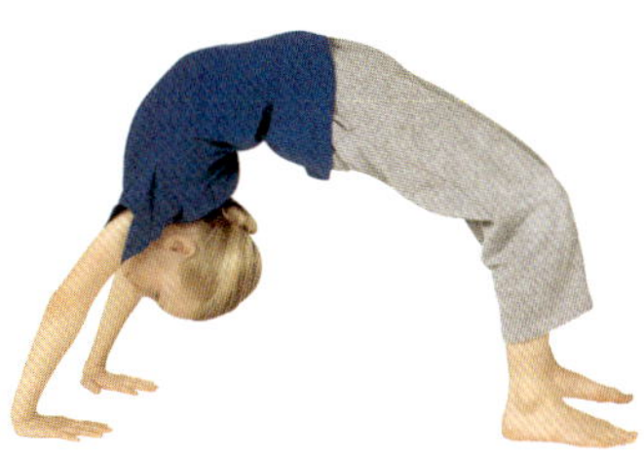

12. BRÜCKE BAUEN
(Seite 84–85)

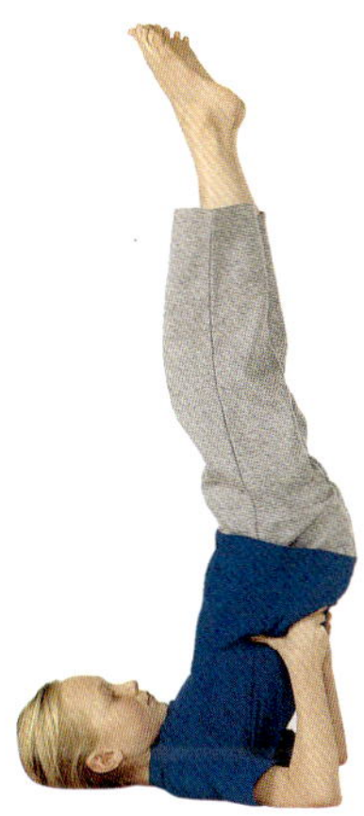

13. RAKETE
(Seite 58)

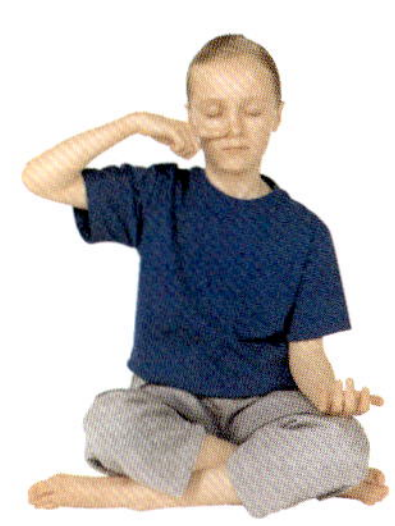

14. BERG- UND TALFAHRT
(Seite 106)

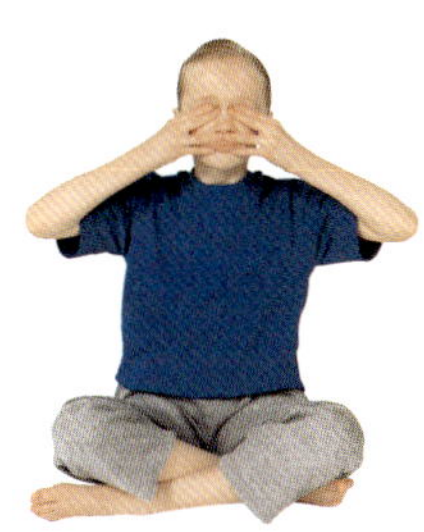

15. HUMMELATMUNG MIT TÜREN SCHLIESSEN
(Seite 107 und Seite 131)

Aufrichten

Fühlt man sich schwach oder erholt man sich gerade von einer Krankheit, sind auch die Yogaübungen sanft und bedächtig zu machen. Man sollte sich in erster Linie pflegen und heilen und sich nicht strapazieren. Diese stärkende Sequenz wirkt gegen Müdigkeit und Schwäche und verlagert die stagnierende Energie des erschöpften Körpers, ohne diesen dabei zusätzlich zu belasten. Sollten einige der Positionen zu anspruchsvoll sein, lassen Sie sie einfach aus. Beginnen Sie mit der *Shavasana*-Position (s. S. 32) und beobachten Sie einige Zeit Ihren Atem. Währenddessen können Sie Ihre Müdigkeit oder Krankheit als sich auflösende Wolken visualisieren (s. S. 112). Den Abschluss bildet der Schlafende Yogi (s. S. 114–115).

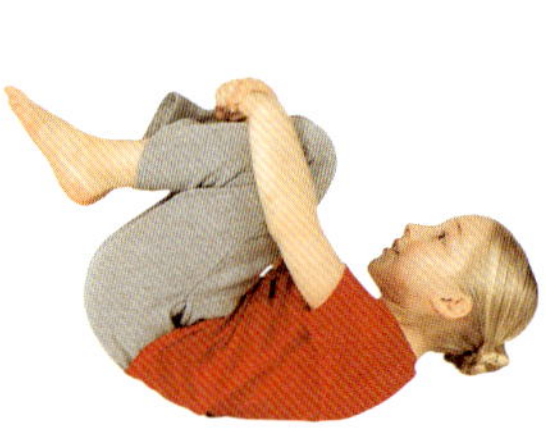

1. SCHAUKELBOOT
(Seite 34)

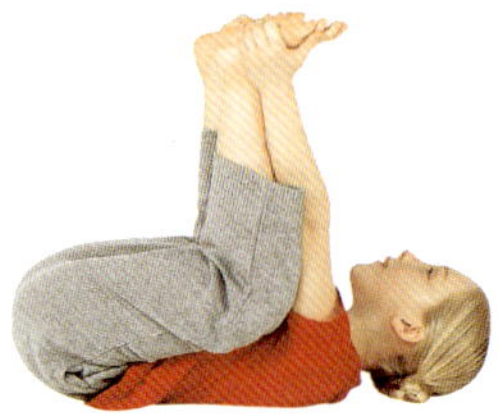

2. TOTER KÄFER
(Seite 34)

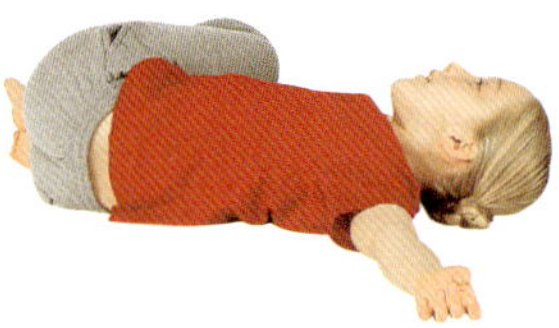

3. ROLLENDE DREHUNG
(Seite 35)

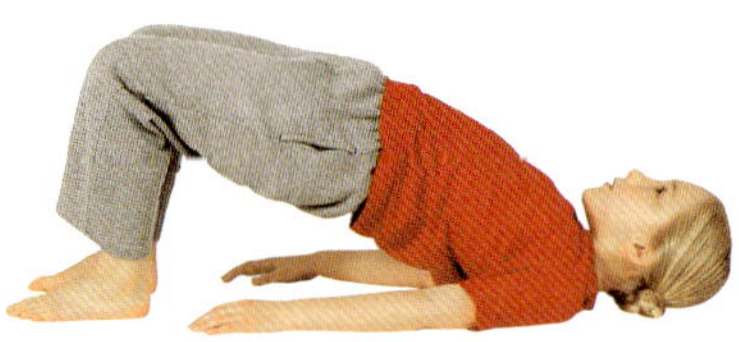

4. DYNAMISCHE LEICHTE BRÜCKE
(Seite 36)

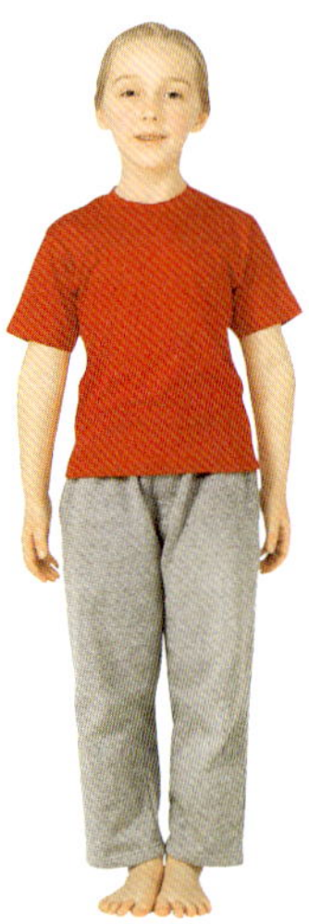

5. BERG
(Seite 48)

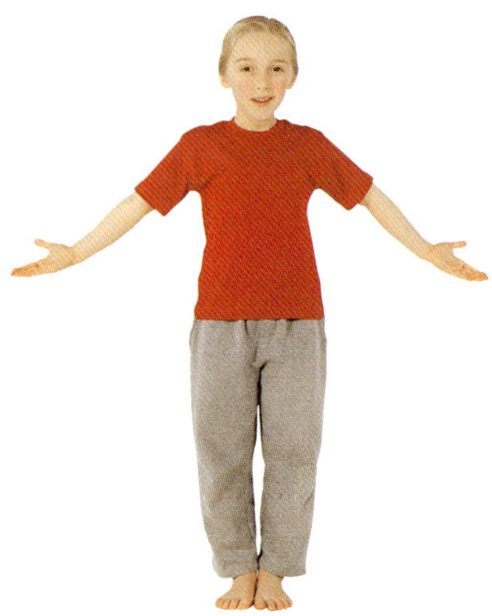

6. ALBATROS
(Seite 62)

Versuchen Sie am Ende der Übungsreihe die Meditation der Liebe auf Seite 112. Konzentrieren Sie sich auf Schritt 1, aber beschränken Sie sich dabei auf Ihre Krankheit oder Müdigkeit, die Sie beim Ausatmen aus Ihrem Körper fließen lassen.

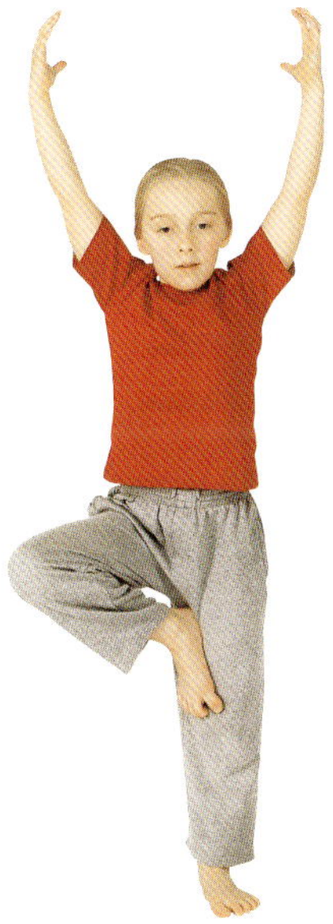

7. BERG
(Seite 49)

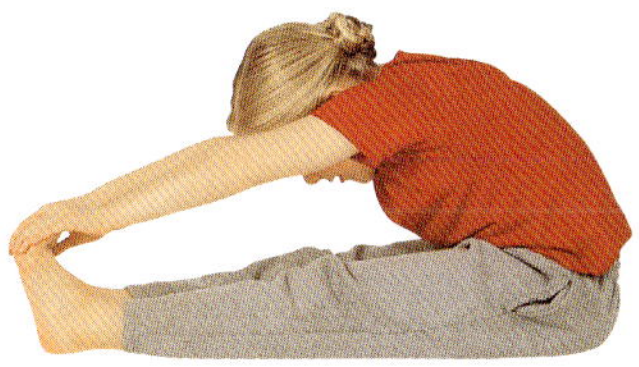

8. SANDWICH IM SITZEN
(Seite 54)

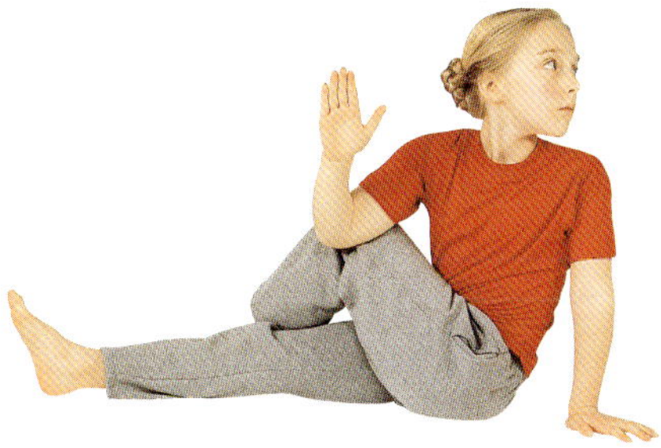

9. SEGELBOOT
(Seite 56)

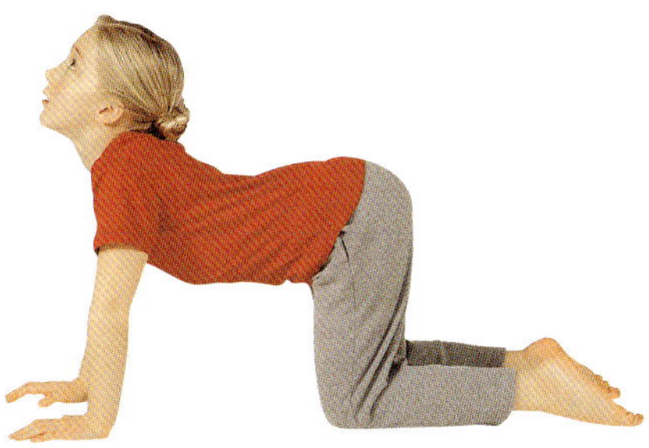

10. KATZE
(Seite 69)

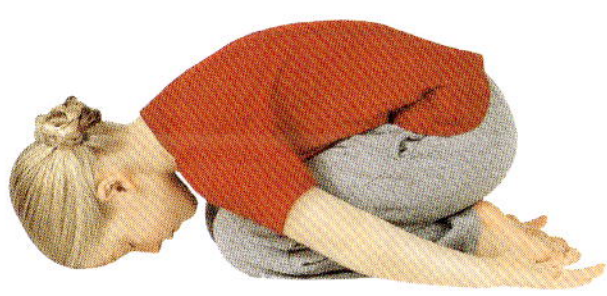

11. MAUS
(Seite 68)

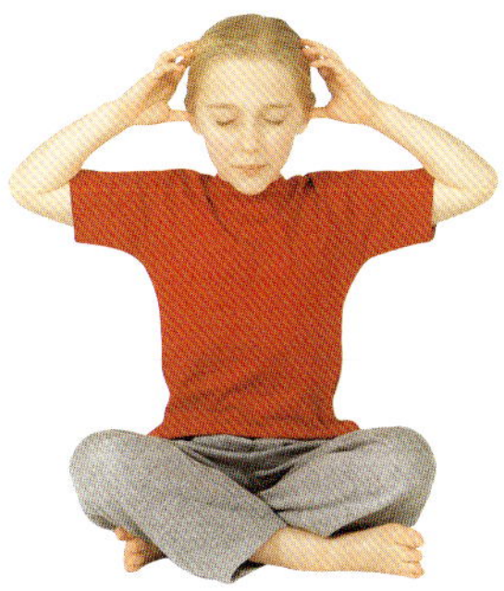

12. HUMMELATMUNG
(Seite 107)

Ein Tag aus unserem Leben ...

Diese Übungsreihe unterscheidet sich von den übrigen dadurch, dass hier jede Stellung Teil einer interaktiven Geschichte ist, in der Sie oder Ihre Freunde oder Familie die Hauptdarsteller sind. Sie können diese Sequenz so lange, kurz oder verschachtelt wie möglich machen, indem Sie Positionen hinzufügen oder weglassen oder das Thema variieren. Sobald Sie mit der Übung vertraut sind, erfinden Sie Ihre eigenen Geschichten (vielleicht fliegen Sie sogar ins All!) und verwenden andere Ihnen bekannte Yogastellungen.

Im Bett

Stellen Sie sich vor, Sie wären ein Bauer, der nach einem harten Arbeitstag in seinem Bett liegt (legen Sie sich in die *Shavasana*- oder *Shavasana*-Sandwich-Position; s. S. 32–33). Während Sie schlafen, träumen Sie von den fantastischen Ländern hinter dem Regenbogen. Überlegen Sie sich, wie diese Länder aussehen könnten – helle Farben, wunderbare Gerüche, zauberhafte Musik, Bäume aus Diamanten und Vögel aus Silber und Gold. Sie sehen wunderschöne Menschen, junge und alte, die Sie anlächeln und Ihnen köstliche Dinge zu essen und zu trinken geben.

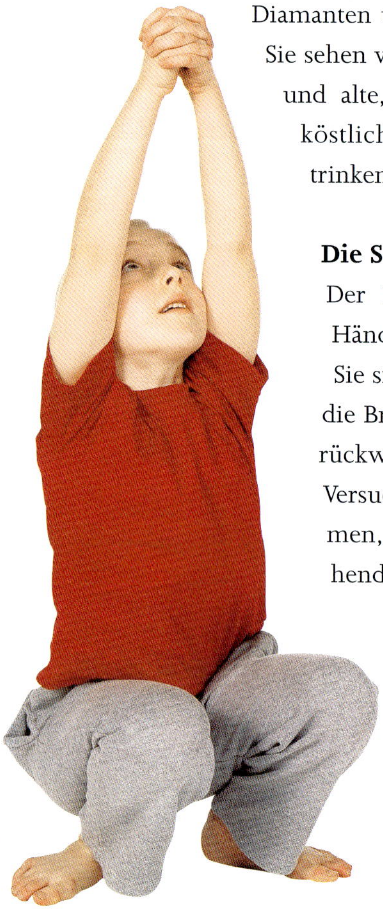

Die Sonne geht auf

Der Morgen naht. Heben Sie die Hände über den Kopf und strecken Sie sich. Drücken Sie die Knie gegen die Brust und schaukeln Sie vor- und rückwärts (Schaukelstuhl; s. S. 37). Versuchen Sie aus dem Bett zu kommen, indem Sie sich in eine stehende Position schaukeln. Die Sonne steigt über den Horizont und die ersten Lichtstrahlen erwärmen die Erde. Sie spüren die warmen Strahlen auf Ihrem Gesicht, während Sie den Sonnengruß machen (s. S. 44–45). Danken Sie der Sonne für all ihre Güte.

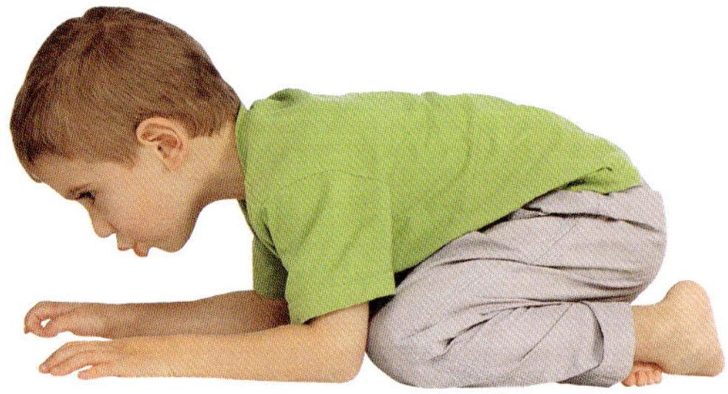

Zeit für das Frühstück: Zuerst müssen Sie den Reis sortieren (s. S. 78). Dann hacken Sie das Holz (s. S. 80) und machen Feuer (s. S. 68). Rühren Sie vorsichtig den über dem Feuer kochenden Pudding (s. S. 79). Während Sie auf den Pudding warten, entspannen Sie sich in der *Shavasana*-Position (s. S. 32) und überlegen Sie sich, welche Köstlichkeiten Sie dem Pudding hinzufügen könnten. Dann nehmen Sie sich eine großzügige Portion und essen Sie alles auf!

Zeit, an die Arbeit zu gehen

Winken Sie Ihrer Familie zum Abschied und gehen Sie wie die Krähe (s. S. 88) hinunter zum Flussufer. Sie müssen auf die Insel, um Ihre Tiere zu füttern – wie werden Sie den Fluss überqueren? Sie können entweder das Segelboot (s. S. 56) oder das Ruderboot (s. S. 82) nehmen; oder Sie bauen eine Brücke (s. Seite 84) oder Sie schwimmen (s. S. 93). Sie können auch unter Wasser wie das Sumpfmonster (s. S. 91) gehen.

Auf der Insel warten die Tiere darauf, von Ihnen gefüttert zu werden. Jetzt brauchen Sie einen Partner – eine Person übernimmt die Tierfiguren (in Kapitel 4 finden Sie viele Ideen), während die andere Person den Bauern spielt. Dann tauschen Sie die Rollen. Der Bauer fragt seine Tiere, wie sie sich heute fühlen (Sie könnten sie bitten, ihre Emotionen auszudrücken; s. S. 31). Fragen Sie die Tiere, ob sie irgendwelche Abenteuer bestanden haben. Können sie diese durch Yogapositionen ausdrücken?

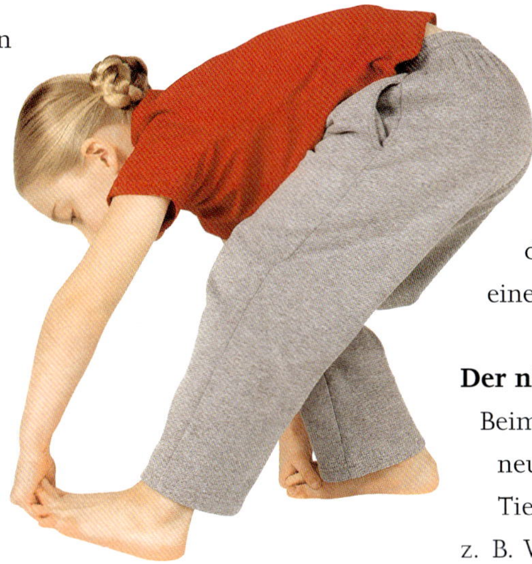

Zu Hause

Es wird spät, die Tiere ziehen sich zurück. Sie müssen sich auf den Heimweg machen, solange es noch hell ist, und den Fluss überqueren. Sollten Sie mit dem Boot gekommen sein, so ist dieses mittlerweile davongetrieben worden und Sie müssen eine Brücke bauen (s. S. 44–45) oder schwimmen (s. S. 93) oder Sie verwenden Ihren privaten Helikopter (s. S. 40). Gehen Sie in Ihrem liebsten Yogagang (s. S. 86–92) nach Hause.

Dort sitzt Ihr Partner auf der Veranda und wiegt das Baby (s. S. 81). Nehmen Sie das Baby und wiegen Sie es. Reden Sie sanft mit Ihm und erzählen Sie ihm von Ihren Abenteuern. Sie werden allmählich hungrig und machen sich ein Sandwich (s. S. 54). Womit belegen Sie das Sandwich und wie viele werden Sie essen?

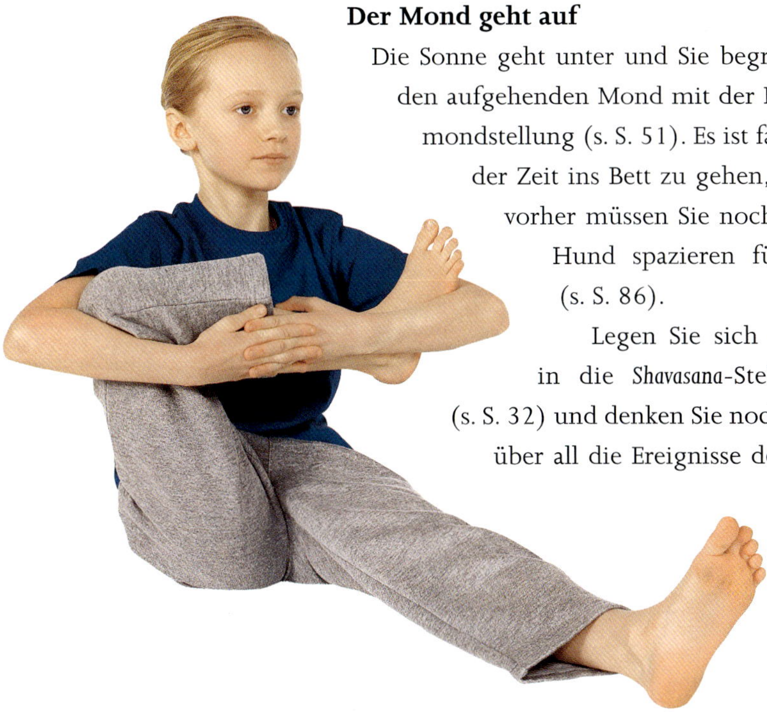

Der Mond geht auf

Die Sonne geht unter und Sie begrüßen den aufgehenden Mond mit der Halbmondstellung (s. S. 51). Es ist fast an der Zeit ins Bett zu gehen, aber vorher müssen Sie noch den Hund spazieren führen (s. S. 86).

Legen Sie sich dann in die *Shavasana*-Stellung (s. S. 32) und denken Sie nochmal über all die Ereignisse des Tages nach. Visualisieren Sie alle Positionen, die Sie gemacht haben, und nennen Sie sie beim Namen – wenn möglich in der richtigen Reihenfolge. Danach entspannen Sie in der Schlafender Yogi-Position (s. S. 114–115) oder einer der Meditationsübungen aus Kapitel 6.

Der nächste Tag …

Beim nächsten Mal denken Sie sich ein völlig neues Abenteuer oder eine Reise aus. Anstatt Tiere auf einer Insel zu hüten, könnten Sie z. B. Vögel in einem Wald füttern (wie viele Yogapositionen, die mit Vögeln und Bäumen zu tun haben, kennen Sie?) oder eine Reise in die Welt der Insekten unternehmen. Lassen Sie Ihre Fantasie spielen.

EIN TAG IM LEBEN EINES ASTRONAUTEN

Wenn Sie immer schon gerne mal Astronaut werden wollten, denken Sie sich eine Yogareihe aus, mit der Sie auf eine Reise in das Weltall aufbrechen. Für den Transport eignet sich die Raketenstellung (s. S. 58). Der erste Planet, den Sie erreichen, ist der Mond. Wechseln Sie aus der Rakete in den Halbmond (s. S. 51). Da Sie nun den Sternen sehr nahe sind, kreieren Sie doch Ihre eigenen Yogapositionen, die der Form der Sterne entsprechen. Wenn Sie in der Nähe der Sonne sind, führen Sie einige Runden des Sonnengrußes (s. S. 44–45) aus. Da Sie natürlich auf Außerirdische treffen, erfinden Sie doch Ihren eigenen außerirdischen Gang (vergessen Sie nicht, sich zu überlegen, wie diese Außerirdischen klingen und was Sie sagen würden – können Sie einen imitieren?). Am Ende Ihrer Reise werden Sie schließlich zu einem Astronauten der inneren Welt und machen eine der Meditationsübungen aus Kapitel 6.

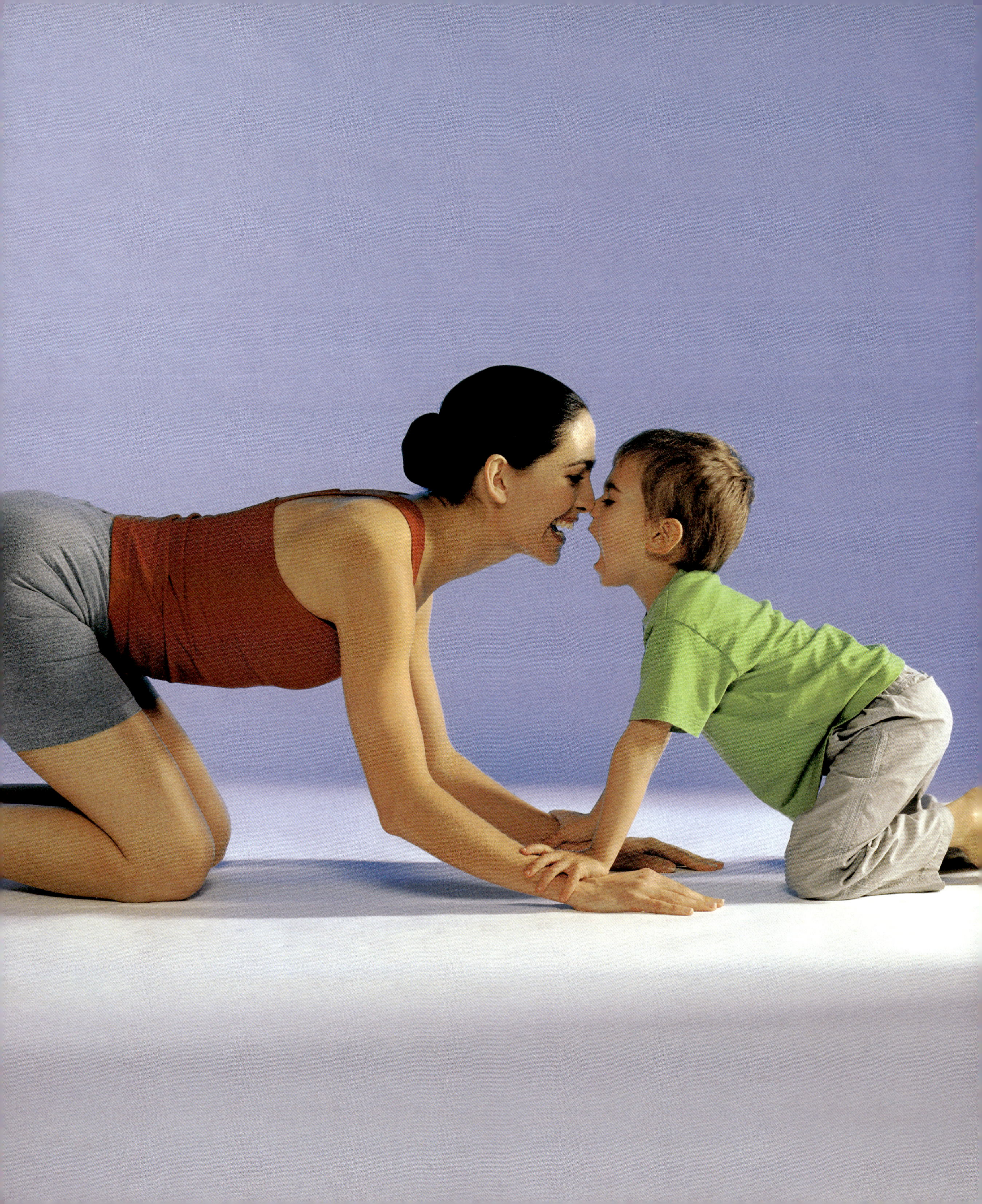

Yogis in der Schule

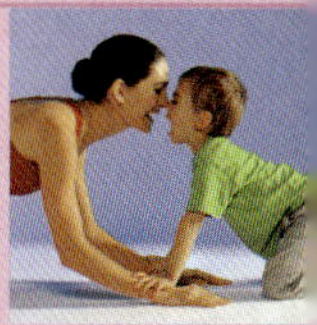

Ziel des Yoga ist es, jeden Aspekt im Wesen eines Kindes, den körperlichen, geistigen, emotionalen und spirituellen, zum Erblühen zu bringen, und nicht, das Kind zum Klassenbesten zu machen. Junge Yogis werden dazu erzogen, für die Wunder und Weisheiten ihres Wesens offen zu bleiben und frei von Angst vor dem Versagen oder im Bestreben nach Erfolg zu agieren. Yoga bedeutet mit uns und der Welt Frieden zu schließen und den Herausforderungen des Lebens mit Geschick und Mitgefühl zu begegnen. Hat Ihr Kind diese Kunst gelernt, wird es den wahren und nachhaltigen Erfolg finden, der nichts mit Noten und Zeugnissen zu tun hat.

Die Ideen und Übungen dieses Kapitels können Ihrem Kind dabei helfen, in der Schule besser zurechtzukommen und leichter zu lernen. Konzentration und Aufmerksamkeit werden verbessert, Stress und Angst aufgrund des Lerndrucks reduziert. Als Teil einer ganzheitlichen Yogapraxis haben diese Übungen einen äußerst positiven Einfluss auf das Schulleben des Kindes und helfen ihm dabei, sowohl innerhalb als auch außerhalb des Klassenraums glücklicher und zufriedener zu werden.

Lernen mit Zuversicht

Um erfolgreich lernen zu können, ist es vor allem wichtig, Selbstachtung zu entwickeln. Glaubt ein Kind, dass es gut, intelligent und kreativ ist, wird es dieser Eigenschaften mit der Zeit auch verkörpern. Sagt man ihm aber, dass es schlecht, dumm oder nutzlos sei, wird das Selbstvertrauen sinken und der Erfolg bleibt aus. Psychologen des Alice-Projekts (Schulversuch in Indien; s. S. 12) fanden heraus, dass sich mit steigerndem Selbstvertrauen auch die schulischen Leistungen und sozialen Fähigkeiten verbessern.

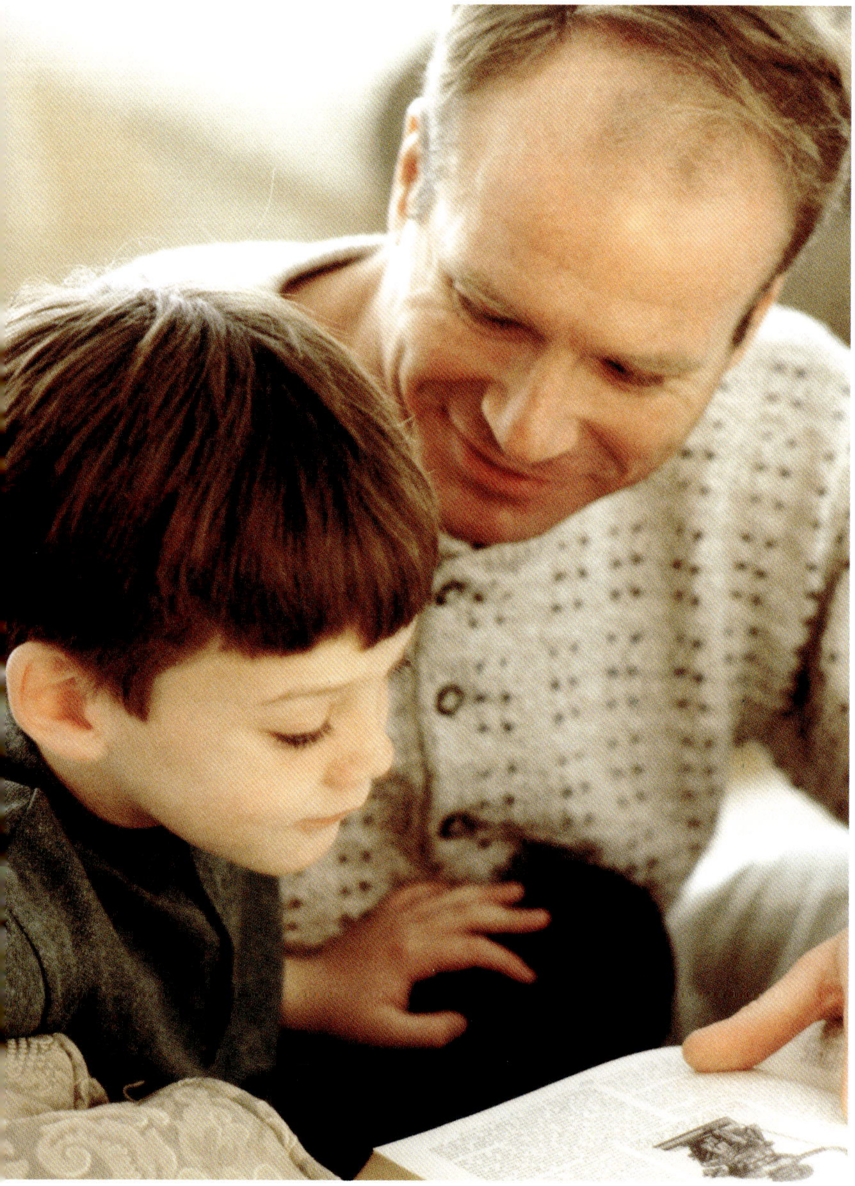

Die positiven und negativen Botschaften, die Kinder täglich von ihren Eltern, Lehrern und anderen Bezugspersonen erhalten, haben einen direkten Einfluss auf ihr emotionales Wohlbefinden. Deshalb sollten Eltern ihre Kinder tagtäglich positiv bestärken. Versuchen Sie bei Ereignissen oder Situationen im Leben Ihres Kindes immer fröhlich und optimistisch zu sein, auch wenn die Dinge nicht so gut laufen. Loben und ermutigen Sie Ihr Kind, feiern Sie seine Leistungen, egal wie klein, und weisen Sie auf seine Stärken hin. Das hat nichts mit Schmeichelei zu tun, sondern damit, dass man eher gute Eigenschaften und nicht Fehler hervorhebt.

Wie positiv sind Sie?

Um Ihr Kind positiv zu beeinflussen, müssen Sie selbst positiv denken und fühlen. Sind Sie selbstkritisch? Vergleichen Sie sich gerne mit anderen? Sehen Sie das Leben optimistisch oder pessimistisch? Können Sie fünf gute Eigenschaften an sich aufzählen? Wenn Sie glauben, dass es Ihnen an Selbstachtung mangelt, versuchen Sie die *Sankalpa*-Übungen der nächsten Seite. Sie investieren nicht nur in Ihre eigene emotionale Gesundheit, sondern auch in die Ihres Kindes.

Übung der Stellungen und Meditation

Yoga regelmäßig zu praktizieren, steigert das Selbstwertgefühl Ihres Kindes. Durch ein ausgewogenes Training der Stellungen, das sowohl anspruchsvoll als auch unterstützend ist,

Der effizienteste Weg, um das Selbstvertrauen Ihres Kindes zu stärken, ist es, ihm möglichst viel Aufmerksamkeit, Unterstützung und Lob zukommen zu lassen. Selbstbewusste Kinder lernen um des Lernens willen und denken nicht über Erfolg und Misserfolg nach.

lernt Ihr Kind, sich mit gesundem Selbstbewusstsein und Anmut zu bewegen. Kinder, die Yoga praktizieren, sind in dem, was sie tun und sagen, selbstbeherrscht und selbstsicher.

Der Selbstachtung liegt die Fähigkeit sich selbst zu lieben zugrunde. Diese Einstellung ist vielen Menschen fremd. Wir lernen stets, dass man die Liebe nach außen trägt – zu den Eltern, Geschwistern und anderen Verwandten und zu Freunden – überallhin nur nicht nach innen. Manchmal liebt man sogar eher ein Haustier als sich selbst.

Wie viele andere spirituelle Traditionen lehrt uns auch Yoga, dass sich selbst zu lieben und zu akzeptieren die Voraussetzung für jede Entwicklung ist. Nur wenn wir glauben, dass wir der Liebe würdig sind, bekommen wir die Liebe, die wir brauchen. Und nur wenn wir gelernt haben, uns selbst zu lieben, können wir auch andere lieben. Deshalb ist ein ausgeprägtes Selbstwertgefühl für heranwachsende Kinder so wichtig. Die Meditationsübungen (s. S. 110–113) helfen Ihrem Kind, sein Inneres kennen zu lernen und zu akzeptieren. Im Besonderen lehrt uns die Meditation Liebe, Liebe, Liebe (s. S. 113), die Gefühle liebender Selbstakzeptanz zu kultivieren. Wenn diese Übung Ihnen und Ihrem Kind gefällt, integrieren Sie diese in Ihre Yogastunden oder machen Sie sie zur täglichen Routine vor dem Zubettgehen.

Die Macht des Selbstvertrauens

Diese Geschichte aus der japanischen Zen-Tradition zeigt, wie entscheidend Selbstvertrauen sein kann. Sie handelt von einem Ringkämpfer, der O-nami oder „Große Wellen" hieß. Er war unglaublich stark und im privaten Kreis unbesiegbar. Sobald er jedoch in der Öffentlichkeit kämpfte, wurde er so schüchtern, dass sogar Anfänger ihn besiegen konnten. Er besuchte einen großen Meditationsmeister, der ihm riet, mit seinem eigenen Namen, O-nami, zu meditieren und sich selbst als große, donnernde Wellen vorzustellen. Er saß die ganze Nacht und meditierte, er fühlte, wie die Kraft in ihm wuchs. Als der Morgen heranbrach, wusste er, dass er zu jenen mächtigen Wellen geworden war. Sein altes Ich war weg, Zuversicht und Selbstvertrauen waren an seine Stelle getreten. Danach konnte niemand im ganzen Land O-nami besiegen. Wir lernen daraus, dass man mit unerschütterlichem Selbstvertrauen allles erreichen kann.

Sankalpas

Eine weitere äußerst wirksame Methode, um Selbstachtung zu entwickeln, sind Affirmationen, die im Sanskrit *Sankalpas* heißen. Das sind positive Aussagen über das, was wir werden wollen, oder die Eigenschaften, die wir verkörpern möchten.

Wenn Kinder sich selbst mit negativen Aussagen beschreiben, z. B. „Ich bin nicht gut in Mathe" oder „Ich kann nicht laufen", helfen ihnen *Sankalpas* dabei, diese Einstellung zu ändern. Einige nützliche *Sankalpas* sind z. B. „Jeden Tag werde ich etwas schlauer", „Jeden Tag werde ich stärker und schneller" oder sogar „Ich liebe mich, egal was passiert".

Erstellen Sie mit Ihrem Kind Ihre eigenen *Sankalpas*. Die Aussagen sollten immer positiv sein, vermeiden Sie Wörter wie „nein" und „nicht". Das hilft Ihnen beiden, sich auf Positives zu konzentrieren und nicht auf die negativen Dinge, die Sie überwinden möchten. Es kann etwas dauern, bis Sie den richtigen Satz finden, und vielleicht müssen Sie Ihr *Sankalpa* einige Male ändern. Die Aussagen sollten möglichst einfach und treffend sein. Behalten Sie die Sätze so lange bei, bis das *Sankalpa* seinen Zweck erfüllt hat und Sie und Ihr Kind bereit sind, sich ein Neues auszudenken.

Sankalpas können in einer tiefen Bewusstseinsebene wirksam werden. Deshalb ist es nützlich, sie dann einzusetzen, wenn sich Ihr Kind in einem aufnahmefähigen Gemütszustand befindet. Am besten wirken *Sankalpas* im Zuge einer Entspannungsübung, wie Schlafender Yogi (s. S. 114–115). Ihr Kind sollte sein *Sankalpa* leise dreimal wiederholen – einmal vor Schritt 2 und dann noch vor Schritt 4. Mit der Zeit werden Sie feststellen, dass diese Wiederholungen einen gewaltigen Einfluss darauf haben, wie sich Ihr Kind selbst sieht.

Die Gabe der Aufmerksamkeit

Für effizientes Lernen benötigen Kinder die Gabe der Aufmerksamkeit – jenen stillen Ort des erweiterten und entspannten Bewusstseins, wo Herz und Verstand aufnahmebereit sind. Kinder, die völlig im Spiel oder in einer Aufgabe versunken sind, befinden sich in diesem Aufnahmezustand. Genau hier findet wahres Lernen statt. Künstler kennen diesen kreativen Raum als Inspiration. Das ist auch der geistige Zustand der Yogis, in dem Entspannung und Wachsamkeit aufeinander treffen und die perfekte Lernsituation schaffen.

Es gibt erstaunliche Geschichten über yoga- und meditationserprobte Kinder, die sich enorme Textmengen in kürzester Zeit merken können. Das ist deshalb möglich, weil sie in der Lage sind, sich selbst nach Belieben in einen Zustand absoluter Aufnahmefähigkeit zu bringen. Obwohl uns dies wie ein Wunder vorkommt, werden sich viele von uns vielleicht an einen Zeitpunkt erinnern, an dem wir diese erhöhte Wachsamkeit und Klarheit auch gespürt haben – als eine Aufgabe nicht nur mühelos, sondern sogar vergnüglich schien. Durch Yoga können wir diesen Zustand auch täglich herbeiführen. Das gilt für Erwachsene ebenso wie für Kinder.

Der Lernansatz des Yoga besteht darin, Kinder zu ermutigen, aufmerksam zu werden, d.h. sich völlig dem Moment hinzugeben. Aufmerksames Lernen bedeutet, dass Kinder fähig sind, sich voll und ganz zu konzentrieren, ohne sich dabei ablenken zu lassen.

Die Außenwelt ausblenden

Viele Kinder haben Schwierigkeiten, sich über einen längeren Zeitraum zu konzentrieren, da sie von Ablenkungen, wie Fernsehen, Videospielen und Computern, umgeben sind. Dazu kommt noch die Hektik des modernen Lebens. Es wundert also nicht, dass Kinder es verlernt haben, nach innen zu sehen. Ständig in der Außenwelt zu leben, ohne je zu sich selbst zu finden, hat zwangsläufig eine verheerende Wirkung

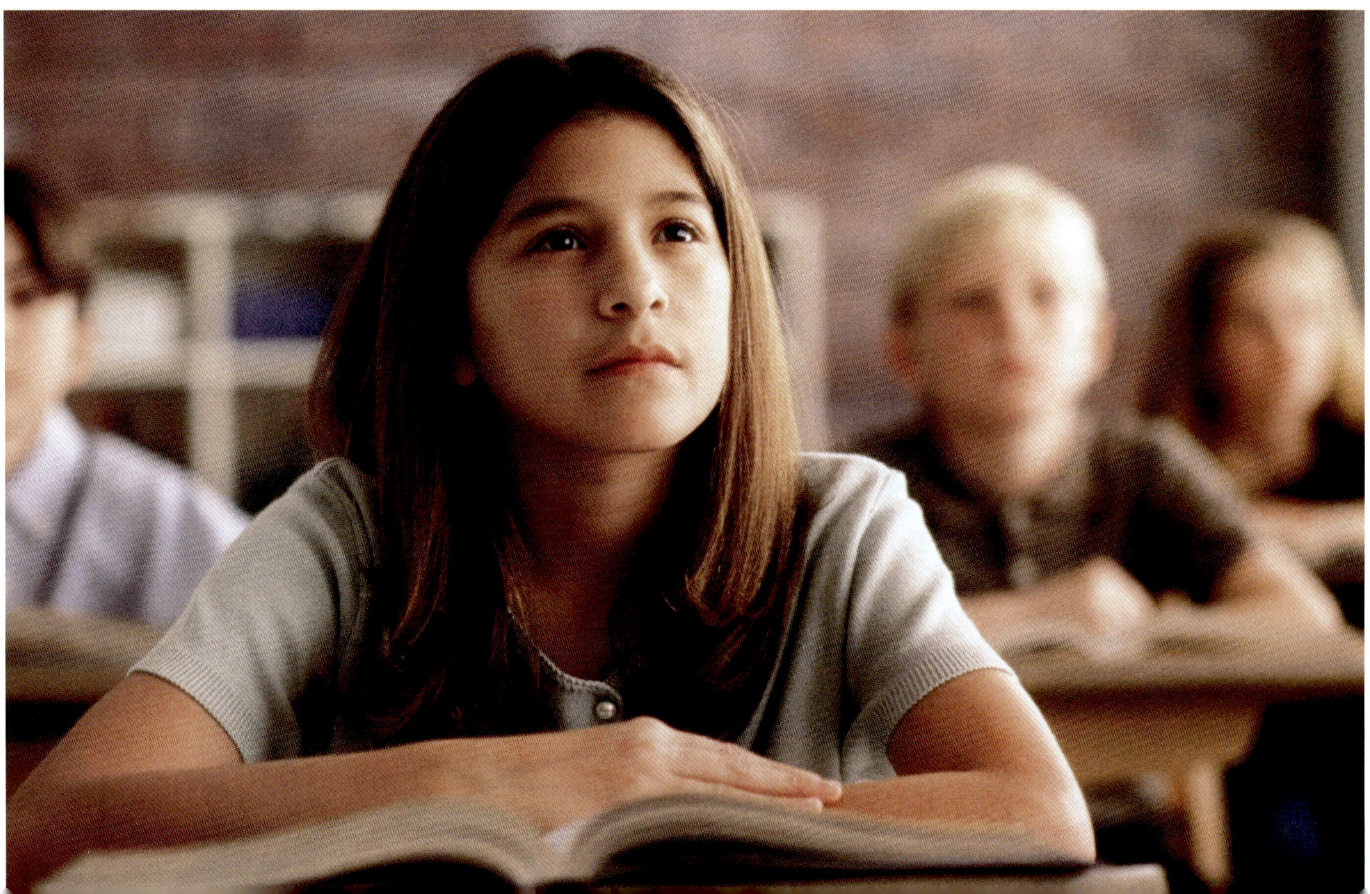

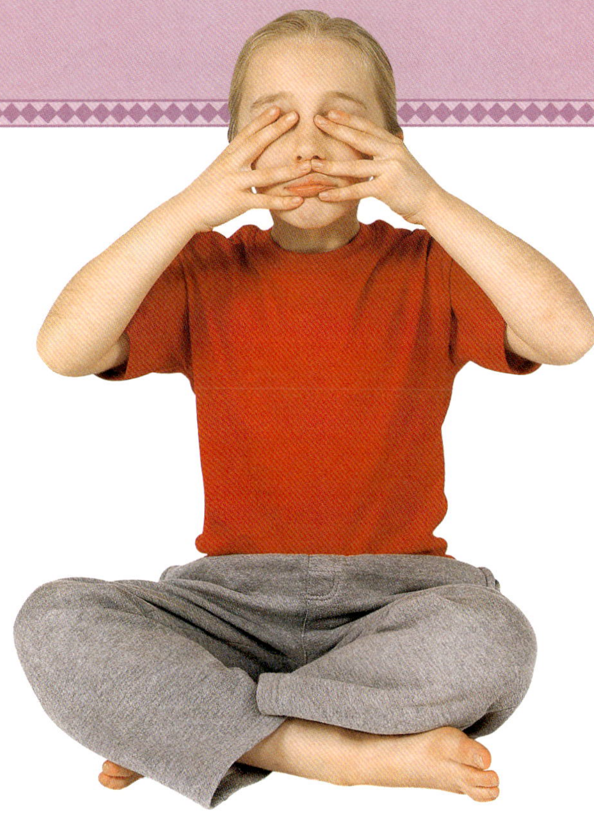

Türen Schließen ist eine Übung, die uns lehrt, uns zu sammeln und zu konzentrieren – besonders wichtig für effektives Lernen. Durch das physische Abblocken von Geräuschen und Eindrücken der Außenwelt wird die Aufmerksamkeit auf natürliche Weise auf die innere Welt gelenkt.

auf die Fähigkeit der Kinder, ihre Gedanken, Gefühle und ihr Verhalten zu steuern und auch auf ihre Fähigkeit zu lernen.

Für die Gesundheit von Körper und Geist brauchen wir eine Auszeit von der ständigen Reizüberflutung und müssen zwischen der äußeren und der inneren Welt eine Balance schaffen. Sie können Ihrem Kind dabei helfen, indem Sie die Menge und Qualität der Stimulation, der es ausgesetzt ist, überwachen und es dazu ermutigen, auch stille Momente zu genießen. Durch regelmäßge und konzentrierte Yogaübungen kann man auch sehr gut die Außenwelt ausblenden.

Entspannen – Sammeln – Konzentrieren

Um die Kunst der Aufmerksamkeit zu erlernen, müssen Sie drei Dinge tun. Zuerst müssen Sie die richtige Balance zwischen Wachsamkeit und Entspannung finden. Sind Sie zu angespannt, sind Kopfschmerzen und Erschöpfung die Folge. Sind Sie zu entspannt, werden Sie zerstreut. Buddha hat einst einem Musiker empfohlen, wie die Saiten seines Instruments zu werden – weder zu straff noch zu locker –, damit die Musik seiner Meditation lieblich werde. Yoga kann uns an einen Punkt bringen, an dem sich Wachsamkeit und Entspannung die Waage halten. Für effizientes Lernen machen Sie einige Entspannungsübungen (s. S. 114–115) begleitet von einigen Konzentrationsübungen auf den folgenden Seiten.

Zweitens müssen Sie sich sammeln. Das bedeutet, dass Sie alle Ablenkungen beiseite räumen, egal wie verlockend sie auch sein mögen. Drittens müssen Sie sich konzentrieren, d.h. Ihre gesamte Aufmerksamkeit auf einen Punkt lenken. Haben Sie das geschafft, wird das Lernen kein harter Kampf, sondern mühelos und angenehm.

Die folgenden Übungen helfen Ihrem Kind, sich zu sammeln und zu konzentrieren und dadurch aufmerksamer zu werden (Aufmerksamkeit ist nicht angeboren, man muss sie erst lernen und üben). Die Übungen basieren großteils auf den Prinzipien des *Pratyahara* (die mentalen Kräfte in uns sammeln) und *Dharana* (unsere gesamte Aufmerksamkeit auf ein bestimmtes Objekt konzentrieren), dem fünften und sechsten Glied des Yoga gemäß den *Yoga Sutras* (s. S. 18).

Türen Schließen

Diese Übung lehrt uns, die Welt auszuschließen und in Stille mit sich selbst zu verharren. Sie erlaubt uns zu unserem „Aufnahmezentrum" zurückzufinden sowie dem Lärm und den Eindrücken der Außenwelt den Rücken zu kehren. Die Türen zu schließen ist eine gute Übung, um eine spezielle Ruhezeit einzuleiten. Die meisten Kinder machen die seltsam wirkende Handgeste dieser Übung sehr gerne, andere finden sie eigenartig – zwingen Sie Ihr Kind nicht, diese Übung zu machen, wenn es sich dabei nicht wohl fühlt. Führen Sie Ihr Kind durch die folgenden Anweisungen.

Machen Sie es sich bequem, knien oder setzen Sie sich mit überkreuzten Beinen auf den Boden. Spreizen Sie die Finger beider Hände (Handflächen nach oben), bringen Sie dann Zeige- und Mittelfinger aneinander. Nun heben Sie die Hände zum Kopf und halten Sie die Ohren mit den Daumen

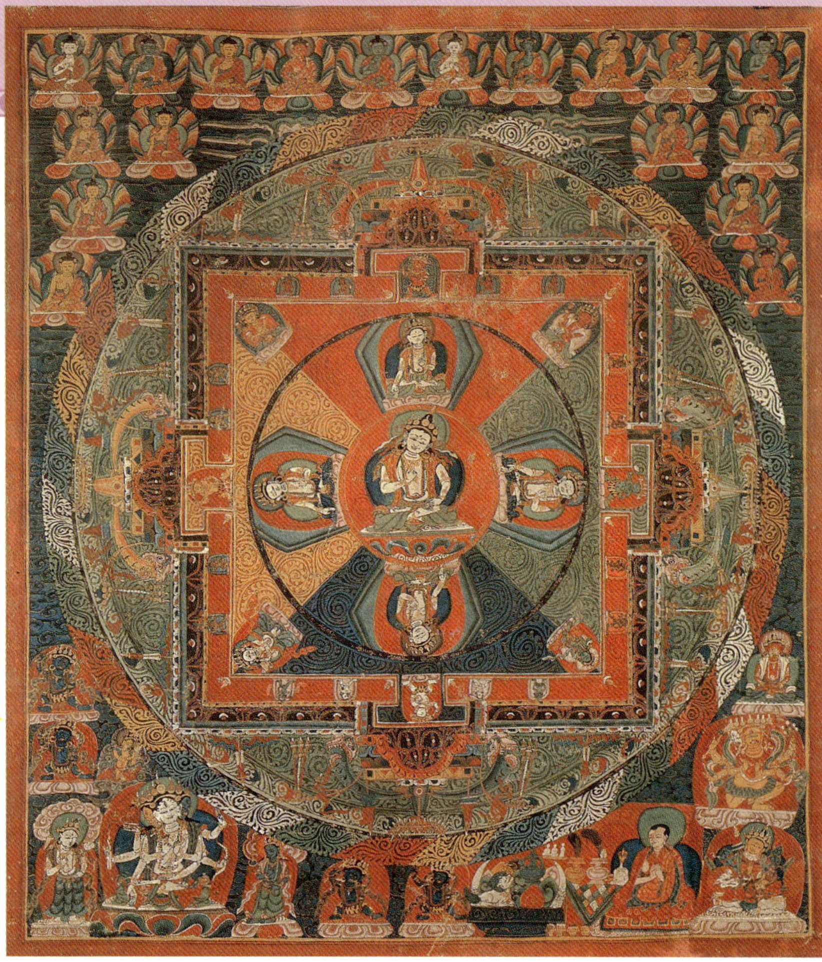

Traditionsgemäß schärfen Yogis ihre Visualisierungsgabe durch das Visualisieren von Mandalas, *wie diesem hier. Man sagt, dass* Mandalas *den Yogi für die tiefsten Wahrheiten der Seele öffnen.*

zu. Legen Sie Zeige- und Mittelfinger sanft über die Augen, mit den Ringfingern und den kleinen Fingern pressen Sie die Lippen aneinander (lassen Sie diesen Teil aus, wenn Ihre Nase verstopft ist). Dies ist eine Art Siegel, das man im Yoga *Mudra* nennt – es verschließt die Tür zu unseren Sinnen. Beim *Mudra* macht man mit den Ringfingern die Nasenlöcher kleiner, um die Atmung dadurch langsamer zu machen. In dieser Version für Kinder bleiben die Nasenlöcher offen, stattdessen werden die Lippen als Zeichen der Stille zusammengepresst.

Jetzt, wo keine Geräusche oder Bilder nach innen dringen und keine Worte oder Töne nach außen gelangen, öffnen Sie Ihre inneren Augen und Ohren. Welche Geräusche können Sie hören? Hören Sie Ihrem Atem, dem Herzschlag und dem Rauschen des Blutes zu, das durch Ihren Körper fließt. Machen Sie diese Übung jeweils nur für kurze Zeit – anfangs nur einige Sekunden – und reden Sie danach über das, was Sie gehört und gefühlt haben. Später können Sie sich etwas mehr Zeit lassen. Sie können auch nach den Bildern und Worten, die Sie in sich tragen, Ausschau halten. Stellen Sie sich vor, Sie würden eine Art inneren Film ansehen.

Ein großer Yogi sagte einst der berühmten indischen Dichterin Mirabai, sie solle so ruhig sein, dass sie das Blut in sich fließen hört. So betrat sie eine Welt in ihrem Inneren, die so groß war, dass sie wusste, die Quelle eines jeden von uns gefunden zu haben.

Die Kunst der Visualisierung

Eines der großen Geheimnisse des Lernens ist Visualisierung. Fast jeder kann lernen, ein Bild in seinem Kopf festzuhalten. Von denjenigen, die diese Kunst perfektioniert haben, sagt man, sie hätten ein fotografisches Gedächtnis.

Visualisierung ist Teil der Übungen des Tantra Yoga. Yogis visualisieren komplizierte und farbenfrohe geometrische Formen, die man *Yantras* oder *Mandalas* nennt. Sie bestehen aus einem um ein Zentrum angeordneten Kreis und mehreren „Türen" und symbolisieren die Harmonie des Universums und die unendliche Komplexität der Schöpfung.

Sie können Ihre Visualisierungsfähigkeiten anhand der folgenden Übungen verbessern. Mit der Zeit werden Sie feststellen, dass Lernen und konzentriertes Arbeiten mithilfe der Visualisierung leichter fallen.

Kopfzeichnen

Hier lernen Kinder ein visuelles Gedächtnis zu entwickeln, indem sie einfache Formen visualisieren. Die Übung wirkt konzentrationsfördernd und hilft Kindern, verbale Information in nonverable umzuwandeln und umgekehrt.

Die Aufmerksamkeit fördern

Die Art von Aufmerksamkeit, die mit Yoga gefördert wird, unterscheidet sich von jener, zu der der strenge und altmodische Lehrer seine Klasse ermahnt. Aufmerksamkeit ist frei von Angst und kann nicht erzwungen werden. Studien von Kinderpsychologen haben gezeigt, dass repressive und autoritäre Lernmethoden den Kindern beim Lernen nicht helfen.
Es ist kontraproduktiv, Kinder zu Fächern zu zwingen, an denen sie nicht interessiert sind. Wenn Ihr Kind an einem bestimmten Fach kein Interesse zeigt, versuchen Sie sein Interesse auf andere Weise zu wecken. In den Naturwissenschaften z. B. erzählen Sie ihm von den neuesten Entdeckungen der Physik; in der Mathematik von der Unendlichkeit; und in Geographie von Völkern und ihrer Umgebung... Helfen Sie Ihrem Kind die Bedeutung, die der Lernstoff in seinem Leben hat, zu verstehen.

Bitten Sie Ihr Kind, seine Augen zu schließen und sich zu entspannen. Es soll sich ein großes Blatt weißes Papier vorstellen. Erklären Sie ihm, dass es auf diesem Blatt verschiedene Formen zeichnen wird. Beschreiben Sie Ihrem Kind nun ein einfaches *mandala*-ähnliches Muster. Vielleicht notieren Sie sich zuvor Ihre Anweisungen. Sie könnten auch z. B. Folgendes sagen:

„Stell dir vor, du zeichnest einen großen Kreis. Zeichne nun ein Quadrat um den Kreis, das diesen berührt. In den Kreis zeichnest du ein Dreieck, dessen Spitzen den Kreis berühren. Tritt zurück und betrachte mit deinem inneren Auge, was du gezeichnet hast." Sprechen Sie langsam, damit Ihr Kind den Angaben folgen kann (oder wiederholen Sie die Anweisungen). Zum Abschluss bitten Sie Ihr Kind, die Augen wieder zu öffnen. Geben Sie ihm Papier und Bleistift und bitten Sie es, die visualisierte Form aufzuzeichnen.

Verändern Sie Muster und Form von Mal zu Mal und lassen Sie die Formen etwas komplexer werden, sobald sich die Fähigkeiten Ihres Kindes verbessert haben. Sie können auch Farben verwenden. Sie können z. B. Anleitungen für einen grünen Kreis, ein rotes Quadrat und ein blaues Dreieck geben. Legen Sie Malstifte und Papier bereit, damit Ihr Kind am Ende der Übung seine visualisierte Form zu Papier bringen kann.

Wenn Sie mit dem Kopfzeichnen fertig sind, lassen Sie Ihr Kind die *Mandalas* mit weiteren Formen und Farben verzieren, wobei von der Mitte nach außen gearbeitet werden sollte (die Mitte eines *Mandalas* repräsentiert den Kern und die Quelle unserer Existenz, aus der alles entspringt). Sie könnten mit diesen *Mandalas* die Wände Ihres Yogaraums dekorieren.

Tauschen Sie nun die Rollen. Ihr Kind beschreibt Ihnen ein Muster, das es selbst erfunden hat, während Sie versuchen dieses zu visualisieren und dann aufzuzeichnen – das ist für Ihr Kind eine gute verbale Kommunikationsübung, und für Sie eine gute Visualisierungsübung.

Das Zahlenspiel

Auch dieses Spiel ist hervorragend für die Entwicklung des visuellen Gedächtnisses bei Kindern. Mit viel Übung können unglaublich lange Zahlenreihen auswendig gelernt werden.

Bitten Sie Ihr Kind, seine Augen zu schließen und sich zu entspannen. Es soll sich nun eine Tafel vorstellen, auf der es mit weißer Kreide einige Zahlen schreiben wird. Die Tafel sollte anfangs völlig sauber sein – ist sie es nicht, dann bitten Sie Ihr Kind, die Tafel mit einem imaginären Lappen zu reinigen. Lesen Sie nun Ihrem Kind langsam eine Zahlenreihe vor und bitten Sie es, die Zahlen auf die imaginäre Tafel zu schreiben.

Am Ende der Liste angekommen (beginnen Sie beim ersten Mal mit nur drei Zahlen), bitten Sie Ihr Kind, die Zahlen im Geiste zu überfliegen und sie Ihnen mit der letzten Zahl beginnend vorzulesen. Nun fragen Sie es nach der ersten Zahl und dann nach der letzten. Je besser das visuelle Gedächtnis, desto mehr Zahlen können Sie Ihrem Kind vorlesen (Sie werden die Zahlen dann wahrscheinlich vorher notieren müssen, um sie nicht zu vergessen!). Tauschen Sie die Rollen, damit Ihr Kind nun Ihr visuelles Gedächtnis testen kann.

Buchstabieren

Sie können nach dem Prinzip des Zahlenspiels auch Wörter buchstabieren. Wenn Kinder die Tafel visualisieren können, ist dies eine schnelle und wirksame Methode, um sich Wörter optisch einzuprägen. Sie ist auch sehr hilfreich bei Kindern, die Probleme mit dem Buchstabieren haben, und ist sogar beim Auswendiglernen von Zitaten und längeren Textpassagen nützlich.

Gehen Sie vor wie beim Zahlenspiel, aber statt Zahlen auf die imaginäre Tafel zu schreiben, geht es darum, Wörter zu schreiben. Buchstabieren Sie Ihrem Kind ein Wort, das es sich einprägen soll, langsam vor und bitten Sie es, sich vorzustellen, diese Buchstaben mit der Kreide auf die Tafel zu schreiben (z. B. M-E-D-I-T-A-T-I-O-N). Danach soll Ihr Kind das Wort durch Visualisierung der Buchstaben auf der Tafel buchstabieren.

Was ist heute passiert?

Mit dieser einfachen Visualisierungsübung blicken Sie auf die Vorfälle des Tages zurück. Das hilft Kindern, sich auf die lineare Abfolge von Ereignissen zu konzentrieren, und verschafft ihnen eine Art Kohärenz in ihrem tagtäglichen Leben. Was ist heute passiert? spielt man am besten kurz vor dem Zubettgehen, weil es den Tag auf nette Weise ausklingen lässt. Sie können diese Übung auch in den Schlafenden Yogi von Seite 114–115 integrieren (anstelle der Visualisierung). Obwohl es anfangs vielleicht etwas schwierig erscheinen mag, wird dieses Spiel sehr bald zu einem Vergnügen.

Bitten Sie Ihr Kind, seine Augen zu schließen und sich zu entspannen. Erklären Sie ihm, dass es sich nun an alle Dinge, die an diesem Tag passiert sind, erinnern soll, und zwar beginnend mit dem gegenwärtigen Augenblick zurück bis zu dem Zeitpunkt, als es am Morgen noch im Bett lag. Die Visualisierung sollte wie ein Film sein, der rückwärts abgespielt wird. Bitten Sie das Kind, Ihnen alles zu erzählen, was es sieht.

Helfen Sie dem Kind, wenn notwendig, indem Sie es an die wichtigsten Ereignisse des Tages erinnern und bitten Sie es, zu erzählen, was vor diesen Ereignissen passiert ist. Je mehr Erfahrungen Ihr Kind in der Visualisierung hat, desto mehr Details können hinzugefügt werden.

Drängen Sie Ihr Kind nicht, sich gegen seinen Willen an Dinge zu erinnern. Wenn es müde wird und beim ersten Mal mittendrin aufhören möchte, besteht kein Grund zur Sorge – das ist völlig normal. Machen Sie nur so lange weiter, wie Ihr Kind sich wohl fühlt. Durch Drängen erreichen Sie nur Widerwillen bei Ihrem Kind.

Adleraugen

Diese Übung ist eine Variation einer Disziplin aus dem Hatha Yoga, die man *Tratak* nennt und die das *Dharana* bzw. die Konzentration auf ein bestimmtes Objekt fördern soll. Sie wirkt besonders gut gegen Zerstreutheit und mangelnde Konzentration. Regelmäßiges Üben erhöht nicht nur die Aufmerksamkeitsspanne, sondern ist auch eine gute Vorbereitung auf die eigentliche Meditation (s. S. 108–109) und tut den Augenmuskeln gut. Führen Sie Ihr Kind durch die folgenden Anleitungen.

Halten Sie den linken Zeigefinger ca. 10 cm vor die Nase. Strecken Sie den rechten Arm auf Schulterhöhe nach vorne und heben Sie den rechten Zeigefinger in die Höhe. Fixieren Sie beim Ausatmen die linke Fingerspitze vor Ihrer Nase. Beim Einatmen blicken Sie nun auf den ausgestreckten rechten Finger. Wiederholen Sie die Übung fünf bis zehn Atemzüge lang, wobei Atmung und Augenbewegungen entspannt sind. Hören Sie sofort auf, wenn die Augen schmerzen.

Diese Übung ist eine gute Gelegenheit, um Ihrem Kind die Eigenheiten unserer Sehkraft näher zu bringen. Es wird Ihr Kind faszinieren, herauszufinden, dass, wenn man zuerst mit dem rechten und dann mit dem linken Auge auf den linken Finger sieht, der Finger die Position ändert. Sie können Ihr Kind fragen, warum wir nicht alles doppelt sehen, wenn wir beide Augen offen haben (seien Sie darauf vorbereitet, selbst die richtige Antwort geben zu müssen).

Eine andere Variante, Adleraugen zu üben, besteht darin, den Blick vom linken Finger zu einem bestimmten Punkt an der Wand oder der Mitte eines *Mandalas*, das Sie beim Kopfzeichnen gemacht haben (s. S. 132), wandern zu lassen. Sie können aber auch ein Bild von einem *Mandala* oder *Yantra* aus einem Buch verwenden. Machen Sie die Übung einfach so, wie es Ihnen am liebsten ist.

Eine einfache Variante des *Tratak* ist, den Sekundenzeiger einer Uhr eine Minute lang mit höchster Konzentration zu beobachten. Das klingt einfach, aber vergessen Sie nicht, dass Sie konzentriert bleiben müssen, ohne auch nur einen Augenblick lang wegzusehen oder sich ablenken zu lassen.

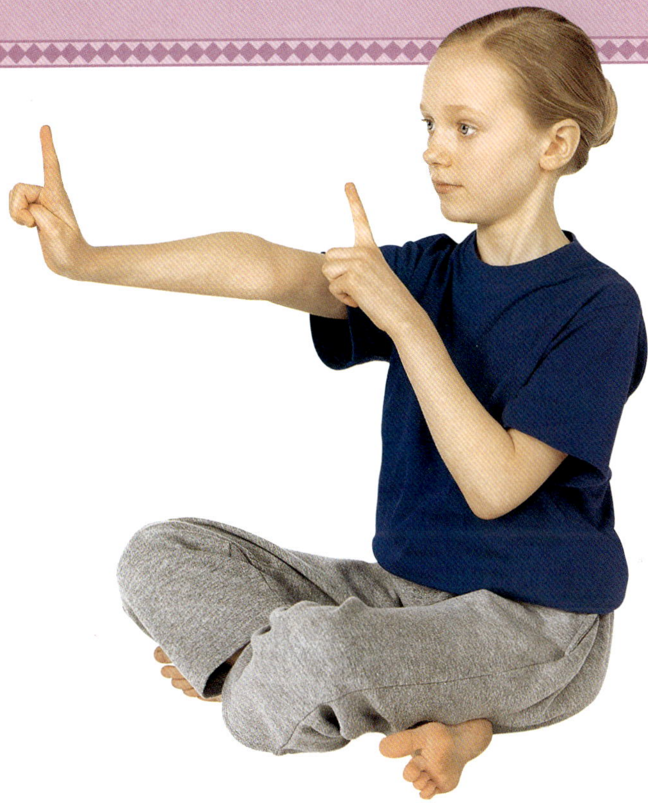

Adleraugen ist eine einfache Übung, bei der man seinen Blick von einem Finger zum anderen wandern lässt. Durch regelmäßige Übung lernt man seine Aufmerksamkeit auf einen Punkt zu lenken.

Der tibetische Mönch

Einst studierte ein junger Mönch aus Tibet bei einem sehr strengen Lehrer. Als der Lehrer eines Tages eine Reise antreten musste, gab er seinem Schüler vor der Abreise einen langen und schwierigen Text aus der heiligen Lehre. „Lern das auswendig, bis ich zurückkomme", sagte er dem Jungen.

Niemand hielt es für möglich, dass ein Junge seines Alters in so kurzer Zeit einen so langen Text auswendig lernen könnte. Doch der Junge verbrachte die Zeit mit Spielen und Tagträumen. Seine Freunde und Familie warnten ihn: „Wenn du nicht bald anfängst zu lernen, bestraft dich der Lehrer." Doch der Junge spielte weiter. Die Tage vergingen, der Lehrer wurde zurückerwartet und der Junge hatte den Text nicht einmal angesehen.

Da hörte der Junge auf zu spielen und nahm das Buch ohne Hast zur Hand. Er öffnete es und las die Worte langsam einmal durch. Am nächsten Tag kam der Lehrer und fragte ihn, ob er die Aufgaben gemacht hatte. Zu jedermanns Erstaunen rezitierte der Junge den gesamten Text, ohne auch nur einmal zu zögern.

Aus dem jungen Mönch wurde einer der größten Meditationsmeister des 20. Jahrhunderts. Tibeter behaupten, dass er in einem früheren Leben ein ausgezeichneter Lehrer gewesen war und seine Gabe, die Schriften zu lernen, in dieses Leben mitgebracht hat. Die Geschichte zeigt uns, dass wahres Lernen nicht dann stattfindet, wenn wir uns um Bestrafung oder Erfolg Sorgen machen, sondern wenn wir entspannt und konzentriert sind.

Prüfungen auf Yogaart

Prüfungen können den größten Stress im Leben eines Kindes bedeuten. Deshalb ist es während der Lern- und Prüfungsphasen entscheidend, dass Kinder die im Yoga gelernten Techniken und Fertigkeiten anwenden, um zu vermeiden, dass sie von der Prüfungsangst übermannt werden. Yoga bietet entsprechende Werkzeuge, um Kindern zu helfen diese Phasen gut zu überstehen.

Dinge nüchtern betrachten

Besonders hilfreich im Umgang mit der Prüfungsangst ist es, Kinder dazu ermutigen, die Dinge aus einer größeren Perspektive (s. S. 22–23) zu sehen. Wenn Kinder über ihr „großes und kleines Selbst" nachdenken, kann es ihnen dabei helfen, Prüfungen nicht überzubewerten. Plötzlich sind sie in der Lage, Prüfungen entspannt, angstfrei und mit einem Sinn für Humor entgegenzugehen. Die Dinge ins rechte Licht zu rücken, verringert nicht nur den Stressfaktor, sondern verbessert auch die Leistung der Kinder, da das Gedächtnis am besten arbeitet, wenn man ruhig und entspannt ist.

Yoga kann Kindern auch dabei helfen, ihr Selbstwertgefühl auf größere und nachhaltigere Dinge zu stützen als auf Prüfungsergebnisse. Als Elternteil können Sie dies fördern, indem Sie Ihren Respekt vor Ihrem Kind nie von seiner schulischen oder sportlichen Leistung abhängig machen. Sobald Kinder spüren, dass Ihre Liebe bedingungslos ist und nicht von Erfolg oder Misserfolg abhängt, werden sie Selbstvertrauen aufbauen können. Sie werden weniger Angst vor Prüfungen haben. Ich bin überzeugt, dass die Angst vor Versagen nie zum Erfolg führt – darauf habe ich in diesem Buch auch immer wieder hingewiesen. Ich denke, dass diese Angst eine der weit verbreitendsten und schädlichsten Gewohnheiten ist, die wir auch als Erwachsene nicht mehr ablegen können.

Während der Prüfungszeit

Führen Sie Ihre Yogastunden auch während der Prüfungszeiten durch. Auch wenn Ihr Kind glaubt, keine Zeit zu haben, ermuntern Sie es, einen Teil des Tages für konzentrierte *Asana* und Entspannungsübungen zu reservieren. Derart entspannende Pausen verbessern die Lernfähigkeit und sind weitaus produktiver als z. B. Fernsehen. Die Yogaeinheiten müssen nicht lang sein – zehn Minuten sanfte Dehnungen mit ruhiger, tiefer Atmung (s. S. 104–105) können Wunder wirken. Wenn sich Ihr Kind besonders erschöpft fühlt, beschränken Sie sich auf beruhigende Positionen, wie etwa sanfte Vorbeugen (s. S. 54). Integrieren Sie auch immer eine Meditationsübung aus dem Kapitel 6 in Ihre Übungen.

Ihr Kind soll so entspannt und konzentriert wie möglich lernen. Die Konzentrationsübungen auf Seite 131–135 können hier helfen. Vom intensiven Lernen im letzten Moment ist abzuraten. Sie können Ihrem Kind dabei helfen, Informationen zu speichern, indem Sie den Stoff vor dem Zubettgehen laut vorlesen oder ein Tonband vorspielen (auch als Ersatz für Schritt 3 des Schlafenden Yogis auf Seite 114–115 möglich). Diese Methode funktioniert, weil sich unsere Gehirnstruktur bei tiefer Entspannung verändert und wir aufnahmefähiger werden. Ihr Kind muss sich dabei nicht anstrengen, sich zu merken, was es hört – es soll nur versuchen entspannt zuzuhören. Der berühmte indische Yogalehrer Swami Satyananda Saraswati soll die frühe Erziehung seines Schützlings mit dieser Methode beendet haben.

Vor der Prüfung

Vor einer Prüfung, eventuell am Morgen gleich nach dem Aufstehen, ist es besonders nützlich, Yoga zu machen. Vermeiden Sie anstrengende oder zu anregende Übungen. Machen Sie stattdessen Stellungen, durch die sich Ihr Kind stark und ruhig fühlt. Eine gute Wahl wäre z. B. einige Runden des Sonnengrußes (s. S. 44–45) oder die Abfolge des Beruhigens (s. S. 120–121). Kurz bevor man zur Prüfung antritt, eignen sich auch Dehnungsübungen und eine Atemübung aus

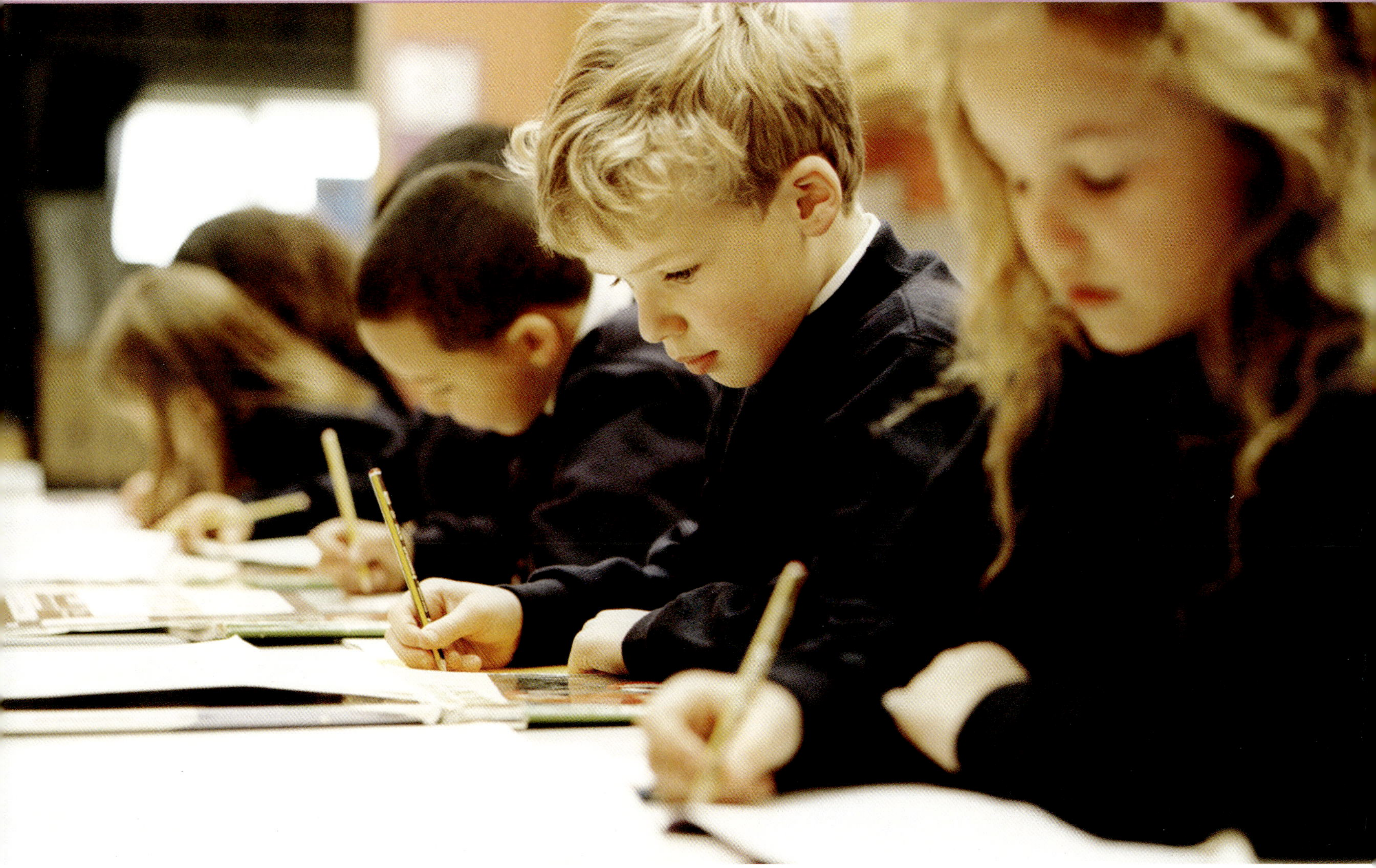

Kinder begegnen Prüfungen oft mit großer Nervosität und Unruhe. Durch diese negative Einstellung fühlen sie sich nicht nur schlecht, sondern kommen auch nicht an ihr wahres geistiges Potenzial heran. Im Yoga stehen Konzentration und Entspannung im Mittelpunkt. Yogis versuchen fern jedes Leistungsdrucks ihr Bestes zu geben.

Kapitel 6. Baum im Wind (s. S. 39), Helikopter (s. S. 40) und die ersten drei Bewegungen aus dem Sonnengruß (s. S. 44–45) sind ideal, um die Wirbelsäule zu strecken und die Konzentration zu steigern. Ihr Kind könnte sogar während der Prüfung einige diskrete Dehnübungen und Drehungen durchführen.

Visualisierung der Leistung

Wenn wir nervös sind, erzeugen wir oft negative mentale Bilder, in denen wir uns in Panik geraten oder die Kontrolle verlieren sehen. Ihr Kind soll ein positives mentales Bild zeichnen, z. B. eines, in dem es sich die Prüfung mit Leichtigkeit ablegen sieht. Diese Methode lässt sich auf alle Situationen anwenden, egal ob es sich um ein Vorstellungsgespräch oder ein Schulkonzert handelt. Wenn man daran glaubt, dass die Dinge gut laufen werden, wird es auch so geschehen.

Schlussbemerkung

Ich hoffe, Sie konnten diesem Buch viele Ideen für Ihre gemeinsamen Yogastunden entnehmen und wurden dazu inspiriert, sich auch selbst mehr mit Yoga zu befassen. Im Idealfall sollte Sie dieses Buch durch Ihre regelmäßigen wöchentlichen Yogastunden mit Ihrem Kind begleiten. Sehen Sie sich doch nach Yogaclubs und Ferienangeboten mit Kinderbetreuung um. Im Internet finden Sie alle nötigen Informationen. Sie könnten sich auch in Gemeindezentren und Yogaschulen erkundigen. Wenn Sie in Ihrer Nähe nicht fündig werden und die Grundlagen des Yoga bereits gut beherrschen, überlegen Sie sich doch, Ihren eigenen Yogaclub zu gründen. Für den Anfang genügt es, wenn Sie einige Freunde einmal in der Woche zu sich nach Hause einladen.

Ich hoffe, dass in nicht allzu ferner Zukunft immer mehr Menschen aller Altersgruppen und Gesellschaftsschichten die Vorzüge des Yoga für sich entdecken. Es wäre schön, wenn Sie einen Beitrag, sei er auch noch so klein, dazu leisten würden. Es würde mich besonders freuen, Yoga verstärkt auch im Bereich der Erziehung und Ausbildung zu sehen, wo es zu einem ganzheitlichen Lebens- und Lernansatz beitragen könnte. Mir scheint, dass wir neben den herkömmlichen Schulprogrammen auch einen Lehrplan für das innere Lesen und Schreiben brauchen, damit die Kinder lernen, die Bücher ihres eigenen Körpers, Herzens und Verstandes zu lesen. Ich bin der Meinung, dass wir ohne eine grundlegende Änderung in der Art, wie Menschen miteinander und mit ihrer Umwelt umgehen, riskieren, den Kreislauf der Ungleichheit, des Zynismus und der Hoffnungslosigkeit, der unseren Planeten zu zerstören droht, fortzusetzen. Einen Katalysator für diese Veränderung könnte die frühe und konsequente Ausübung von Yoga und Meditation bilden.

Genießen Sie die Yogareise gemeinsam mit Ihrem Kind. Denken Sie daran, dass der Prozess weitergeht, bis ins hohe Alter und darüber hinaus, und dass es letztendlich kein Ziel gibt. Wie schon T.S. Eliot schrieb:

> „Am Ende all unserer Forschungen
> werden wir wieder da angelangt sein, wo wir begonnen haben
> und diesen Ort von Neuem kennen lernen.“

Viel Vergnügen auf Ihren Reisen. Und vergessen Sie nicht, dass wir von Kindern genauso viel lernen können wie sie von uns.

Über die Autoren

Mark Singleton ist ein erfahrener Yoga-Lehrer und unterrichtet Kinder jeden Alters in Workshops und Kursen. Er ist Mitglied der Organisation „Research into Yoga in Education" und arbeitete mit Micheline Flak, die als eine der ersten vor über 30 Jahren westliche Schulkinder in die Welt des Yoga eingeführt hat. Mark vertiefte seine Kenntnisse über die Yoga-Ausbildung für Kinder beim Alice-Projekt in Indien, einem Programm, das von seiner Heiligkeit, dem Dalai Lama, gefördert wird.

Tara Fraser, die das Vorwort geschrieben hat und viele der Übungen in diesem Buch vormacht, eröffnete ihre eigene Yogaschule, Yoga Junction, im Jahr 2000 im Norden Londons. Sie ist Autorin mehrerer Yoga-Bücher und kann über ihre Website www.yogajunction.co.uk kontaktiert werden.

Literaturverzeichnis

Carter, F. *The Education of Little Tree* (University of New Mexico Press, New Mexico, 2001)

Eliot, T.S. *Four Quartets* (Faber and Faber, London, 1944 and Harvest Books, Pennsylvania, 1974)

Flak, M. and Coulon, J. de *Des Enfants Qui Réussissent* (Editions DDB, Paris, 1985)

Forrest, T. *I Am The Sky: Yoga for Children* (Art of Living Foundation, Santa Barbara, 2001)

Kaur Khalsa, S. *Fly Like a Butterfly: Yoga for Children* (Sterling Juvenile Books, New York, 1998)

Komitor, J.B. and Adamson, E. *The Complete Idiot's Guide to Yoga with Kids* (Alpha Books, Indianapolis, 2000)

Krishnamurthi, J. *Life Ahead* (Gollancz, London, 1963)

Luby, T. *Children's Book of Yoga* (Clear Light Publishers, Santa Fe, 1998)

Mainland, P. *A Yoga Parade of Animals, A First Fun Picture Book of Yoga* (Element Books, London, 1998)

Satyananda Saraswati, Swami *Yoga Education for Children* (Bihar School of Yoga, Bihar, India 1990)

Stewart, M. *Yoga for Children* (Vermilion, London and Fireside Books, New York, 1993)

Reps, P. *Zen Flesh, Zen Bones* (Shambhala Publications, London and Boston, 1994)

Register

Die Seitenzahlen für die Beschreibungen der jeweiligen Stellungen sind **fett** gedruckt.

Danksagungen

Bildnachweis

Der Herausgeber möchte folgenden Personen, Museen und Fotoarchiven für die Erlaubnis, ihr Material zu verwenden zu stellen, danken. Es wurde alles unternommen, mögliche Copyright-Inhaber ausfindig zu machen. Sollten wir erfahren, dass wir jemanden übersehen haben, entschuldigen wir uns und werden dies in künftigen Auflagen berücksichtigen.

Seite **16** Mary Jelliffe/Hutchison Library, London; **17** Norbert Schaefer/Corbis, London; **19** Lindsay Hebberd/Corbis, London; **20** Peter Poulides/Getty Images, London; **22** Jeff Divine/Getty Images, London; **23** Campbell Mcconnell; **25** Amy Neunsinger/Getty Images, London; **27** Steve Casimiro/Getty Images, London; **108** Patricio Goycoolea/Hutchison Library, London; **111** Georgette Donwma/Getty Images, London; **112** Eastcott Momatiuk/Getty Images, London; **128** Rob Lewine/Corbis, London; **130** Rob Lewine/Corbis, London; **132** Dagli Orti/Lucien Biton Collection, Paris/Art Archive, London; **137** Mel Yates/Getty Images, London

Modelle

Tara und Milo Fraser, Sam Whyman, Katy Trevor-Roberts Eleanor Sandler-Clarke, Izabella und Natasha Sanders, Sé und Cian Oba-Smith, Fenja und Kai Akinde-Hummel, Christian Denman, Jason Bailey (MOT)

Visagisten

Lizzie Lawson,
Tinks Reding,
Nicola Coleman

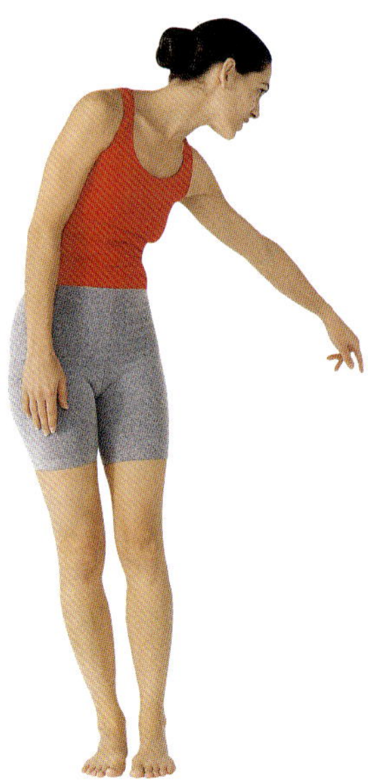

Danksagung des Autors

Ich möchte mich bei folgenden Personen bedanken:

Meinen Eltern, für eine wunderbare Kindheit und ihre fortwährende moralische Unterstützung.

Marlise Meilan, für ihre uneingeschränkte Liebe, Unterstützung und ihre Anregungen während der Entstehung dieses Buches und dafür, dass sie mich gelehrt hat, dass jeder Mensch mindestens einmal am Tag fünf Jahre alt sein sollte.

Valentino Giacomin, ein Visionär und Gründer des Alice-Projekts, für seine Unterstützung und Inspiration.

Micheline Flak, eine der größten Pioniere des Yogaunterrichts der westlichen Welt, über deren Bekanntschaft ich mich sehr glücklich schätze.

Dr. William Hall, Arzt und Freund, für seine großzügige Beratung zum Thema Yoga und Kinderpsychologie.

Nkechi Oba, Yogalehrerin für Kinder, für ihre Unterstützung bei den Fotoaufnahmen.

Sue Ray, unvergleichliche Meisterin aller Spiele, die mir in einem Stall in Shropshire meine erste Yogastunde gab.

Tara und Milo Fraser, die dem Geist dieses Buches Ausdruck verliehen haben.

Sheela Ziajke für ihr überschäumendes Temperament und ihre Eiswürfel.

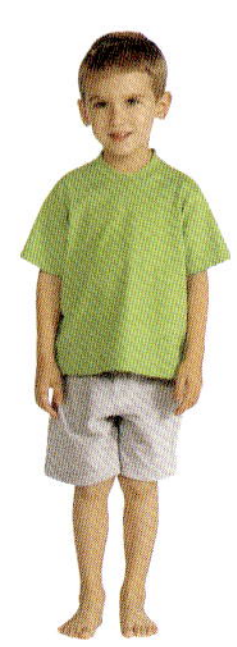